教育部高等学校生物医学工程类专业教学指导委员会"十四五"规划教材

生物医学统计学

主　编　王贵学

副主编　雷海科　彭　斌　崔　壮　李　凌

编　委　（按姓氏笔画排序）

王全丽　王贵学　朱小凤　刘　肖

刘　惠　关　静　李　凌　何　美

陈　琳　涂　昀　崔　壮　彭　斌

董　立　雷海科　裴磊磊

电子工业出版社
Publishing House of Electronics Industry
北京·BEIJING

内 容 简 介

学习统计学的核心意义是通过对统计思维的培养，提高科学素养和科研能力。生物学、医学等专业的学生学习统计学的目的，并不是成为生物医学统计学的专业人员，而是掌握基本的试验设计方法和收集准确、可靠的数据，运用基本的统计分析方法来正确分析数据，掌握操作统计软件的技能，正确解释和表达分析结果。本书共 15 章，包括绪论、生物医学统计学试验的设计与实施、调查设计与实施、资料的统计描述、概率论与数理统计基础、统计推断、方差分析、卡方检验、秩和检验、回归和相关、常用多变量统计分析方法、常见试验设计及其结果的统计分析、诊断和筛选试验的评价、试验报告的撰写、常用统计软件及数据库。

本书可作为生物学、医学、生物技术、生物工程、生物医学工程等专业本科生、研究生教材，也可供各类医疗卫生单位的科研工作者参考。

图书在版编目（CIP）数据

生物医学统计学 / 王贵学主编. —北京：电子工业出版社，2024.3
ISBN 978-7-121-47465-1

Ⅰ. ①生…　Ⅱ. ①王…　Ⅲ. ①生物医学工程－医学统计－高等学校－教材　Ⅳ. ①R318

中国国家版本馆 CIP 数据核字（2024）第 041594 号

责任编辑：张小乐　　文字编辑：曹　旭
印　　　刷：北京雁林吉兆印刷有限公司
装　　　订：北京雁林吉兆印刷有限公司
出版发行：电子工业出版社
　　　　　北京市海淀区万寿路 173 信箱　　邮编：100036
开　　本：787×1092　1/16　印张：16　字数：410 千字
版　　次：2024 年 3 月第 1 版
印　　次：2024 年 3 月第 1 次印刷
定　　价：59.00 元

凡所购买电子工业出版社图书有缺损问题，请向购买书店调换。若书店售缺，请与本社发行部联系，联系及邮购电话：(010)88254888，88258888。

质量投诉请发邮件至 zlts@phei.com.cn，盗版侵权举报请发邮件至 dbqq@phei.com.cn。

本书咨询联系方式：(010)88254462，zhxl@phei.com.cn。

前　　言

生物医学统计学是生物医学工程或医学各专业的必修课程之一，在学生的教育和培养中具有举足轻重的作用。这本导论性质的教材，是为培养生物医学工程或医学领域的大学生而写的，目的是帮助学生掌握大量出现在文献中的统计方法。

本书依据国际学术界对生物医学的统计学要求精选内容，以实际问题的"原型"为中心组织统计学概念和方法的教学。本书共 15 章，第 1 章介绍了生物医学统计学的主要内容及统计学中的若干重要概念，它是后面章节的基础；第 2 章、第 3 章介绍了生物医学科学研究的统计设计；第 4 章、第 5 章为数据资料的统计描述及概率论与数理统计基础，涉及描述定量和定性资料的常见统计指标等；第 6 章为统计推断的基本内容；第 7 章至第 9 章为基本的和常用的单变量统计推断方法；第 10 章介绍了回归和相关；第 11 章介绍了多变量统计分析方法，包括多重线性回归分析和协方差分析；第 12 章介绍了常见试验设计及其结果的统计分析；第 13 章主要介绍了诊断和筛选试验的评价指标体系及其应用；第 14 章阐述了统计方法的正确选择，结果的正确解释和表达，最终形成试验报告；第 15 章简单介绍了常用的统计软件及数据库。

本书适合生物学、医学、生物技术、生物工程、生物医学工程等专业本科生、研究生使用。通过本书的学习，读者能够掌握统计设计及资料收集、整理和分析的基本理论和方法，培养统计思维能力和应用技能。教师可以根据各专业和学制特点选择不同的章节进行不同深度的讲授。本书除适合生物医学工程、医学等专业的学生使用外，也可供各类医疗卫生单位的科研工作者参考。希望我们这本书的出版，能为统计学教材的发展带来一些新气象。

本书邀请了在生物学及医学等领域中有实际经验和专长的学者参与编写，最终由王贵学统稿，王贵学、雷海科、彭斌等进行了审核。本书由王贵学任主编，雷海科、彭斌、崔壮、李凌任副主编。其中，重庆大学的王贵学、雷海科、何美、涂昀和陈琳编写了第 1 章、第 4 章、第 12 章的 12.1 节和第 13 章；重庆医科大学的彭斌编写了第 2 章、第 12 章的 12.6 节和第 14 章；天津医科大学的崔壮编写了第 3 章和第 15 章；天津大学的关静编写了第 5 章和第 12 章的 12.8 节；西安交通大学的王全丽、裴磊磊编写了第 6 章和第 12 章的 12.5 节；大连理工大学的刘惠编写了第 7 章和第 12 章的 12.4 节；北京航空航天大学的刘肖编写了第 8 章、第 10 章和第 12 章的 12.2 节；电子科技大学的李凌编写了第 9 章和第 12 章的 12.3 节，董立编写了第 11 章和第 12 章的 12.9 节；四川遂宁中心医院的朱晓凤编写了第 12 章的 12.7 节、12.10 节和 12.11 节。整个编写过程得到了东南大学万遂人教授、重庆大学郑小林教授和侯文生教授、天津医科大学汤乃军教授、大连理工大学覃开蓉教授、电子科技大学刘贻尧教授、西安交通大学王珏教授和王全丽老师、天津大学明东教授、北京航空航天大学孙安强副教授及电子工业出版社张小乐编辑的大力帮助、关心和支持，定稿会得到了重庆大学生物工程学院的大力支持。重庆大学医学部生物工程学院王贵学教授团队的范龙玲博士后、王溢博士后、张坤博士生、徐紫宸博士生等对本书的编辑、排版、例题计算、结果复核等付出了艰辛的劳动。在此一并致以衷心的感谢！

本书的编写虽然经过了全体编委的努力工作和反复修改，但限于编者水平，难免存有疏漏之处和缺陷，欢迎同行与读者批评指正。

编　者

2023 年 10 月

目　　录

第1章 绪　　论

统计学是一门关于数据的学问，是从数据中提取信息、知识的一门科学与艺术，包括试验设计、数据收集、数据整理、统计分析和结果报告等步骤。

根据研究领域和研究对象的不同，统计学又可细分为数理统计学、经济统计学、生物统计学、医学统计学、卫生统计学等，本书内容更接近于后三者。

1.1　生物医学统计学的发展史

1.1.1　生物医学统计学的发展

统计学起源于 17 世纪，主要有两个原因，一是政治的需要，二是当时贵族阶层对概率数学理论很感兴趣。另外，研究天文学的需要也促进了统计学的发展。瑞士数学家 J. Bernoulli（1654—1705 年）系统论证了大数定律。后来 J. Bernoulli 的后代 D. Bernoulli（1700—1782 年）将概率论的理论应用到医学和人类保险中。

正态分布理论对研究生物统计理论是十分重要的，它最早是由 De Moivre（1667—1754 年）于 1733 年发现的，后来德国天文学家和数学家 Gauss（1777—1855 年）在研究观测误差理论时，也独立发现了正态分布的理论方程，因此，常有人将正态分布称为 Gauss 分布。

统计学应用于生物学的研究开始于 19 世纪末。英国遗传学家 Galton（1822—1911 年）在 19 世纪末应用统计方法研究人种特性，分析父母与子女的变异，探索遗传规律，提出了相关与回归的概念，开辟了生物学研究的新领域。尽管他的研究当时并未成功，但由于他开创性地应用了统计学方法来进行生物学研究，后人推崇他为生物统计学的创始人。

在此之后，Galton 和他的继承人 K. Plarson（1857—1936 年）经过共同努力于 1895 年成立伦敦大学生物统计实验室，并于 1889 年出版了《自然的遗传》一书。在该书中，K. Plarson 首先提出了回归分析问题，并给出了计算简单相关系数和复相关系数的公式。K. Plarson 在研究样本误差效应时，提出了测量实际值与理论值之间偏离度的指数卡方检验问题，它在属性统计分析中有着广泛的应用。例如，在遗传学的孟德尔豌豆杂交实验中，高豌豆品种与低豌豆品种杂交后，后代数的理论比率应该是 3∶1，但实际的后代数是否符合 3∶1，需要用卡方检验进行验证。

K. Plarson 的学生 Gosset（1876—1937 年）对样本标准差进行了大量研究，于 1908 年以笔名"Student"在该年的《生物统计学报》（*Biometrika*）上发表论文，创立了小样本检验代替大样本检验的理论和方法，即 t 分布和 t 检验。t 检验已成为当代生物统计工作的基本工具之一，它也为多元分析的理论形成和应用奠定了基础。

英国统计学家 Fisher（1890—1962 年）于 1923 年发展了显著性检验及估计理论，提出了 F 分布和 F 检验。他在从事农业实践及数据分析研究时，创立了正交试验设计和方差分析。在生物统计中，方差分析有着广泛的应用，特别是在 Fisher 发表了《实验研究工作中的统计方法》之后。方差分析对推动农业科学、生物学和遗传学的研究与发展，起到了基础性作用。

自20世纪20年代Fisher的方差分析问世以来,各种数理统计方法不仅成为研究人员的析因工具,而且在田间试验、饲养试验、临床试验等农学、生物学、医学领域中也得到了广泛应用。

Neyman（1894—1981 年）进行了统计理论的研究工作，于 1936 年提出了一种统计假说检验学说，假设检验和区间估计作为数学上的最优化问题，对促进统计理论研究和对做出正确结论具有非常实用的价值。

另外，P. C. Mabeilinrobis 对作物抽样调查、A. Waecl 对序贯抽样调查、Finney 对毒理统计、K. Mather 对生物统计遗传学、F. Yates 对田间试验设计等都做出了杰出的贡献。

国内对生物统计学的应用始于 20 世纪 30 年代。新中国成立以后，许多生物学研究工作者积极从事统计学理论和实践研究，使生物统计学在农业科学、医学科学、生物学、遗传学、生态学等学科领域发挥了重要作用。应用试验设计方法和统计分析理论，进行农作物品种产量比较、病虫害预测预报、动物饲养试验、饲料配方分析、毒理研究、动植物资源的调查与分析、动植物育种中遗传资源和亲子代遗传的分析等都取得了较好成果。

近年来，生物医学统计学发展迅速，从中又分化出生物统计遗传学（群体遗传学）、生态统计学、生物分类统计学、毒理统计学等。由于数学在生物学和农学中的应用，使生物数学成为一门新的学科，生物医学统计学只是它的一个分支学科。1974 年，联合国教科文组织在编制学科分类目录时，第一次把生物数学作为一门独立的学科列入生命科学类中。随着计算机的普及和生物医学研究的不断深入，人们对生物医学统计学的研究和应用也必将越来越透彻和广泛。

1.1.2　生物医学统计学的地位和作用

利用生物医学统计学方法，能够解释大千世界各种生物学、医学现象，探索其内在规律。掌握并利用试验设计与统计分析的基本原理与方法，能够解决在专业研究过程中遇到的一些实际问题。通过学习能够掌握具体的设计与分析方法，学会统计思维，提高对自然与社会中具有不确定性之事物的认识能力。生物医学统计学在生物学及医学领域有很大的作用。例如，在遗传学、免疫学、海洋生物学、微生物学等研究中需要时常使用统计方法对数据进行处理，在不完整的信息中获取科学、可靠的结论，从而进一步进行生物学研究的设计、取样、分析、资料整理与推理。所以说，生物医学统计学是生物学及医学领域不可或缺的一门学科。

生物医学统计学的主要研究对象是生命科学中的各种数量变化规律。它的主要任务是通过理论与数值分析研究、获取统计信息，为生物及医学现象的定量研究提供必要的科学依据，从而深刻揭示出生物生命现象内部隐藏的数量规律，进而解释、预测某些生物生命现象的发生、发展过程，以及预测与防治环境污染、管理与开发自然资源等，为人们进行最优决策提供可靠保证。在我国，医学院校、医学与公共卫生研究机构、医疗与疾病控制预防单位以及卫生管理部门的专家和学者们习惯把应用在公共卫生与预防医学领域的统计学称为卫生统计学，把应用在基础医学与临床等领域的统计学称为医学统计学，把应用于生命科学领域的统计学称为生物统计学。它们的基本原理相同，但应用的侧重各有差异。

例如，当人们研发了一种治疗高血压的新药时，应该怎样评价该新药的疗效？最基本的方法就是比较，通常将患者以随机方式分成两组，一组服用该新药，另一组服用对照药物，观测并记录两种药物的疗效，最后统计分析该新药的有效性和安全性，这就是一个常见的临床试验。统计学在其中扮演什么角色？在这个临床试验中有诸多问题需要回答：需要多少名患者参加试验？如何随机地将患者分为两组？哪些措施可以保证两组患者除了接受不同药物治疗，其他影响疗效的因素在两组的分布是一致的？如果分布不一致，如何在诸多影响因素中，分离出药物因素的效应？应采用什么样的指标来反映新药的有效性和安全性？怎样测量这些指标以保证数据的准确性和可靠性？如何控制临床试验的误差？如果两组药物的疗效存在一定差别，怎样确定是否存在差别？这种差别是随机造成的，还是真实存在的？统计学可以回答上述问题。

我们再看另一种情形，假定需要了解一个城市居民高血压的患病现状，通常的做法是在这个城市调查一部分个体，利用这部分个体的高血压患病状况来反映整个城市的患病状况。如何在这个城市选取这部分个体？只有在这部分个体能够很好地代表整个城市的人群时，用这种部分推断全体的做法才是准确的。此外，需要选取多少人进行调查？如何保证收集到的资料是准确和可靠的，又如何评价这种准确性和可靠性？几百人的血压（如收缩压）数据各不相同，看上去是一堆"杂乱无章"的数据，如何描述高血压的患病状况，如何得到整个城市人群的推论？我们对于这种推论的正确性抱有多大的信心？统计学也可以回答上述问题。

每个人的血压都不一样，每个高血压患者对同一种药物治疗的反应也存在差别，这就是所谓的个体差异和不确定性。个体差异是自然界普遍存在的现象，个体结构和功能千差万别，机体反应受到各种自然和社会环境因素的影响和制约，对内外环境刺激的反应同样千差万别。统计学中，我们将这种差异称为变异。由于变异的存在，同样条件下对同一个体的观测结果就具有不确定性。"现代医学之父"William Osler（1849—1919 年）曾指出：医学就是关于不确定性的科学和概率的艺术。生物医学中充满个体变异和不确定性，其原因有些是已知的，有些是未知的；有的是可以控制的，有的则是无法控制的。事实上，客观事物在数量上所表现出来的现象既受到本质规律的制约，又受到诸多偶然因素的影响，这就妨碍了我们对事物规律性的认识。统计学正是处理数据中变异和不确定的一门科学和艺术，它透过具有偶然性的现象来探测和揭示那些令人困惑的医学问题的规律性，对不确定性的数据做出科学推断，它是认识客观世界的重要工具和手段。因此，生物学、医学与统计学的结合是必然的，它们的"联姻"催生了生物医学统计学，更准确地说，生物医学统计学就是运用统计学的基本原理和方法来研究生物学及医学问题的一门学科，它包括试验设计，数据收集、整理、分析，以及分析结果的正确解释和表述。

生物医学统计学在整个生物医学科学研究中的地位和作用是举足轻重的，但这一点并非从一开始就被人们所认识。历史经验表明，它是人类在近百年的探索和实践中逐步形成的，甚至是在付出了若干生命代价后才逐步达成共识的。现实中，试验设计、数据收集、统计分析、结果解释及结论报告任何一个环节中的缺陷或错误，都可能断送许多先进甚至非常前沿的生物医学研究成果，甚至已经发表的研究成果也存在着大量的统计学缺陷或错误。现在，人们已逐步认识到统计学在医学和公共卫生科学研究中的极端重要性，越来越多的临床医师、公共卫生专业人员及科学家主动寻求与统计学家合作，许多医学专业期刊邀请统计学家审稿，医学科研基金评审邀请统计学家参加，基金申请要求有统计学家合作等，这些都体现了生物医学统计学蓬勃的科学生命力和广阔的应用空间。

1.1.3　统计学的误用和曲解

数学是一个很严谨的工具，然而正如任何工具都可以被别有用心的人用作他途一样，数学亦不例外，而在所有数学的分支里，统计学由于与不确定性有关，以致用它来有意或无意地行骗的人存在于各个领域，正是这些人，让统计学背上了"臭名昭著"的恶名，统计学家甚至成了专业骗子的代名词。要认清这些骗子伎俩，唯有对统计学本身有一定的了解。

当掷骰子连续掷出 5 个 6 时，很多人都会认为下一次再出现 6 的概率会降低，因为在我们看来，掷出 6 个 6 本身就不容易，再加上已经连续掷出了 5 次，下次再掷出 6 的概率自然就更低了。其实掷出 6 的概率还是 1/6，这在我们高中数学的排列组合中就已经学过，相互独立事件是不会影响彼此的概率的。然而，尽管我们知道这个，但是感性上我们还是会认为概率降低了。类似这样的事多不胜数。

当我们经常看到犯罪新闻时，就会认为犯罪率越来越高了，感慨世风日下。而实际上，这些只是媒体对某一方面的侧重报道所导致的"假象"。某某产品真垃圾，某某网站服务态度真差……这样的抱怨网上到处都是，几乎没有产品和网站能够躲得过，那么是不是真的那么差？未必，因为人们往往只会抱怨那些不幸的事，而我们往往对负面言论的印象更深刻，于是，我们忽略了很多沉默的大多数用户和其他正面的言论。

同一个统计结果，换不同的方式来表达会让人有不同的感觉。例如一个手术，如果跟患者说有 10% 的概率会失败，那么患者多数会犹豫不决；如果跟患者说有 90% 的存活率，那么患者选择做的可能性就会大得多。再如，一个号称自己具有超能力的电视直播节目主持人声称只要观众配合、集中注意力，他就能够远距离遥控硬币，让硬币连掷十次都是同一个面朝上，他要求成功的观众打电话告知。由于电视观众众多，假设有一百多万，那么大概就会有十多万名观众被成功地远距离"遥控"，不用十万名观众全部来打电话，只需上千人甚至几百人就能达到预期效果，即使有很多人怀疑，但是当看到这么多人成功时便动摇了，认为自己当时注意力不够集中。

以上，只是藏在我们身边的小部分统计学"骗子"，因为这些"骗子"，我们不只被人骗还被自己骗。骗人不一定要用数字，统计学的逻辑无处不在，要活学活用统计学思想。对待统计数据，要回答 5 个问题：谁说的？他是如何知道的？遗漏了什么？是否有人偷换了概念？这个资料有意义吗？以后看数据、看新闻，如果自己看到后激动了，有话要说，那么先憋着，然后提醒自己先回答以上 5 个问题。比如临床效果观察的对照问题：现代医学已由经验医学进入实验医学。"有比较才有鉴别""有对照才可比较"。经过周密的设计，有对照比较的临床研究，是实验研究必不可少的条件。事实一再证明，先后不等于因果；服药后病愈，不等于该药有效，因为临床上不少疾病可以自愈，能自行缓解或减轻的疾病更为多见。在研究药物疗效过程中，自愈占多少、药物疗效有多大这样的问题。如果不设对照，就很难确切回答。另外还有相对数的应用问题：在医学科研工作中，分析比较计数资料时，常常需要计算相对数。相对数是各有关数值相互间的比值。相对数计算简单，但在具体应用时往往会出错。常见的错误是把构成指标当成频率指标进行分析，从而导致了错误的结论。

1.2　生物医学统计学的主要内容

一个完整的统计学研究，应该涉及试验设计、数据收集、数据整理、统计分析和结果报告 5 个部分。而试验设计和统计分析是其中不可或缺的两个重要组成部分。值得强调的是，试验设计是生物医学统计学的重要内容，也是统计工作的第一步和最关键的一步，一个常见和普遍的误解是"统计就是分析数据"。我们经常会遇到这样的情形，医生或研究人员在试验结束后拿数据咨询统计学专业人员或请其代为分析，但试验设计却存在缺陷甚至错误。现代统计学的奠基人之一、著名统计学家 Fisher 曾经指出，"做完试验后才找统计学家无异于请他解剖尸体，他能做的全部事情就是告诉你这试验'死'于什么原因"，没有科学严谨的统计设计，数据的收集及分析常常是没有价值的，对于不准确或不可靠的数据，试图寻求统计方法加以弥补亦是徒劳无益的，使用再高深的统计方法也于事无补，基于不准确或不可靠数据的统计分析结论常常是站不住脚的，甚至是具有误导效果的。总之，一个奇妙的统计方法可以帮助人们洞悉数据的本质，但再好的统计方法也无法拯救那些因设计不当而产生的垃圾数据。

1.2.1　试验设计

试验设计是生物医学统计学中的一个重要概念，涉及在试验中如何组织和安排观察、测量和处理试验单元（如个体、动植物、样品等）以获取科学结论。良好的试验设计能够最大限度地减少偶然误差、提高试验的效率和可靠性，确保试验结果的可解释性和推广性。

以下是试验设计的主要内容和概念。

处理（treatment）：处理是试验中对试验单元施加的一种操作、条件或干预，其目的是观察和比较处理对试验结果的影响。试验设计需要明确定义不同的处理，以便进行比较。

随机化（randomization）：随机化是将试验单元随机分配到不同处理组中的过程。通过随机分配，可以减少试验误差，确保试验组之间的初始差异在统计上是随机的。

重复（replication）：重复是指对相同或相似的试验条件进行多次独立的试验。重复有助于检验试验结果的一致性和可靠性，提高试验的可重复性。

完全随机设计（completely randomized design，CRD）：在完全随机设计中，试验单元被随机分配到不同处理组，每个处理组的大小可以不同。这是一种简单、常见的试验设计。

随机区组设计（randomized complete block design，RCBD）：在随机区组设计中，试验单元被分成若干块（区组），每个块内试验单元之间的差异应尽量小。然后，处理被随机分配到各个块内。

因素（factor）：因素是试验设计中可以操作或观察的变量，它可能有不同的水平。例如，在农业试验中，施肥量可以是一个因素，低、中、高可以是它的三个水平。

水平（level）：水平是指因素的不同取值或处理的不同层次。每个因素可以有一个或多个水平。例如，在研究不同药物剂量对治疗效果的影响时，药物剂量可以是一个因素，低、中、高剂量则是其不同水平。

交互作用（interaction）：如果一个因素的效应因另一个因素的存在而改变，则称它们存在交互作用。交互作用是试验设计中一个重要的统计学概念，可以影响因素效应的解释。

试验单位（experimental unit）：试验单位是接受试验处理的个体、样本或观察对象。试验设计需要明确定义试验单位，以便进行试验的操作和测量。

配对设计（paired design）：在某些试验中，试验单元可能以成对的方式进行匹配。例如，在临床试验中，患者可能按照某些特征进行配对，以减小组间差异。

试验设计是生物医学统计学中非常关键的一部分，它有助于提高试验的科学性、可靠性和有效性。选择适当的试验设计对于正确推断试验结果和做出合理决策至关重要。

1.2.2　数据收集

数据收集主要是指根据观察和试验需要收集相关的数据，同时对数据质量进行初步筛查和统一的过程。例如，将数据的有效数字以同一形式表达，让人领会并确信在该试验或观察过程中数据的精密度始终保持一致。在生物医学研究中，当观测到的偏差比合理预期大时，应当仔细考虑是否剔除该数据，如果没有充分的理由说明它是不合理的，就应当予以保留；随意将那些自认为"过大或过小"的数据舍弃掉，不仅可能使研究的真实性受到破坏，还有可能失去靠近新发现的机会（如基因突变）。

1.2.3　数据整理

数据整理也称为数据清理，其目的是将收集到的原始数据系统化、条理化，以便进一步计算统计指标和进行深入分析。所谓整理，是指对原始数据的检查、核对和错误纠正。数据整理可对数据进行预处理，实施逻辑查错。对于定量变量 t，利用数据整理可查看其最大值、最小值、均值，查看这些值是否与实际相符。例如，当发现年龄存在负值时，需要查看原始数据，看看是记录有误还是输入有误。对于定性变量，利用数据整理可查看每一分类的频数，如果发现有与实际不相符的分类，就应该进行检查、核对并纠正。所谓系统化和条理化，是指根据研究目的，将原始数据进行合理分组、归纳汇总等，以便进一步进行分析。

1.2.4　统计分析

统计分析是统计学的核心组成部分，主要包括统计描述、统计推断及多因素分析等几大类。统计描述包括均值、发生率及其变异指标（如标准差、变异系数）的计算，以及统计图表的绘制等。统计推断是根据样本数据对其相应总体做出估计或决策的过程，包括可信区间估计和假设检验等。本书涉及的统计推断：关于总体平均数和总体概率的可信区间及假设检验；两个或多个总体平均数和总体概率差值的可信区间及假设检验。本书涉及的多因素分析包括多重线性回归、Logistic 回归、Cox 模型等。多因素分析通常计算量很大，必须借助于 SPSS、SAS 等统计学软件来实现。

1.2.5　结果报告

计算机时代统计分析的大多数任务可以交由计算机完成，而正确领悟统计学思想及统计软件输出的结果，并在论文中做出适当的解释与表达显得越来越重要。在结果报告中，一般需要明确指出使用的统计学设计与分析方法、统计学软件、统计量的估计值和相应的概率值，并结合各学科专业知识对统计分析结果做出合理的解释。

1.3　生物医学统计学中的重要概念

1.3.1　同质与变异

同质是指根据研究目的所确定的观察单位的性质应大致相同。观察单位是研究的基本单元，可以是一个人、一个地点、一只动物、一份生物样品等。然而即使观察性质相同的事物，对于同一指标，由于各观察单位之间存在个体差异，测量结果也会不同，这种差异称为变异。生物医学研究的对象是有机生命体，机能十分复杂，不同的个体在相同的条件下，对外界环境因素可以产生不同的反应。例如，对于同种族、同年龄、同性别的健康人，在相同的条件下，其脉搏、呼吸、体温等生理指标均可能存在很大的差异。在临床治疗中，用同样的药物治疗病情相同的患者，疗效也不尽相同。即使在相同条件的实验室里，不同动物之间的各项指标也有明显的差异。变异是生物个性的反映，若所研究的同质群体中所有个体完全相同，只需观察任意一个个体即可，无须使用统计学进行研究。个体间的变异来源于一些未加控制或无法控制等因素所致的随机波动。例如，在研究儿童的身高时，要求性别、年龄、民族、地区等对身高影响较大、易控制的因素相同，而不易控制的遗传、营养等因素则可以忽略。

由于生物医学统计学研究的对象是有变异的事物，因此无法用 1～2 例的观测结果推出一般规律。例如，我们不能用某一健康成人的红细胞数作为一般健康成人的红细胞数；也不能因为使用某一种药物治疗一例病例有效，就断定这种药物治疗该病有效。科学研究工作的主要任务之一是从表现为偶然性的大量数据中，分析出其中必然性的规律，而统计学就是解决这一问题的有效工具。

1.3.2 变量与数据类型

变量是反映试验或观察对象生理、生化、解剖等特征的指标，变量的观测值称为数据。例如，体温是一个变量，它随着时间的变化而变化，也会因个体的差异而不同；身高、体重、性别、年龄、血型、疗效等都是变量，它们的观测值称为数据。数据具体可分为定量数据、定性数据和有序数据 3 种类型。

1. 定量数据

定量数据也称为计量资料，其变量的观测值是定量的，其特点是能够用数值大小衡量其水平的高低，一般有计量单位。根据变量的取值特征，定量数据可分为连续型定量数据和离散型定量数据。连续型定量数据具有无限可能的值，如身高、体重、血压、温度等。离散型定量数据通常只能取正整数，如家庭成员数、脉搏、白细胞计数等。

2. 定性数据

定性数据也称为计数资料，其变量的观测值是定性的，表现为互不相容的类别或属性。通常情况下，定性数据指类别（属性）之间没有程度或顺序的差别，可以进一步分为二分类和多分类，如性别分为男和女，血型分为 A 型、B 型、O 型、AB 型等。

3. 有序数据

有序数据也称为半定量数据或等级资料，其变量的观测值是定性的，但各类别（属性）之间有程度或顺序上的差别，如尿糖的化验结果分为-、+、++、+++，药物的治疗效果按照显效、有效、好转、无效分类等。统计分析方法的选用与数据类型有密切的关系，根据分析的需要，不同类型的变量或数据之间可以进行转换。例如，原始的血红蛋白为定量数据，如果将血红蛋白分为正常与异常两类，则可以根据需要按照二分类定性数据进行分析；如果将其分为正常、轻度贫血、中度贫血、重度贫血 4 个等级，则可以根据需要按照有序数据进行分析。

4. 总体和样本

总体是根据研究目的确定的所有同质观察单位的全体，它包括所有定义范围内的个体变量值。样本是从研究总体中抽取部分有代表性的观察单位，对其变量进行观测得到的数据。例如，在特定社区随机选取 200 名成年男子进行体检，测量生命体征：身高、体重、血压、脉搏、心率。在这个例子中，有 5 个变量，分别为身高、体重、血压、脉搏、心率。观察单位是随机抽取的每个成年男子；如果总体是该社区全部成年男子的基本生命体征，那么这200名成年男子的5个变量测量结果就构成了样本。需要注意的是，研究总体可以包括无限的个体。例如，研究尿激酶原治疗急性心肌梗死的疗效时，总体同质的基础是，急性心肌梗死患者和接受尿激酶原治疗的患者没有时间和空间的限制。无论是有限总体还是无限总体，我们把描述总体特征的指标称为参数，描述样本特征的指标称为统计量。为了保证总体的同质性和样本的可靠性与代表性，应当严格确定总体范围，用随机化的方法选择有代表性的样本，进行正确而有效的试验设计。

5. 误差

误差是指观测值与真实值、样本统计量与总体参数之间的差别。根据性质和来源，误差主要可以分为系统误差、随机测量误差（简称随机误差）和抽样误差3种类型。

（1）系统误差。系统误差有时也称作统计偏倚。系统误差由一些固定因素产生，如仪器未进行归零校正、标准试剂校准不好、测量者读取测量值不准、对象选择不合适、医生对疗效标准掌握偏高或偏低等原因。系统误差的大小通常恒定或按照一定规律变化，具有明确的方向性。这类误差可以通过周密的试验设计和测量过程标准化等措施加以消除或控制。

（2）随机误差。在测量过程中，即使仪器初始状态及标准试剂已经校正，但各种偶然因素也会造成同一测量对象多次测定结果不完全相同，这种随机产生的误差称为随机误差。在实际中，产生随机误差的主要原因是生物体的自然变异和各种不可预知因素的影响，这种误差往往没有固定的大小和方向，但具有一定的统计规律（如服从正态分布）。随机误差不可避免，但可以通过多次测量获得平均数来对真实值进行准确的估计。

（3）抽样误差。抽样误差是随机误差中最重要的一种误差。由于生物的个体变异，从总体中随机抽取一个样本进行研究，所得的样本统计量与相应的总体参数往往不相同，这种由抽样引起的样本统计量与总体参数间的差别，在统计学上称为抽样误差。抽样误差主要来源于个体的变异，如果没有个体变异，就不存在抽样误差。抽样误差可以用统计方法进行分析。一般来说，样本量越大，抽样误差越小，样本统计量与总体参数越接近。

6. 概率

概率是描述某事件发生可能性大小的度量。事件 A 发生的概率可以写成 $P(A)$，其取值范围为 $0 \leqslant P(A) \leqslant 1$。$P(A) = 0$ 表示该事件不可能发生，$P(A) = 1$ 表示该事件必然发生。概率也可以用稳定的频率进行解释，即在大量的观察或试验中事件 A 出现的相对频率。例如，某地区调查了 20000 名成年人的高血压患病情况，结果有 4000 人患病，则该地区人群的患病率为20%；若从该地区随机抽取一名成年人，则该对象患有高血压的概率为 20%。医学数据的一个重要特征是不确定性，这种不确定性可以使用概率表达。若要全面了解试验，则必须知道试验的全部可能结果及各种结果发生的概率，即必须知道随机变量的概率分布，如血型的分布。

在统计学上，统计推断的结论都是基于一定的概率得出的，习惯上将 $P \leqslant 0.05$ 的事件称为小概率事件，表示事件在一次试验中发生的可能性很小。如果小概率事件在现实中出现，就要追究其原因。例如，对两种药物降压效果的差别进行假设检验，由于抽样误差的存在，无论两种药物的疗效是否有差别，两个样本平均数之间总会存在一定的差别，这种差别是否由抽样误差造成需要通过 P 值来确定。如果 $P \leqslant 0.05$，则说明当前试验结果显示的差别是"偶然"所致的可能性不足 5%，因此可以得出小有差别的结论。

1.4　试验误差及其控制

1.4.1　试验数据的误差和精确性

通过观察或测定获得试验数据，是推论试验结果的依据。然而研究工作者获得的试验数据往往是含有误差的。例如，测定某品种大豆的蛋白质含量，取一个样品，测得结果为 42.35%，再取一个样品，测得结果为 41.98%，两者是同一品种的大豆，理论上应相等，但实际上不等。如果再继续取样品测定，则所获的数据还可能各不相等，这表明试验数据确有误差。通常将每次所取样品测定的结果称为一个观测值，以 y 表示。理论上这批大豆的蛋白质含量有一个真值或理论值，以 μ 表示，则 $y = \mu + \varepsilon$，即观测值=真值+误差，每个观测值都有一个误差，可正可负，$\varepsilon = y - \mu$。若上述大豆是在冷库中保存的，则取在常温下保存的大豆样品测定其蛋白质含量，结果为 41.20%、40.80%……同样地，每个观测值均包含误差。因此，对于同一块田里同一品种大豆的蛋白质含量的测定，观测值间存在变异。这种变异可归结为两种情况：一种是完全偶然的，找不出确切原因，称为随机误差或偶然误差；另一种是有一定原因的，称为偏差或系统误差。若以冷库中保存的大豆种子为比较的标准，则蛋白质含量的观测值可表示为 $y_A = \mu + \varepsilon_A$，$\varepsilon_A$ 为大豆在冷库中保存的随机误差。

在常温下保存的大豆种子的蛋白质含量的观测值可表示为

$$y_B = \mu + \alpha_B + \varepsilon_B \tag{1-1}$$

式中，μ 代表大豆蛋白质含量的真值（理论值），ε_B 为观测值的随机误差，α_B 为室温保存条件下（可能由呼吸作用）导致的偏差或系统误差。

两种保存条件下蛋白质含量的差可表示为

$$y_B - y_A = \alpha_B + (\varepsilon_B - \varepsilon_A) \tag{1-2}$$

式（1-2）中包含了系统误差和随机误差两个部分。试验数据的优劣是相对于试验误差而言的。系统误差使数据偏离了其理论值；偶然误差使数据相互分散。因此，系统误差（α_B 值）影响了数据的准确性，准确性是指观测值与其理论值之间的符合程度；而偶然误差（ε_A、ε_B）影响了数据的精确性，精确性是指观测值之间的符合程度。

生物医学统计学试验中，常常采用比较试验来衡量试验的效应。如果两个处理均受同一方向和同样大小的系统误差干扰，那么这对两个处理效应之间的比较影响不大。当然，若两个处理分别受两种不同方向和大小的系统误差的干扰，则会严重影响两个处理效应间的比较。但一般的试验，只要误差控制得好，后面一种情况出现较少。因此，研究工作者在正确设计并实施计划的基础上，十分重视精确性或偶然误差控制，因为这直接影响到后文所要介绍的统计推论的正确性。

1.4.2　试验误差的来源

研究工作者通过试验获得了观测值，其目的是了解研究对象的真值。若观察中包含了大量的误差，则无法由观测值对真值做出估计，因而必须尽量减少误差的干扰。如上所述，系统误差是一种有原因的偏差，因而在试验过程中要防止这种偏差的出现。在各种领域的研究工作中系统误差出现的原因多种多样，难以一概而论，因而要求各种领域的研究人员熟知本领域研究中产生系统误差的常发性因素。这有赖于经验的积累。请教同行专家也是十分重要的。系统误差产生的原因可能不止一个，方向也不一定相同，所以实际观察的系统误差往往是多种偏差的复合。

一般来讲，随机误差是偶然性的。整个试验过程中涉及的随机波动因素愈多，环节愈多，时间愈长，随机误差发生的可能性及波动程度便愈大。随机误差不可能避免，但可以减少，这主要在于控制试验过程，尤其是那些随机波动性大的因素。不同的专业领域有其各自的主要随机波动因素，这同样需要经验的积累，成熟的研究人员是熟知其关键的。

理论上，系统误差是可以通过试验条件及试验过程控制的。实际上，一些主要的系统性偏差较易控制，而有些细微偏差则较难控制。一般研究工作在分析数据时把误差中的一些主要偏差排除以后，剩下的都归结为随机误差，因而估计出来的随机误差有可能比想象的大，甚至大得多。

1.4.3　随机误差的规律性

理论上，系统误差源自某种系统性原因，只要仔细检查，就有规律可循。至于随机误差，只要确实是随机波动所致，就有其变化规律。仍以某品种大豆的蛋白质含量的测定为例，从一批种子中抽取 100 份样品，分别进行蛋白质含量的测定，若无系统误差的干扰，则将所获得的 100 个数据的平均数当作真值 $\hat{\mu}$（μ 上加 ^ 表示这 100 个数据所属总体真值的估计值），根据 $\varepsilon = y - \hat{\mu}$ 可计算出 100 个误差值。这 100 个误差值有正有负，可相互抵消。许多以数量表示的观测值的误差常常属于这种模式。了解随机误差的这种模式对以后判断试验结果的表面效应是误差所致还是一种真实的处理效应所致是至关重要的。以上单个样品的蛋白质含量测定的误差可用 ε 表示，若测定了多个样品，则可用多个样品平均数作为代表，表示该品种大豆的平均蛋白质含量。显然在平均过程中正负误差抵消了一部分，因而平均数与单个观测值相比，虽然存在随机误差，但要小得多。这里要强调，多个观测值的平均数既然是由单个观测值得来的，必然也存在随机误差。当然观测值个数越多，误差便越小。既然平均数的误差是随机误差，那么它也像观测值的误差一样，具有相同的规律性，只是向 0 集中得更明显。

1.4.4　随机误差的层次性

仍以某品种大豆的蛋白质含量测定为例，从冷藏的种子中取样品，通常每份样品取约 30克种子，磨碎烘干后用克氏定氮法做测定。取 100 份 30 克的样品进行测定，尽管注意从冷库的各个部位都取了种子，但在严格控制分析技术时 100 个测定数据间仍然有差异，表明有随机误差存在。实际上采用克氏定氮法时一般只从 30 克豆粉中取出 2 克进行分析，技术人员在每次测定时要多次称重、消化、移液，这个过程中往往也有随机因素的影响，使结果产生波动，因而一般对同一份样品（30 克）进行 2 次测定，若两者相差不大，便不再做第 3 次测定，否则要进行第 3 次测定……直至有 2 个数据一致为止。从这里可以看出，因取样过程的随机性而存在的随机误差，对于同一份样品，理论上应相同，但实际分析结果表明，两次测定间仍有随机误差，这一随机误差是由测定过程中的随机因素导致的，而前者是取样过程的随机性导致的，两者虽然都是随机误差，但发生的时段或层次不一样，因此，随机误差具有层次性。即前一阶段的是取样误差，后一阶段的是测定过程误差。此时，观测值可表示为

$$y = \mu + \varepsilon + \delta \tag{1-3}$$

式中，ε 表示前一阶段误差，δ 表示后一阶段误差。既然不同阶段存在不同的随机误差，而关于试验结果的推断是与随机误差比较后做出的，因此研究工作者要注意将推断的性质与误

差的性质保持一致。

1.4.5 试验误差的控制

根据对试验误差来源的分析，研究工作者为保证试验结果的正确性，必须针对各种可能的原因预防多种多样的系统误差；同时针对不同阶段、不同层次偶然性因素造成的随机误差，应尽量控制其发生，使之尽量减小。关于两类误差的控制将在后面的章节中介绍，至于其他各种领域的试验误差控制，要按上述原则具体分析、对待。误差控制常依赖于经验的积累，而细心的研究工作者往往可以少走弯路。

1.5 统计思维的培养和本书结构布局

1.5.1 统计思维的培养

生物学、医学学生学习统计学的目的，并不是要成为生物医学统计学的专业人员，而是培养统计思维，掌握基本的统计设计方法和收集准确可靠的数据，运用基本的统计分析方法来正确分析数据，掌握操作统计软件的技能，正确解释和表达分析结果。

学习统计学的关键是通过对统计思维的培养，提高科学素养和科研能力。所谓统计思维就是指统计学独特的逻辑思维方法。由于存在个体差异，用样本推断总体就会出现误差，但这种误差是有规律的，它构成了统计推断的理论基石。理解了假设检验的推理逻辑，也就理解了统计结论的概率性。因此，学习统计学需要牢固树立起个体变异和不确定性的观念、抽样误差的观念、假设检验结论的概率性观念等。前面反复提及的一个例子就是，如果两种药物疗效存在差别，那么这是随机造成的，还是真实存在的？统计学用假设检验的方法来回答这个问题（后面的相应章节中将进行详细讲解），现在阅读一篇医学科研论文，不遇到假设检验和 P 值几乎是不可能的。因此，弄清楚假设检验和 P 值的真实含义是学习统计学和培养统计思维的核心问题之一，需要结合本书后面的内容加以细心体会和领悟。

此外，生物医学统计学与数学和计算机运用联系密切，但作为一门应用学科，学习它不能脱离生物学、医学背景，必须紧密结合生物学、医学专业的实际问题。学生由于习惯于观察、记忆、判断和操作，逐步淡化了对抽象思维和逻辑思维的培养，而且学习生物医学统计学并不一定要具备高深的数学知识，事实上，生物医学统计学的许多先驱并非数学家。对于统计公式，我们认为不必究其数学推导过程，重要的是了解其意义、用途和应用条件。

随着计算机技术的迅速发展和普及，统计计算的逐渐简化推动了统计学的发展，但与此同时也出现了诸如多因素统计方法的误用甚至滥用问题。须知，生物医学统计学中的每个数据都有其特定的专业含义，而不是抽象的数字，但计算机并不能识别这是什么含义的数据、数据是否准确可靠，也不知道如何进行分组和分析等，如果不紧密结合生物学及医学专业背景，就会导致对统计方法的误用或滥用，以及对统计结果的错误解释。

1.5.2 本书结构布局

简要概述本书的框架结构和章节安排，有助于学生从整体上把握本书的内容及其逻辑关系。

第 1 章讲解了生物医学统计学的基本内容及统计学的若干基本概念，它是后面章节的重要基础。

第 2、3 章是生物医学科学研究的统计设计，包括调查设计和试验设计两部分，主要内容包括两种设计类型的区别与特点、基本内容和原则。调查设计部分介绍了常用的抽样方法；在试验设计部分介绍了常用的试验设计类型，尤其较为详细地介绍了临床试验设计。样本量估计属于统计设计部分的内容，但由于涉及若干尚未学习的统计学概念，故放在第 12 章介绍，该章包括常用的试验结果的统计分析。

第 4、5 章为数据的统计描述，主要涉及描述定量和定性资料的常见统计指标等。

第 6 章为统计推断的基本内容，包括参数估计和假设检验两个部分，主要涉及基本思想、概念及原理等内容，如抽样误差的概念与标准误、假设检验的基本思想、Ⅰ型与Ⅱ型错误、总体平均数估计的方法和假设检验的基本步骤等。

第 7～9 章为基本的和常用的单变量统计推断方法，针对不同类型的资料和不同类型的设计，介绍了 t 检验、方差分析、卡方检验和秩和检验等，同时涉及组间比较的假设检验。

第 10、11 章介绍了双变量的相关性分析和回归分析，亦包括统计推断的内容。对最常用的多重线性回归、Logistic 回归和 Cox 比例风险回归等多变量统计方法进行了介绍。

第 12 章介绍了常见的试验设计及其结果的统计分析。

第 13 章主要介绍了诊断和筛检试验的评价指标体系及其应用。

第 14 章阐述了统计方法的正确选择、结果的正确解释和表达，增加本章的目的是，针对在统计方法选择、结果解释和表达中大量存在的问题和常见错误，帮助学生梳理正确选择统计方法的基本思路及明确选择原则，阐释在结果理解和解释上容易发生的错误，并且介绍医学论文统计报告的基本要求。

第 15 章介绍了常用统计软件及数据库软件，目的是使学生在学习基本的统计分析方法后，能够了解或掌握基本的数据管理和分析技能。

本章小结

1. 从生物医学科学研究中的个体差异和不确定性出发，本章介绍了生物医学统计学的发展史、生物医学统计学的主要内容、生物医学统计学中的重要概念、试验误差及其控制。

2. 本章介绍了统计学的若干基本概念，包括总体与样本、参数和统计量、概率抽样和抽样误差、定量与定性变量、随机与非随机误差、概率与频率等，它们是学习生物医学统计学的重要基础。

3. 学习生物医学统计学的目的是培养独特的统计学逻辑思维方法，掌握统计设计方法和收集准确可靠的数据，运用统计分析方法正确分析数据，掌握操作统计软件的技能，正确解释和表达研究结果。关键是运用统计思维和统计方法分析和解决生物医学科研问题，提高科学素养和科研能力。

思考与练习

1. 生物医学统计学的主要内容和作用是什么？
2. 请举例说明什么是总体，什么是样本。
3. 请说明试验误差的来源及如何控制误差。
4. 完整的统计学研究包括哪些部分？

第 2 章 生物医学统计学试验的设计与实施

生物医学统计学试验是人们探索和认识生物医学领域疾病相关现象背后规律的实践活动。在明确试验目的之后，需要进行试验设计，即拟定周密的计划，对整个试验的实施进行部署。良好的试验设计是保证研究结果具有科学性、可靠性及可信性的重要前提和保障，也是在有限的人力、物力、财力及时间条件下，高效率开展研究的重要措施。

2.1 生物医学统计学试验的特点和基本要求

2.1.1 生物医学统计学试验的特点

生物医学研究的根本任务是预防和治疗疾病、保障健康、提高生活质量，主要通过在生物材料（如细胞、组织、器官等）、试验动物、患者等试验对象上开展生物医学统计学试验，揭示疾病的发生、发展规律及预防、治疗、控制措施效果，来寻求相应的理论、方法和技术。由于研究对象的特殊性，生物医学统计学试验具有下述显著特点。

1．涉及伦理问题

由于生物医学统计学的试验对象主要是人和动物及其相关生物材料，开展试验应受到伦理规范的制约。伦理问题是现代生物医学研究中需要考虑的重要问题，强调受试者的尊严和权益，确保受试者不会暴露于不合理的危险之中。因此，任何一项涉及人的研究均需要通过相关机构的伦理审查并获得批准后才可以开展。

2．存在依从性问题

人作为试验对象，具有独立的思维和行动，研究人员无法严格控制所有的试验条件。例如，服药时间、服药剂量、随访时间等很难完全依从方案执行，可能出现错过服药时间、漏服药物等问题。

3．影响因素复杂

人具有生物和社会两重属性，不仅在形态、生理、生活环境方面存在差异，而且在心理、精神方面也不同。因此，试验对象的影响因素复杂，试验干扰因素繁多，导致试验误差的控制难度大。

2.1.2 生物医学统计学试验的基本要求

为保证达到预定目标，生物医学统计学试验需要满足以下几项基本要求。

1．试验目的明确

通过广泛的文献研究，试验应瞄准当前急需解决的问题，明确研究的理论意义和应用价值，做到试验目的明确，研究内容具体。

2．符合伦理规范

试验应给受试者带来直接或者间接的利益，对受试者无害。受试者参加试验应遵循知情同意原则，并且可随时退出试验；受试者的利益受到严格保护，不被侵犯，如隐私保护、损失补偿等。

3．试验结果可重复

在相同或类似的条件下进行相同的试验，就能获得与原试验相同或类似的结果。不能重复或不能验证的试验结果没有任何实用价值，更不能用于临床实践。由于生物医学统计学试验影响因素众多，要保证试验结果具有重复性，就必须纳入足够多的试验对象，科学设置研究条件，选择客观的评价指标，试验采用标准化操作流程以严格控制试验误差，提高结果的科学性和可靠性。

2.2　生物医学统计学试验设计的基本元素与基本原则

不同的生物医学研究，虽然研究目的不同，但基本原理和思维方法是相同或相似的，需要具备 3 个基本元素和遵循 3 个基本原则。

2.2.1　基本元素

生物医学统计学试验研究包括 3 个基本元素，即试验对象、试验因素和试验效应。研究的目的就是要阐明试验因素在试验对象上产生了怎样的试验效应。例如，临床上研究某降糖药对餐后血糖的控制效果，该研究中糖尿病患者为试验对象，某降糖药为试验因素，餐后血糖变化值为试验效应。对于任何一项试验研究，3 个基本元素都缺一不可，应在试验设计时明确其具体内容，并围绕 3 个基本元素制订详细的研究计划。

1．试验对象

试验对象是承受试验因素的客体，也称研究对象或研究单位。生物医学研究的试验对象可以是生物材料（如血清、细胞、器官等），动物，患者和普通人等。一项研究的试验对象，应根据研究目的筛选确定。

试验对象的选择需要满足两个基本条件，一是对试验因素敏感，二是对试验因素的反应稳定。同时，试验对象条件应明确规定，制定纳入标准和排除标准，确保试验对象的同质性和代表性。例如，研究某降糖药对餐后血糖的控制效果，糖尿病患者作为广义的研究对象，可根据纳入标准（如年龄范围、诊断标准、血糖水平、疾病类型等）和排除标准（如肝肾功能不全、合并其他严重疾病等）筛选对象，从而提高同质性。

2．试验因素

试验因素是根据研究目的欲施加于试验对象的措施或干预，又称为处理因素，简称处理。试验因素可以是研究者主动施加的，也可以是客观存在的。例如，研究某种降糖药的效果，降糖药就是主动施加于试验对象的；研究气候对疾病的影响，气候就是客观存在的，不是研究者主动施加的。

在试验中，与试验因素同时存在的可能对结果有影响的其他因素，称为混杂因素，又称为非处理因素或非试验因素。混杂因素会对整个研究产生不利影响，干扰对试验因素与试验效应之间关系的观察及分析。例如，试验对象的病情轻重、病史长短、年龄等都可能影响研究结果。因此在试验研究中，为了充分突显试验因素的作用，应根据专业知识和试验条件，尽可能找出可控的混杂因素，并加以控制；对于不可控或未知的混杂因素，则应通过良好的试验设计进行组间平衡控制。

3. 试验效应

试验效应是试验因素作用于试验对象所产生的反应或结果，是研究结果的最终体现。试验效应的测量是整个研究的重要内容之一，需要通过具体的观测指标来体现。如果观测指标选择不当，未能准确反映试验因素产生的作用，则获得的研究结果缺乏科学性。因此，观测指标和测量方法的选择是关系研究成败的重要环节。

2.2.2　基本原则

试验的目的在于阐明试验因素的试验效应，而同时存在的混杂因素会干扰对试验效应的评价，使研究结果产生偏差。为了更好地控制混杂因素所致的误差，获得科学可靠的结果，应遵循以下 3 个基本原则。

1. 对照

对照是指在确定接受试验因素的试验组时，应同时设立不接受试验因素的对照组。设立对照组是控制已知和未知混杂因素不利影响的基本措施，目的是度量混杂因素的效应，通过与试验组对比，消除或抵消混杂因素对结果的影响，把试验因素的净效应充分暴露出来。若不设立对照组，仅有试验组，则观测到的效应既包含试验因素所致效应，也包含混杂因素所致效应，无法分离出真实的试验效应。

设立对照组应满足均衡原则。均衡是指在设立对照组时除试验因素不同外，其他一切因素的分布与试验组尽量保持一致。例如，性别比例、年龄构成、病情轻重、病程长短等可能的影响因素，需在两组间保持均衡。在整个试验过程中，对照组和试验组应始终保持同步，即平行对照。

常用对照有以下几种形式。

（1）空白对照。对照组不接受任何处理，多用于试验对象为生物样品或动物的研究。由于涉及伦理问题，很少用于以患者为对象的临床研究。

（2）安慰剂对照。安慰剂是一种与试验药物成分类似但不含试验药物有效成分的制剂，其外观及气味等应与试验药物一样，不能被患者识别。安慰剂对照通常与盲法结合使用，主要用于控制试验对象和试验效应评价者心理因素导致的干扰作用。安慰剂的使用需慎重，应以不损害患者健康为前提，适用于所研究的疾病尚无有效治疗药物，或者使用安慰剂后对疾病预后无影响或不利影响小的情况。

（3）试验对照。对照组不施加试验因素，但施加与试验组等同的其他因素。例如，研究小学生课间补锌对生长发育的影响，试验组课间食用含锌面包，对照组课间食用不含锌面包。显然，试验组的"面包"是与试验因素"锌"有关的干扰因素，只有扣除面包的作用之后才能显示锌的作用。这体现了设立对照组应满足的均衡原则。

（4）标准对照。采用现有标准方法或常规方法作为对照。标准对照在临床研究中被普遍采用，即采用临床上常规药物或治疗手段作为对照，因为不对患者进行治疗不符合伦理要求。

（5）自身对照。对照与试验在同一试验对象上实现，如身体对称两部位或试验前后两阶段，一个用于对照，一个用于试验。自身对照控制或消除了试验对象不同所致的干扰作用。严格来说，自身前后对照不是同期平行对照，若前后时间较长，某些环境因素或自身因素发生了改变，则会导致混杂因素在组间不均衡，使研究结果出现偏差。因此自身前后对照仅适用于前后时间较短且干扰因素相对稳定的研究。

2. 随机

随机是保障样本具有代表性及混杂因素在组间均衡一致的重要措施。随机主要体现在3个层面上。第一，抽样的随机。每个符合条件的试验对象被抽取的机会相等，它保证所得样本具有代表性，研究结论可以推论到总体。第二，分配的随机。被抽取的每个试验对象，有相等的机会被分配到试验组和对照组，从而保证大量难以控制的混杂因素在组间尽可能均衡，以提高组间可比性。第三，试验顺序的随机。每个试验对象接受处理的先后机会相等，目的是平衡试验顺序对结果的影响。对于试验研究，通常更注重试验对象分配的随机。

3. 重复

重复是指在试验因素确定的每种试验条件下对多个试验对象进行试验或观察，体现在充足的样本量上。由于各种因素的存在，不同试验对象对相同试验条件的反应可能不同，表现为试验效应观测结果存在变异，只有在足够多的重复试验条件下，试验效应才能更可靠地反映试验因素背后的真实规律。反之，当样本量不足时，试验结果就不够稳定。因此，重复原则就是要求试验研究建立在足够的样本量上。

重复最主要的作用是估计试验结果的变异大小（抽样误差）。样本量越大，试验结果变异越小，精密度越高，结果越可靠。从统计理论上讲，样本量越大，试验结果越接近真实情况。但在实际中，样本量并非越大越好。因为样本量太大，试验时间延长，难以控制试验条件，反而增加系统误差出现的可能性，影响研究质量；同时也浪费人力、物力和财力。因此在现实研究中，需要找到一个合理的平衡点，在保证试验结果具有一定可靠性的前提下，采用最小的样本量即可。最小样本量的估算可根据统计学原理、文献资料或经验确定。

在临床试验中，除了遵循上述3个基本原则，还经常采用盲法来避免主观因素带来的结果评定偏性。根据设盲程度不同，盲法设计分为开放、单盲和双盲。在开放设计试验中，研究者和研究对象均知晓具体分组情况；在单盲设计试验中，研究者和研究对象仅一方对分组情况处于"盲态"，研究者知晓研究对象的分组情况；在双盲设计试验中，研究者和研究对象对分组信息均处于"盲态"，即均不知晓被分配到哪个处理组。当试验效应为主观指标或易受到主观因素影响时，应尽量采用盲法设计。

2.3　试验设计的基本内容

总体上，一个完整的试验设计包括专业设计和统计设计两部分。专业设计体现专业个性化的内容，统计设计则体现试验研究共性化的要求。

专业设计是关于科学问题和科学假说的提出，围绕如何验证假说而拟定的基本解决思路、解决方法及预期结果。其核心就是明确试验因素、试验对象和试验效应三方面的具体内容。例如，研究某降糖药对餐后血糖的控制效果，试验因素就是某降糖药，试验对象为原发型糖尿病患者，试验效应则是餐后 2 小时血糖水平。专业设计体现了该试验研究的先进性、创新性、理论及实践应用价值。

统计设计的基本内容包括：确定试验设计类型及对照设置，确定随机化方法，估算试验所需样本量，编制质量控制措施，收集及管理试验数据，制订统计分析计划等。试验设计类型及对照需根据研究目的、试验条件（人力、物力、财力）和时间要求等合理选择，并确定试验组和对照组的数目，确定是否采用盲法。明确采用何种随机化方法抽取及如何随机化分配试验对象。明确样本量估算的参数设置、计算公式、失访/脱落率等因素确定的最低试验对象数目。明确试验研究过程中质量控制的阶段及每阶段具体的质量控制措施。最后，需要在试验设计中明确数据收集方式、数据登记表格形式、数据管理软件、录入核查方式、数据质量保障措施等；同时需要根据研究目的及主要试验效应指标，拟制详细的统计分析计划，包括指标定义、统计分析方法及统计模型选择、混杂因素校正、失访/脱落对象的处理方式等。

以上基本内容应在试验开始前细化拟定，形成试验研究方案。在试验过程中，试验研究方案一般不允许修改。若确实需要修改，则应给出合理的修改理由并书面说明。

2.4　试验方案

2.4.1　试验因素与水平

试验因素是欲研究的措施或干预，其取值的不同状态称为水平。试验因素的水平可以是定性的，如药物种类（A 药、B 药），药物为因素，其取值有 A 药、B 药两种状态，是药物的两个水平；也可以是定量的，如药物的不同剂量（0.5mg、1mg、2mg），3 个水平间具有量的差异。试验过程中试验因素的水平应当标准化，即始终保持不变。例如，在临床试验过程中，药物的生产厂家、成分、批号、剂型、剂量、使用方法等应完全相同，否则会影响结果的稳定性，给试验效应的评价带来偏性。试验方案需要明确试验因素及其相应的水平。

依据试验因素的数目，试验分为单因素试验和多因素试验两大类。

单因素试验指整个试验中只研究一个试验因素的不同水平，其他所有因素均应严格控制达到均衡一致。这是最简单、最基本的试验方案。例如，研究 3 种降糖药（A、B、C）的降糖效果，药物就是唯一的试验因素，A、B、C 这 3 种具体的降糖药就是试验因素的 3 个不同水平。试验过程中，除了药物不同，其他所有因素应尽量均衡一致。

多因素试验指同一试验包含两个或两个以上的试验因素，每个试验因素都分为不同水平，其他所有因素均应严格控制达到均衡一致。各因素不同水平的组合称为处理组合，其数目为各因素水平数的乘积。多因素试验可探讨试验因素本身的作用，明确各因素的相对重要性，也可以探讨试验因素间的相互作用，还可以找出最优的处理组合。例如，研究 3 种降糖药（A、B、C）在 2 种服药时间（饭前、饭后）的降糖效果，药物和服药时间是两个试验因素，药物有 3 个水平（A、B、C），服药时间有 2 个水平（饭前、饭后），则处理组合数目有 6 种（3×2），试验可选出降糖效果最优的处理组合。

2.4.2　试验效应与指标

试验效应是试验对象接受试验因素后所产生的反应或结果，必须通过具体的指示性状来衡量。这种衡量试验效应的指示性状称为试验指标或观察指标。观察指标应根据试验目的和专业知识确定，要求其与试验目的存在本质的联系，并能确切反映试验效应。与试验的主要目的和次要目的相对应，观察指标分为主要指标和次要指标。主要指标将作为整个试验研究效果的评价指标，同时也是样本量估算的主要依据。主要指标不可过多，一般 1～2 个为宜。选择观察指标时，应当注意以下几点。

（1）选择客观性强的指标。

观察指标有主观指标和客观指标之分。主观指标是试验对象的主观感受、记忆、陈述或研究者的主观判断结果。客观指标是借助仪器设备测量获得的结果。生物医学研究中，应尽量避免使用易受到人为心理因素影响的主观指标，而采用具有较好真实性和可靠性的客观指标。

（2）选择准确度和精密度好的指标。

准确性包括准确度和精密度两方面。

准确度指观测值与真值的接近程度，主要受系统误差的影响。精密度指相同条件下对同一对象的同一指标进行重复观察时，观测值与其平均数的接近程度，主要受随机误差的影响。在实际工作中，应尽量选择既准确又精密的指标。

（3）选择灵敏度和特异度高的指标。

灵敏度反映指标检测试验效应差异的能力，灵敏度高的指标能更好地测量出试验效应的变化。特异度反映指标排除混杂因素干扰测量真实试验效应的能力，即指标变化与试验效应存在本质联系。

2.4.3　制定试验方案的要点

一个良好的试验方案，需要对整个研究过程进行安排计划，提高研究质量，达到研究目的。制定试验方案时，需要考虑的因素很多，较为共性的要点如下。

（1）试验目的和试验背景。

试验方案应首先明确试验的目的和试验背景，围绕本次试验内容对当前该领域的研究情况、研究进展进行简要综述，强调本试验的必要性。

（2）确定试验的 3 个基本元素。

根据试验目的，首先，确定试验因素。试验因素不宜过多，应该抓住少数几个因素解决关键性问题。每个试验因素的水平数不宜过多，各水平间距适当，有明确区分度，但需做到少而精，并确保最佳水平包括在内。试验因素和相应水平数的多少决定了试验设计类型的选择。试验方案原则上力求简单，单因素试验能够达到研究目的就不选择多因素试验。其次，确定试验对象和观察指标。由于生物医学研究的主要对象是患者，因此需要明确疾病的诊断标准、入选标准、排除标准和剔除标准。明确主要观察指标、次要观察指标及其测定方法。

（3）试验设计。

试验设计决定了整个试验将如何开展，是试验方案的重要内容，应根据试验目的、试验因素数目、已知混杂因素、局部控制等多方面综合分析考虑，主要应体现试验设计的 3 个基本原则。设立对照时需注意尽量做到平行设置，即试验组与对照组同期平行开展试验。不同处理组之间还需遵循唯一差异原则，即不同处理组之间除试验因素的处理水平不同之外，其余所有因素应均衡一致。试验对象的随机化方法及所需软件需要在方案中说明。试验所需样本量需要依据设计类型根据统计学原理估算，还应考虑试验过程中试验对象的脱落、失访等因素。

（4）质量控制。

为保证试验研究的质量，除从试验设计的 3 个基本原则上控制试验误差，保证研究的科学性、可靠性外，对试验过程也应进行质量控制。质量控制主要包括以下措施：对试验过程中涉及的人员进行培训，建立不同领域的标准操作规程，对仪器、材料、试验方法等进行统一规定等。

试验方案还需要对数据管理、统计分析方法等内容进行适当规定。

2.5　常用试验设计类型

试验设计类型决定了如何安排试验因素和控制混杂因素。若只安排一个试验因素，则需考虑单因素试验设计，如完全随机设计、随机区组设计、交叉设计、拉丁方设计等；若安排两个或两个以上试验因素，则需考虑多因素试验设计，如析因设计、正交设计、均匀设计、系统分组设计、裂区设计等。

2.5.1　完全随机设计

1．概念与特点

完全随机设计又称简单随机设计、成组设计，其将试验对象不加条件限制地直接采用随机化方法分配到各个研究组，接受试验处理，观测试验效应。

完全随机设计方法简单，易于实施，适用面广，处理组数可为 2 个或多个，各组样本量可相等或不等。相等时为平衡设计，试验效率较高。样本量较小时，组间均衡性较差，误差较大，与随机区组设计相比效率较低。若在试验过程中，某些原因（如失访、退出等）造成数据缺失，则信息损失小于其他设计。

2．完全随机化分组方法

完全随机化就是直接将符合条件的试验对象进行随机化分组，对随机化程序不强加任何限制，分组时尽量使各组例数相等。当例数较多时，一般通过软件（SAS、SPSS、Excel 等）产生的随机数进行分组。具体步骤如下。

（1）编号：将 n 个受试对象按一定顺序编号，如患者就诊顺序等。

（2）分配随机数：根据软件或随机数字表、计算器等产生随机数，为每个试验对象顺序分配一个随机数，随机数位数最好为两位及以上。

（3）确定组别：根据分配的随机数及事先设定的规则将试验对象分组。最简单的规则就是排序法，即将随机数从小到大排序，再按每组例数将试验对象分配到各组。

【例 2-1】试将 15 只小鼠随机分到 A、B、C 3 组。

先将小鼠按 1～15 编号，再从随机数字表中的任意行任意列开始取随机数，如第 10 行最左端开始横向连续取 15 个两位数字。事先设定规则：采用排序法，随机数最小的 5 个进入 A 组，中间的 5 个进入 B 组，最大的 5 个进入 C 组。15 只小鼠完全随机化分组方案如表 2-1 所示。

表 2-1　15 只小鼠完全随机化分组方案

编号	1	2	3	4	5	6	7	8	9	10	11	12	13	14	15
随机数	58	71	96	30	24	18	46	23	34	27	85	13	99	24	44
排序号	11	12	14	7	4	2	10	3	8	6	13	1	15	5	9
分组	C	C	C	B	A	A	B	A	B	B	C	A	C	A	B

即：第 5、6、8、12、14 号小鼠分到 A 组；第 4、7、9、10、15 号小鼠分到 B 组；第 1、2、3、11、13 号小鼠分到 C 组。

2.5.2　随机区组设计

1. 概念与特点

随机区组设计又称配伍组设计，它先将试验对象根据与欲控制的已知混杂因素相同或相近的原则组成若干小组（区组），每个小组的试验对象数目相等，再采用随机化方法分别将各小组内的试验对象分配到各个研究组中接受试验处理，观察试验效应。当研究组数为两组时，又称为配对设计，它是随机区组设计最简单的情形。

随机区组设计由于需要对混杂因素进行控制，需事先了解每个试验对象混杂因素的具体情况，操作比较复杂；但同时，由于控制混杂因素提高了组间的均衡性和可比性，降低了试验误差，提高了试验效率。一般而言，随机区组设计的试验效率高于完全随机设计。

2. 分层随机化分组

分层随机化分组的基本思路是，先把试验对象按照欲控制的混杂因素进行分层或匹配，再在每一层内进行完全随机化，将层内的试验对象分配到各组。主要步骤如下。

（1）将试验对象按照主要混杂因素相近的原则分层或匹配，并在同一层内进行编号。

（2）分配随机数，为每层内的试验对象顺序分配一个随机数。

（3）确定组别，根据分配的随机数及事先设定的规则，将试验对象分组，可采用排序法。

【例 2-2】研究枸杞多糖对脂肪肝的预防作用，将 15 只大鼠按窝别分为 5 个区组，每一区组 3 只大鼠，试将其分配到 A、B、C 3 组。

将 15 只大鼠按窝别分为 5 层，每层 3 只大鼠，并对每个区组内的大鼠进行编号，即窝号+1～3。从随机数字表依次取两位随机数（同一区组如遇两个相同随机数则舍去后一个），如第 11 行第 1 列向右取两位。事先规定，每一层内 3 只大鼠根据随机数从小到大的顺序分别进入 A、B、C 组。据此得到如表 2-2 所示的分组方案。

表 2-2　15 只大鼠分层随机化分组方案

窝	窝 1			窝 2			窝 3			窝 4			窝 5		
编号	11	12	13	21	22	23	31	32	33	41	42	43	51	52	53
随机数	57	35	27	33	72	24	53	63	94	09	41	10	76	47	91
排序号	3	2	1	2	3	1	1	2	3	1	3	2	2	1	3
分组	C	B	A	B	C	A	A	B	C	A	C	B	B	A	C

2.5.3　析因设计

析因设计是一种多因素试验设计类型。它将两个或两个以上试验因素的各水平进行组合，对所有组合进行试验，观测其试验效应。例如，研究 3 个试验因素，每个因素有 3 个水平，总共有 27 种水平组合，需在此 27 种水平组合条件下分别进行试验，可表达为 3×3×3 析因设计。2×2 析因设计是最简单的析因设计，试验因素 A 有两个水平（A_1、A_2），试验因素 B 有两个水平（B_1、B_2），所有水平组合共 4 种，如表 2-3 所示。

表 2-3　2×2 析因设计模式

试验因素 A		试验因素 B	
		B_1	B_2
	A_1	A_1B_1	A_1B_2
	A_2	A_2B_1	A_2B_2

析因设计可以分析每个试验因素的效应，即主效应，也可以分析各因素间的交互效应。所谓交互效应是指两个试验因素间的效应不独立，当某一因素取不同水平时，会影响另一个因素的效应大小。

以 2×2 析因设计为例进行说明，因素 A 的主效应是指不考虑其他因素（因素 B）时，A 各水平之间的效应差异大小。当主效应为 0 时，表示该因素没有作用，不会影响试验结果。A 和 B 的交互效应是指 A 和 B 之间相互影响的作用大小。若交互效应为 0，则表示 A 和 B 不受对方影响，相互独立。2×2 析因设计的主效应和交互效应可表示如下。

A 主效应：$(A_1B_1 + A_1B_2)/2 - (A_2B_1 + A_2B_2)/2$。

B 主效应：$(A_1B_1 + A_2B_1)/2 - (A_1B_2 + A_2B_2)/2$。

AB 交互效应：$(A_1B_1 + A_1B_2) - (A_2B_1 + A_2B_2)$。

AB 交互效应可通过将因素各水平组合下的试验效应绘制成线图来进行直观表达。在如图 2-1 所示的交互效应示意图中，（a）图中两条线段基本呈平行走势，即因素 A 在 B_1 水平和 B_2 水平下的效应相同，不受因素 B 的影响，可判断 AB 间无交互作用；（b）图和（c）图中，两条线段不平行，即因素 A 在 B_1 水平和 B_2 水平下的效应不同，可判断 AB 间存在交互作用，其中（b）图可理解为拮抗作用，（c）图可理解为协同作用。

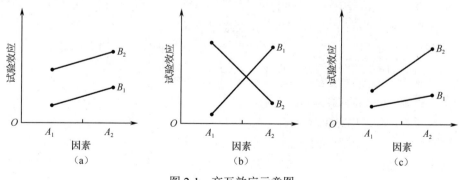

图 2-1　交互效应示意图

析因设计可分析多种交互作用。两因素间的交互作用称为一阶交互作用，3 个因素间的交互作用称为二阶交互作用，以此类推。高阶交互作用计算复杂，并且专业解释困难，故实际中主要关注一阶交互作用。

析因设计的优点是,可同时研究多个试验因素,并对其所有的水平组合进行试验,具有全面性和均衡性,是一种高效率设计;可获得使试验效应最大化的最佳水平组合。其缺点是,工作量较大,当试验因素或水平数较多时,试验工作量会急剧增加,缺乏可操作性。因此,涉及较多试验因素或水平数时不宜采用析因设计,可采用非全面交叉分组的正交设计或均匀设计等,以大幅减少试验次数,降低工作量。

2.5.4 交叉设计

交叉设计是一种将自身比较和组间比较相结合的试验设计类型,它将试验对象随机分为若干组,每组按事先设计好的试验顺序,在若干不同阶段或时期交叉接受不同的处理,同一阶段不同组的试验对象接受不同的处理,观测每个阶段的试验效应,以比较各处理组间的效应差异。例如,两种处理 4 阶段的交叉设计,试验顺序为:顺序 1,$ABBA$;顺序 2,$BAAB$,即每个试验对象都需要接受 A、B 两种处理各两次。顺序 1 中试验对象按 $A \to B \to B \to A$ 顺序进行试验,顺序 2 中试验对象按 $B \to A \to A \to B$ 顺序进行试验,试验交叉进行。

最简单的情形是两种处理、两个顺序、两个阶段的交叉设计,称为 2×2 交叉设计。设计模式如表 2-4 所示。

表 2-4　2×2 交叉设计模式

试 验 顺 序	阶段 1	洗 脱 期	阶段 2
顺序 1:AB	处理 A	—	处理 B
顺序 2:BA	处理 B	—	处理 A

在交叉设计中,前后两个阶段之间的间隔时间称为洗脱期,其目的是洗脱前一阶段处理的残留作用,避免对后一阶段处理的效应产生干扰。洗脱期一般为药物的 6~8 个半衰期。若洗脱期太短,前一阶段的处理在后一阶段仍然存在作用,这种作用称为滞后效应。滞后效应的存在会对资料的统计学分析带来很大的困难,因此两个阶段之间应有足够的洗脱期。

交叉设计兼有自身配对和组间比较的优点,控制了个体间的误差,从而提高了处理间的可比性,试验效率高;同时每个对象接受多种处理,获得的信息比一个对象接受一种处理多,可显著地减少样本量。但是该设计要求每个阶段的试验开始前,试验对象的其他条件保持一致,这使交叉设计的应用受到一定限制。

交叉设计常用于药物的生物等效性试验或临床等效性试验,是药代动力学研究中的标准方法之一。临床上仅适用于慢性病患者的对症治疗研究,如糖尿病患者的血糖控制等,不适合具有自愈倾向或病程较短疾病的研究。

2.5.5 其他试验设计

1. 拉丁方设计

拉丁方设计是在随机区组设计基础上增加一个控制因素而形成的一种试验设计类型。它用 r 个拉丁字母排成 r 行 r 列的方阵,使每行每列中每个字母都只出现一次,这样的方阵称为 r 阶拉丁方或 $r \times r$ 拉丁方。用拉丁字母安排试验因素,行和列分别安排两种控制因素,这种试验设计称为拉丁方设计。几种基本拉丁方如表 2-5 所示。

表 2-5　几种基本拉丁方

3×3拉丁方			4×4拉丁方				5×5拉丁方				
A	B	C	A	B	C	D	A	B	C	D	E
B	C	A	B	C	D	A	B	C	D	E	A
C	A	B	C	D	A	B	C	D	E	A	B
			D	A	B	C	D	E	A	B	C
							E	A	B	C	D

拉丁方设计要求试验因素、行控制因素和列控制因素的水平数必须相等；3 个因素间均无交互作用。由于比随机区组设计多控制一个因素，且每种处理在行和列中分布均衡，进一步减小试验误差，因此拉丁方设计是一种节约样本量的高效率试验设计方法。

在拉丁方设计中，根据试验因素的水平数 r 选择 r 阶基本拉丁方，对其随机化之后进行试验。基本拉丁方随机化时，需对行、列和字母都进行随机化，行（列）随机化时必须整行（列）交换，以确保拉丁方的均衡性不被破坏。

2. 正交设计

正交设计是利用正交表安排多个试验因素水平的部分组合进行试验，以寻求最佳水平组合的一种高效、经济、快速的试验设计方法。它避免了析因设计的全面组合，极大地减少了工作量。

正交设计的核心是正交表选择。正交表的代号为 $L_n(K^m)$，其中 L 表示正交表，n 表示试验次数（试验组合数），m 表示试验因素个数，K 表示每个试验因素的水平数。例如，$L_8(2^7)$ 表示该正交表最多可安排 7 个 2 水平的试验因素，需要做 8 次试验，即只对其中的 8 种组合进行试验。正交表一般为等水平正交表，即要求各试验因素的水平数相等，若水平数不等，则可选择混合水平正交表，如 $L_{16}(4^2 \times 2^9)$，表示该混合水平正交表最多可安排 2 个 4 水平、9 个 2 水平共 11 个试验因素，需做 16 次试验。一个完整的正交表除了水平组合表，还有一个配套的交互作用表。例如，表 2-6 为 $L_8(2^7)$ 水平组合表，表 2-7 为 $L_8(2^7)$ 交互作用表。

表 2-6　$L_8(2^7)$ 水平组合表

实验号	列　号						
	1	**2**	**3**	**4**	**5**	**6**	**7**
1	1	1	1	1	1	1	1
2	1	1	1	2	2	2	2
3	1	2	2	1	1	2	2
4	1	2	2	2	2	1	1
5	2	1	2	1	2	1	2
6	2	1	2	2	1	2	1
7	2	2	1	1	2	2	1
8	2	2	1	2	1	1	2

表 2-7 $L_8(2^7)$ 交互作用表

列号		列　　号						
		1	**2**	**3**	**4**	**5**	**6**	**7**
列号	**1**	（1）	3	2	5	4	7	6
	2		（2）	1	6	7	4	5
	3			（3）	7	6	5	4
	4				（4）	1	2	3
	5					（5）	3	2
	6						（6）	1

　　从表 2-6 中可以看出正交分布的两个性质：任一列中，不同数字出现的次数相等，体现了均匀分散性；任两列中，同一行所组成的数字对出现的次数相等，体现了整齐可比性。

　　表头设计是进行正交试验的关键。表头设计就是根据研究目的和研究内容将试验因素和交互作用项安排到正交表的具体列上。若试验因素间不存在交互作用，则按"因素顺序上列"安排即可；如果需要考查试验因素间的交互作用，则应根据对应的交互作用表来安排交互作用列，不能随意设置。例如，根据表 2-7 的 $L_8(2^7)$ 交互作用表，第 1、2 列的交叉位置为第 3 列，表示该列为第 1、2 列的交互作用列。也就是说，如果第 1 列安排因素 A，第 2 列安排因素 B，则其交互作用出现在第 3 列，此时第 3 列不宜安排其他因素，否则主效应就会与交互效应混杂，影响结果分析和解释。下一个因素 C 可安排到第 4 列。以此类推，安排所有试验因素，并按各试验因素的水平组合开展试验。

3. 均匀设计

　　均匀设计是利用均匀设计表使各试验因素及其水平进行合理安排的一种试验设计方法。与正交设计的"均匀分散"和"整齐可比"相比，均匀设计的出发点是试验点的"均匀分散"，而不考虑"整齐可比"，对每个因素的每个水平仅做一次试验，从而以较少的试验次数获得更多的信息。该设计由我国数学家方开泰和王元于 1978 年提出。

　　均匀设计表的代号为 $U_n(q^s)$，其中 U 表示均匀设计，n 表示试验次数，s 表示表的列数（试验因素个数），q 表示每个试验因素的水平数。例如，$U_7(7^4)$ 表示最多可安排 4 个试验因素，每个因素 7 个水平，总共需做 7 次试验（见表 2-8）。每个均匀设计表由设计表和使用表组成。根据使用表及试验因素个数确定各因素安排的具体列。如表 2-9 所示为 $U_7(7^4)$ 的使用表，若为两因素，则安排在设计表的 1、3 列进行试验；若为三因素，则安排在 1、2、3 列进行试验。表中最后一列 D 表示均匀度的偏差，偏差值越小表示均匀度越好。

表 2-8 $U_7(7^4)$ 设计表

试　验　号	**1**	**2**	**3**	**4**
1	1	2	3	6
2	2	4	6	5
3	3	6	2	4
4	4	1	5	3
5	5	3	1	2

续表

试 验 号	1	2	3	4
6	6	5	4	1
7	7	7	7	7

表 2-9 $U_7(7^4)$ 使用表

试验因素个数	列 号				D
2	1	3			0.2398
3	1	2	3		0.3721
4	1	2	3	4	0.4760

均匀设计有 U 和 U^* 两种表，通常带 "*" 的均匀设计表有更好的均匀性，应优先选用；但当试验次数 n 确定后，U_n 表安排的试验因素通常比 U_n^* 表多，可在试验因素较多时选择。若试验因素水平数不一致，则可选用混合水平的均匀设计表。

4. 系统分组设计

系统分组设计又称嵌套设计，当欲研究的试验因素之间的关系处于非平等地位，即一个因素隶属于另一个因素时，各因素各水平之间不可能形成全面组合，而是按因素之间的隶属层级关系系统分组，开展试验。因素按照隶属层级关系，分为一级因素、二级因素、三级因素等，而且二级因素嵌套在一级因素上，三级因素嵌套在二级因素上，以此类推。

例如，研究 3 种催化剂在不同温度下某产物的转化效率，3 种催化剂为 A1、A2、A3。不同催化剂所要求的温度范围不完全相同，分别是：A1，10℃、12℃、15℃；A2，16℃、18℃、20℃；A3，15℃、20℃、25℃。即温度在催化剂之下，催化剂为一级因素，温度为二级因素。两因素系统分组设计示意图如图 2-2 所示。

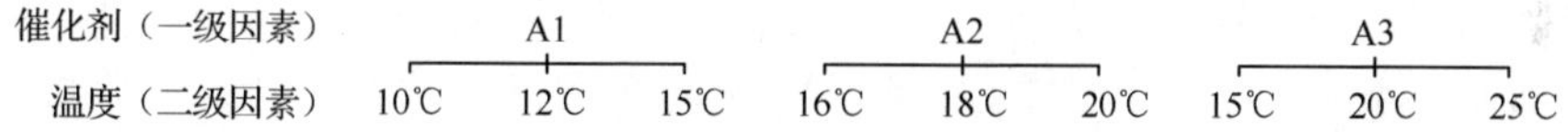

图 2-2 两因素系统分组设计示意图

5. 裂区设计

裂区设计是把多个随机区组设计或拉丁方设计组合起来的一种试验设计方法，每一个区组试验形成一个裂区。随机区组设计或拉丁方设计只能安排一个试验因素，当要安排多个试验因素时，需采用裂区设计。其基本原理是将区组作为一级试验单位，安排一级因素的不同水平，区组内每个对象作为二级试验单位，安排二级因素的不同水平。由于二级试验单位从一级试验单位分裂而来，故这种设计称为裂区设计。

例如，研究不同分化程度（因素 A）癌症患者的不同组织（因素 B）中碱性磷酸酶的水平。患者为一级试验单位，反映分化程度，每个患者的不同组织为二级试验单位，每个患者为一个区组。其裂区设计模式如图 2-3 所示（B_1、B_2、B_3 分别表示癌组织、癌旁组织、远癌组织）。

裂区设计的特点是不同处理作用于不同级别的试验单位，并且试验单位间不独立、不平等，具有嵌套结构。由于一级因素的不同水平分跨在几个裂区，而二级因素的所有水平在每个裂区内开展试验，因此二级因素的试验误差一般会小于一级因素。研究者应当把主要试验因素安排为二级因素。

A_1（高分化）						A_2（中分化）						A_3（低分化）					
患者 1			患者 2			患者 3			患者 4			患者 5			患者 6		
B_1	B_2	B_3	B_1	B_2	B_3	B_1	B_2	B_3	B_1	B_2	B_3	B_1	B_2	B_3	B_1	B_2	B_3

图 2-3 裂区设计模式

裂区设计一般研究两个试验因素，如果研究 3 个因素，则称为裂-裂区设计。

2.6 样本量估计

样本量的估计应满足试验设计中重复原则的要求：在保证试验结果具有一定可靠性的前提下，采用最小的样本量即可。试验的统计分析方法主要是假设检验。假设检验样本量估计取决于以下 4 个参数。

① Ⅰ 类错误 α。α 越小所需样本量越大。对于相同的 α，双侧检验比单侧检验所需的样本量大。α 通常取 0.05。

② Ⅱ 类错误 β 或检验效能 $(1-\beta)$。β 越小，检验效能越大，所需样本量越大。一般要求检验效能在 0.80 及以上，即 β 取值小于 0.20。

③ 欲比较的两个总体参数间的差异大小 δ。例如，两个总体平均数的差异 $\delta = |\mu_1 - \mu_2|$，两个总体率的差异 $\delta = |\pi_1 - \pi_2|$。δ 越大，表示两个总体的差异越明显，则假设检验推论两个总体不同所需的样本量越小。

④ 总体变异程度 σ。σ 越大，表示总体变异程度越大，则研究达到同样的抽样误差所需的样本量越大。

上述几个参数需事先根据研究目的、以往经验、文献或预试验确定。本节主要介绍几种常用的样本量估计方法。

（1）样本平均数与总体平均数（或配对设计平均数）比较。

$$n = \left[\frac{(Z_{\alpha/2} + Z_{\beta})\sigma}{\delta}\right]^2 \tag{2-1}$$

式中，n 为估计的样本量；α、β 分别为设置的 Ⅰ 类错误和 Ⅱ 类错误的大小；$Z_{\alpha/2}$ 为标准正态分布的双侧临界值（单侧检验时取 Z_{α}）；Z_{β} 均取单侧临界值；δ 为待检测的总体差值；σ 为总体标准差（配对设计取 σ_d）。

【例 2-3】研究某药治疗高血压的效果，设收缩压平均下降 5mmHg 在专业上被认为有意义。假设 $\sigma_d = 12.5$mmHg，$\alpha = 0.05$（单侧），检验效能为 80%（$\beta = 0.20$），问：需要多大样本量才能有 80% 的检验效能（把握度）使下降差值有统计学意义？

解：本例中 $\sigma_d = 12.5$mmHg，$\delta = 5$mmHg；$\alpha = 0.05$，$Z_{0.05} = 1.645$；$\beta = 0.20$，$Z_{0.20} = 0.842$。将上述值代入式（2-1）得

$$n = \left[\frac{(Z_{\alpha} + Z_{\beta})\sigma}{\delta}\right]^2 = \left[\frac{(1.645 + 0.842)\times 12.5}{5}\right]^2 \approx 39$$

故至少需要 39 例高血压患者。

（2）两个样本平均数比较。

$$n_1 = n_2 = 2\left[\frac{(Z_{\alpha/2} + Z_\beta)\sigma}{\delta}\right]^2 \tag{2-2}$$

式中，n_1、n_2 分别为两组的样本量。其他符号含义同前。

【例 2-4】欲比较 A、B 两种降压药物降低收缩压的疗效，设两药收缩压下降值达 5mmHg 被认为有专业意义。假设 $\sigma = 12.5$mmHg，$\alpha = 0.05$（双侧），检验效能为 80%（$\beta = 0.20$），每组例数相等，问：每组至少需要多少病例？

解：本例中 $\sigma = 12.5$mmHg，$\delta = 5$mmHg，$Z_{\alpha/2} = Z_{0.05/2} = 1.96$，$Z_\beta = Z_{0.20} = 0.842$。根据式（2-2）得

$$n_1 = n_2 = 2\left[\frac{(Z_{\alpha/2} + Z_\beta)\sigma}{\delta}\right]^2 = 2\left[\frac{(1.96 + 0.842) \times 12.5}{5}\right]^2 \approx 99$$

即每组至少需要 99 例高血压患者，两组共需 198 例。

（3）样本率与总体率比较。

$$n = \left(\frac{Z_{\alpha/2} + Z_\beta}{\delta}\right)^2 \pi_0(1 - \pi_0) \tag{2-3}$$

式中，n 为估计的样本量；$\delta = |\pi - \pi_0|$；π_0 为已知的总体率；π 为预期待检测的总体率；其他符号同上。

【例 2-5】临床上要求某类治疗设备的有效率不低于 80%。现欲对某一新产品进行试验，预计有效率为 90%。假设 $\alpha = 0.05$（单侧），检验效能为 80%（$\beta = 0.20$），问：至少需治疗多少病例？

解：本例中 $\pi_0 = 0.80$，$\pi = 0.90$，$\delta = |0.90 - 0.80| = 0.10$，$Z_{0.05} = 1.645$，$Z_{0.20} = 0.842$，代入式（2-3）得

$$n = \left(\frac{Z_\alpha + Z_\beta}{\delta}\right)^2 \pi_0(1 - \pi_0) = \left(\frac{1.645 + 0.842}{0.10}\right)^2 \times 0.80 \times (1 - 0.80) \approx 99$$

故至少需要治疗 99 例患者。

（4）两个样本率的比较。

$$n_1 = n_2 = \frac{1}{2}\left[\frac{Z_{\alpha/2}\sqrt{2p_c(1 - p_c)} + Z_\beta\sqrt{p_1(1 - p_1) + p_2(1 - p_2)}}{\delta}\right]^2 \tag{2-4}$$

式中，n_1、n_2 分别为两组的样本量；p_1、p_2 分别为两个总体率估计值；p_c 为两个总体合并率估计值，$p_c = (p_1 + p_2)/2$；$\delta = |p_1 - p_2|$；其他符号同前。

【例 2-6】研究甲、乙两药治疗某病的疗效。在预试验结果中，甲药的有效率为 93%，乙药的有效率为 85%。α 取 0.05（双侧），检验效能取 80%（$\beta = 0.20$），问：欲检测出甲、乙两组的差异同预试验，每组至少需多少例患者？

解：本例中 $Z_{\alpha/2} = Z_{0.05/2} = 1.96$，$Z_\beta = Z_{0.20} = 0.842$，$p_1 = 0.93$，$p_2 = 0.85$，$\delta = |0.93 - 0.85| = 0.08$，$p_c = (0.93 + 0.85)/2 = 0.89$，代入式（2-4）得

$$n_1 = n_2 = \frac{1}{2} \left[\frac{Z_{\alpha/2}\sqrt{2p_c(1-p_c)} + Z_{\beta}\sqrt{p_1(1-p_1) + p_2(1-p_2)}}{\delta} \right]^2$$

$$= \frac{1}{2} \left[\frac{1.96\sqrt{2 \times 0.89(1-0.89)} + 0.842\sqrt{0.93(1-0.93) + 0.85(1-0.85)}}{0.08} \right]^2$$

$$\approx 120$$

故甲、乙两药各需要 120 例患者，两组共需 240 例患者。

本章小结

1．由于研究对象的特殊性，生物医学统计学试验具有的显著特点是涉及伦理问题、存在依从性问题和影响因素复杂。

2．生物医学试验研究包括 3 个基本元素，缺一不可，即试验对象、试验因素和试验效应。研究的目的就是要阐明试验因素在试验对象身上产生了怎样的试验效应。在试验研究中，与试验因素同时存在的可能对结果有影响的其他因素称为混杂因素，又称非处理因素或非试验因素。

3．为了更好地控制混杂因素所致的误差，获得科学可靠的结果，试验研究应遵循 3 个基本原则：对照、随机和重复。对照常用的形式有空白对照、安慰剂对照、试验对照、标准对照和自身对照。随机主要体现在 3 个层面上：抽样的随机、分配的随机、试验顺序的随机。重复原则就是要求试验研究应达到足够的样本量。盲法设计可有效避免主观因素对结果评定带来的偏性。

4．试验设计类型决定如何安排试验因素和控制混杂因素。只安排一个试验因素的为单因素试验设计，如完全随机设计、随机区组设计、交叉设计、拉丁方设计等；安排两个或两个以上试验因素的为多因素试验设计，如析因设计、正交设计、均匀设计、系统分组设计、裂区设计等。

试验设计中影响样本量的主要因素有 I 类错误 α、检验效能 $(1-\beta)$、欲比较的两个总体参数间的差异大小 δ、总体变异程度 σ。

思考与练习

1．生物医学统计学试验的特点和要求有哪些？
2．生物医学统计学试验设计的基本元素包括哪些？
3．生物医学统计学试验设计应该遵循什么原则？
4．试验设计的基本内容包括哪些？
5．完全随机设计和随机区组设计有何异同？各有什么优缺点？
6．析因设计和交叉设计有何异同？各有什么优缺点？

第3章 调查设计与实施

随着时代变迁和医学进步，医学模式已由"生物"模式转变为"生物-心理-社会"模式，现代医学发展呈现高度分化、高度综合的趋势，多学科的交叉综合、宏观研究与微观研究的结合不断扩展着医学研究的广度和深度。调查研究和实验研究是医学研究中最常见的两种方式。与实验研究相比，调查研究的覆盖面广，影响因素复杂，涉及的偏倚更多。调查研究是实验研究的基础，也是医学研究由宏观过渡到微观的纽带，可为深入研究提供科学线索。

3.1 调查研究概述

3.1.1 调查研究的基本概念与分类

1. 调查研究的概念

调查研究又称观察性研究，是指在未施加任何干预措施的条件下，客观地观察和记录调查对象的现状及其相关特征，客观地反映或呈现调查对象的实际情况，如了解疾病的分布、流行特征及发生、发展规律等。

在调查研究中，构成研究总体的最基本单位称为个体或观察单位。将这些个体的情况汇总，可以描述由这些个体组成的群体（样本），还可以外推至这一群体所代表的更大的群体（总体）。研究者收集资料时直接询问的对象叫作调查对象，观察单位的属性或特征称为研究内容或主题。例如，在对失独家庭养老问题的研究中，观察单位是失独家庭，研究内容是养老问题，调查对象是户主。

2. 调查对象的种类

根据属性或特征，调查对象大致可分为以下 8 种类型。

（1）个人：调查研究十分注重研究、分析个人的社会角色和社会地位，并基于个人特征来描述、解释和说明由个人行为所构成的更大的社会现象，如大学生、农民工等。

（2）初级社会群体：这类群体都是通过长期的直接接触和相互作用形成的，一般不因长期的目标而组合，如家庭、邻居、村落、非正式组织等。

（3）社会组织：这类群体是人们为了实现特定的目标，通过直接或间接的联系，按照一定的规则而结成的社会共同体，如医院、工厂、公司等。

（4）社会阶层：社会成员按照一定等级标准划分为彼此地位相互区别的社会集团。同一个社会集团成员之间的态度、行为、模式和价值观等方面具有相似性。各社会阶层由于利益、欲望、态度、价值观念的差异，对社会进程的作用和影响也不相同。对社会阶层进行调查研究具有重要的现实意义。例如，管理者阶层、经理人员阶层、私营企业主阶层、专业技术人员阶层等。

（5）民族：调查研究把民族作为特定的对象，探寻其文化、生产和生活方式等特征，如语言、文字、风俗习惯、心理素质和行为方式等特征。

（6）社区：居住在一定地域内的人们所组成的社会共同体，可分为城市社区、农村社区、小城镇社区、城乡联合体等。社区研究一般可以进一步拓展到对整个社会的研究，以促进全社会的协调发展。

（7）社会行为：人类在社会中的行为，包括各种类型的社会活动、社会关系、社会制度等。在对社会行为进行调查研究时，具体对象不是作为主体的个人，而是各类行为本身的特征。

（8）社会产品：物化的人类行为的产物。它们既可以作为独立的个体调查单位，也可以作为群体调查单位，如学科、书籍、歌曲等。

3．调查研究的分类

（1）描述性研究。

描述性研究通过描述疾病、健康状况或某种特征在人群中的分布特征、发生发展规律，提出病因线索或假设。描述性研究主要有横断面研究、生态学研究、纵向调查。

① 横断面研究。

横断面研究又称现况研究，是指采用某种手段观察和收集特定时间、特定范围内的某人群在某时间点的信息，其特点是可根据暴露因素和疾病情况将人群同时分类。横断面研究可采用普查（全面调查）、抽样调查（随机抽样）、典型调查（有目的地选择典型的人或单位）等方式获取资料。

② 生态学研究。

以群体为观察和分析单位，在群体水平上研究某种因素或特征与疾病之间的关系，研究的群体可以是国家、城市、工厂、学校等。

③ 纵向调查。

纵向调查包括随访调查和疾病监测，通常是长时间的连续动态观察。

（2）分析性研究。

分析性研究属于纵向研究方法。分析性研究主要有队列研究、病例对照研究。

① 队列研究。

将研究对象按暴露因素（如可疑的病因）的不同水平分组，追踪各自的结局，比较各组结局事件（如疾病发生）的差异，分析暴露因素与结局之间有无关联及关联大小。属于"由因推果"的前瞻性研究方法，研究证据的可靠性较好。

② 病例对照研究。

研究开始时结局已经发生，选取病例组和对照组，同时调查和分析两组人群既往可能病因的分布差异，寻找可能的危险因素，属于"由果溯因"的回顾性研究。与队列研究相比，病例对照研究省时省力，但研究证据的可靠性不如队列研究。

4．调查方法的种类

研究者应根据研究目的、目标人群的可及性、经费预算等方面选择不同的调查方法。调查方法可粗分为普查和抽样调查。

（1）普查。

对于小规模总体的调查，可以采用普查，即对总体中的每个个体开展调查。从理论上说，普查不存在抽样误差，但对质量控制提出了更高的要求，在花费更多的时间、人力和物力的同时，有可能会出现漏查、重复调查等非抽样误差。

（2）抽样调查。

一般来说，抽样调查在研究中应用更为普遍，从总体中抽取有代表性的一部分观察单位组成样本，依据样本的调查结果对目标总体做出估计和推断。与普查相比，抽样调查省时省力，能迅速获取所需的信息，调查量更小，调查工作更容易深入、细致地开展。在实际工作中，抽样调查包括概率抽样和非概率抽样两种。

3.1.2　调查设计的基本内容

1．确定调查目的和调查方法

调查设计方案应依据调查研究目的进行撰写，调查目的也是选取调查指标和设计问卷的根本依据。研究者还应考虑采用何种调查方法获得目标对象，同时考虑通过何种调查工具获取每位调查对象的相关资料。

2．确定调查对象和抽样方法

调查对象的确定应在明确调查目的和调查方法的基础上，确定调查总体的同质范围，确定调查中的观察单位，还需进一步细分对象人群，以期掌握更全面、深入的资料。

3．确定调查指标和样本量

围绕调查目的，确定调查项目，将其进一步细化为调查指标。调查指标要精练、完备、可获得，定义要准确，描述要通俗易懂，必要时可附加说明，便于统一标准。

4．确定设计调查表或调查问卷的原则

在调查研究的资料收集中，为保证所获得的资料质量，调查问卷设计至关重要，需要考虑目的性、适用性和可行性原则。设计完成后需要进行预调查，对问卷的信度、效度和可接受性进行评估。

5．确定调查实施细则与要领

调查设计时，应当明确调查的时间和进度，明确调查经费和调查工具，明确调查机构和团队，对于实施过程中可能出现的问题准备相应的应急预案。在调查的组织实施过程中，调查核心小组、调查员、资金按时足额到位，动员受访者积极参与，保证现场资料的质量和进度。在质量控制中要抓紧对原始记录进行检查、补查和修正，及时总结经验教训，同时做好项目过程管理、评价和校正。

6．确定调查资料整理与分析的要领

现场收集的原始资料只有经过整理和分析、去粗取精，才能揭示事物内在的规律。制订资料的整理和分析计划包括：调查问卷的回收和核查；数据编码和录入；数据整理表和数据分组设计；数据分类汇总；数据分析计划制订，说明调查指标的内涵、统计描述、统计分析和推断方法、需要做哪些探索性分析、如何控制混杂因素等。

7．呈现必要的附件

附件包括：调查表或调查问卷；随机抽样方法的具体实现方法；估算样本量的依据和方

法；调查资料统计分析计划；实施抽样调查的标准操作规程；实施全程质量控制的策略等。

3.1.3 调查研究中的注意事项

1．样本的代表性问题

一个完美的样本应该是目标总体的"缩微版本"，能反映总体的所有特征。虽然现实的复杂性使得获得完美样本几乎不可能，但一个好的样本应该尽可能地再现总体中研究者感兴趣的特征，这也是通过样本来客观、准确地推断和估计总体的根本保证。在调查研究中，围绕着感兴趣的目标总体，通常先设定抽样框，再从中进行抽样，这时的样本更多地代表了抽样总体。在理想的调查中，目标总体和抽样总体应该是一致的。因此，在总体估计和统计推断时，应充分考虑抽样框界定、抽样方法、选择性偏差、应答率等因素，客观评价样本的代表性。

2．抽样方法的选择问题

抽样不仅是用部分覆盖代替总体覆盖，还是建立在概率论基础之上的对有用统计信息的可靠性进行控制和测量的科学。一个精心设计的有代表性的抽样研究，要优于对总体进行不可靠的或有偏倚的测量。研究者应充分考虑研究目标、受访者、样本量，以及实际的人力、财力及时间进度等方面，选择简单随机抽样，也可以选择包括分层抽样、整群抽样、不等概率抽样等在内的复杂多阶段设计的抽样方法，必要时，也可选择非概率抽样方法。

3．警惕和评估偏倚的影响

除了不可避免的抽样误差，要警惕选择偏倚、信息偏倚等对研究结果的影响。研究者应充分考虑和评估调查研究中偏倚的影响和效应，谨慎推论。

如果目标总体中具有某些特征的部分未包括在抽样总体中，就会出现选择偏倚，它可能与研究者、调查员、调查对象有关。研究者的目标总体设定错误，或者未能把目标总体设定在抽样框中，或者设计调查时遗漏了感兴趣变量的某些特征，就会使对目标总体的估计出现偏差；对于调查员，若调查过程中"有倾向性"地选择便利样本，或者在对原指定的总体成员调查不易实施，代之以总体中其他方便得到的成员时，就会导致选择偏倚；若调查对象由志愿者组成，属于自发性回应样本，则这些特别乐意或自愿接受调查或测量的受访者的倾向、态度、意愿或经历等特征很可能与目标人群不同，也会产生选择偏倚。

当调查收集的信息在某个或某些方面有偏离真值的趋势时，就会出现信息偏倚。问卷或量表等测量工具的某些问题的设置、措辞、排序都有可能影响到受访者的理解、情绪，导致无法获取正确回答；受访者也可能因为忘记、曲解问题、故意隐瞒或编造等原因造成信息偏倚；调查员的工作能力和工作态度也会对信息收集造成影响。

4．应答率问题

应答率是影响调查样本代表性的重要因素。调查内容、调查时间、调查员、数据收集方法、问卷设计、应答者负担、激励和强制手段等因素都会导致抽样样本中部分个案的缺失或失效。应答率对研究结果的影响评价，主要取决于无应答的性质。若无应答的个案属于完全随机缺失，则基本可以忽略无应答；若无应答者与应答者存在某种差别，则仅对应答者给出的问卷进行分析所产生的结果偏差可能会影响调查结果的价值。一般来说，应在设计时考虑回访、二次抽样等方法以尽可能多地获取无应答者的信息，或者在分析时采用无应答加权调整、缺失值插补或无应答的参数模型等方法进行补救。

5. 复杂调查中目标总体估计和统计推断问题

在很多调查研究中，抽样过程中除采用一阶段单纯随机抽样外，还会采取分层、整群、不等概率或多阶段等抽样方法或其组合抽样方案，这种抽样叫作复杂抽样，这种调查属于复杂调查。复杂抽样中每个阶段的抽样方法不一定相同，抽样误差的计算随着抽样阶段及抽样方法的增多变得极为复杂。然而，研究者在统计分析时，常忽略之前采取的抽样设计方法，将资料均视为单纯随机抽样设计下获得的资料来处理，会错误地估计标准误，最终可能得到错误的推断。因此，在复杂抽样设计资料的统计描述中，抽样权重包含了构造点估计所需的全部信息，但它不包含标准误估计的任何信息，因此仅仅知道抽样权重并不能进行统计推断。在进行复杂抽样资料的参数估计和假设检验时，需充分考虑抽样设计的信息，可采用线性化、随机组、重抽样及广义方差函数等方法估计抽样误差。目前，在 SAS 9.0 或更高的版本中可以通过 SURVEYMEANS、SURVEYFREQ、SURVEYREG、SURVEYLOGISTIC 等过程进行此类资料的分析。这部分内容在本书中不详述，可参考相关的专业书籍。

6. 调查实施和管理过程中的问题

调查实施和管理与调查质量控制相辅相成。调查实施和管理事实上是调查负责人（督导员）与调查员之间的互动过程，督导员要合理地安排调查员的工作量，控制调查进度。

调查过程中要注意公共关系和宣传。根据调查主题、经费预算和目标总体的不同，大型调查应该采用不同的方法进行调查宣传活动。规模较小的调查可以通过调查信、一般机构的介绍手册、电话等形式告知被调查者积极合作的重要性，这有助于被调查者配合调查。

对被调查者私人信息和隐私保密是调查研究的基本原则，事先告知保密原则有助于被调查者如实回答问题。同时，调查数据在传输和使用过程中的安全也必须注意，避免数据泄露。

3.2 常用的抽样方法

在生物医学统计学中，我们感兴趣的目标总体很大，很多是无限总体，大多数情况下无法对其进行全面研究。当然，还有一些试验检测可能是破坏性的，如食品、化妆品的卫生检测，无法实现全面调查。实际上，我们无须也不必进行全面调查，一个精心设计的小样本抽样调查就能准确地估计目标总体的真实情况，起到以小测大、"四两拨千斤"的作用。

调查研究中通常从研究总体中按照一定的抽样方法抽取相当数量的观察单位组成样本，并通过样本信息推断目标总体的特征。与普查相比，抽样调查节省人力、财力、物力及时间，能迅速获取所需的信息，调查工作容易深入、细致地开展。

3.2.1 抽样框

在实际研究中，并不是目标总体中的每一个观察单位都有机会被抽取到，通常只能结合实际情况，在目标总体中的一部分观察单位中进行抽样，这部分观察单位构成的集合叫作抽样框。在抽样之前必须对抽样框有充分的了解，确保抽样框中的每一个观察单位都有被抽到的可能。例如，需要知道抽样框中观察单位的姓名、联系方式、住址等信息。需要注意的是，当抽样分成几个阶段或在不同的抽样层次上进行时，需要分别建立几个不同的抽样框。

3.2.2 抽样方法的种类

根据抽取对象的具体方式，抽样方法分为概率抽样和非概率抽样两种。

概率抽样必须遵循随机化原则，使得每个观察单位都有已知的或可计算的非零概率被选入样本，以保证样本的代表性。概率抽样方法有统计学的理论依据，可计算抽样误差，对总体进行统计推断，客观评价调查结果的精度。概率抽样是调查研究中常用的抽样方法。

非概率抽样则不遵循随机化原则，往往依据研究者的主观意愿、判断或获取对象的便利性等因素抽取对象，难以保证样本的代表性，不能根据样本计算抽样误差，不能从概率意义上控制误差并以此来评价统计推断的准确性。非概率抽样常用于预调查或探索性研究。对于特定研究、特殊人群具有一定的应用价值。

3.2.3 常用的概率抽样方法

1. 简单随机抽样

将抽样框（包含全部抽样单位的目录性清单）中的全部观察单位编号，按等概率原则从总体中抽取部分个体，所有观察单位有同等概率被抽中，这属于最基本的抽样方法，也是其他抽样方法的基础。简单随机抽样的优点是统计指标计算简便。缺点是当观察单位较多时，逐一编号困难，抽到的样本分散，调查工作量大，实际工作中有时难以实现。

2. 系统抽样

将总体中的 N 个观察单位编号排序后，确定样本量 n，令 k 为大于 N/n 的第一个整数，然后在 1 到 k 之间随机抽取整数 R，以 R 为第一个观察单位的编号，再按编号顺序等间隔（k）抽取观察单位，即编号为 $R, R+k, R+2k, \cdots, R+(n-1)k$ 的个体入选。系统抽样的优点是简便易行，易于理解，方便得到一个按比例分配的样本；缺点是当总体的观察单位按照顺序有周期性趋势或单调增（减）趋势时，将产生明显的偏性，也缺乏代表性。在实际工作中，系统抽样按照简单随机抽样估计抽样误差，但抽取的各观察单位之间并非彼此独立。

3. 整群抽样

将总体分为若干"群"，以群为抽样单位形成抽样框，从中随机抽取若干群，抽到的群内的所有观察单位构成调查样本。群可以是自然的区划，也可以是人为的区划，如行政村、家庭等。整群抽样的优点是节省经费，便于组织实施和控制调查质量。但与简单随机抽样相比，同一群中的个体比从整个总体中随机选择的个体更趋于同质，调查同一群里的个体会在一定程度上造成信息重复，导致对总体估计的精度下降，整群抽样的分析方法更为复杂。

4. 分层抽样

将总体中的所有观察单位按照某种特征或标志（如地域、职业、性别等）划分为若干"层"，在每层中采用简单随机抽样等方法抽取子样本，最后将子样本汇总起来形成样本。分层抽样的优点是分层后增加了层内的同质性，抽样误差更小，其标准误一般小于上述三种概率抽样方法；各层可采用不同的抽样方法和分析方法；缺点是所获结论仅适用于同一分层条件下的其他对象，具有局限性。层间变异大、层内变异小时分层才是最有效的。由于每层的方差通常小于总体的方差，分层抽样可以提高估计的精度。但在提高精度的同时，也增加了调查的复杂程度和额外的管理成本，在抽样前需要完整了解调查对象资料，如可分多少层、每层有多少观察单位等。

5. 多阶段抽样

对于大规模的调查研究，很难通过一次抽样产生完整的样本，可以将抽样过程分成若干阶段，各阶段可采用相同或不同的抽样方法。在具体实施时，先从总体中抽取范围较大的单位，作为抽样的一级单位；再将一级单位按一定标准分为若干集合，作为抽样的二级单位；以此类推，还可以有三级单位、四级单位。例如，在全国范围内先抽取省（包括直辖市、自治区），再从中抽取更小一级的区县，然后抽取乡镇，接着抽取街道、村，最后抽取户作为调查对象。

多阶段抽样的优点是节省人力、财力、物力，解决了低级抽样单位不易获得抽样框的问题，特别适用于调查范围大、单位多、情况复杂的调查对象；缺点是由于每个抽样阶段都会产生误差，多阶段抽样得到的样本误差也相应增加，可以相应增加开头阶段的样本量并适当减少最后阶段的样本量以减少多阶段抽样误差。

3.2.4　常用的非概率抽样方法

常用的非概率抽样方法包括偶遇抽样、判断抽样、配额抽样、雪球抽样、应答驱动抽样等。

1. 偶遇抽样

偶遇抽样又称便利抽样，调查者根据实际情况，以便利的形式抽取偶然遇到的人作为调查对象，或者选择那些离得最近、最容易找到的人作为调查对象。"街头拦人法"和"空间抽样法"是偶遇抽样的两种最常见方法。

2. 判断抽样

判断抽样又称立意抽样，调查者根据研究目的和自己的主观分析来选择和确定调查对象，调查结果取决于研究者的理论修养、实际经验及对调查对象的熟悉程度。例如，在调查特殊人群艾滋病暴露前的预防现状时不可能采用随机抽样的方法，只能寻找符合条件的对象进行调查。

3. 配额抽样

配额抽样又称定额抽样，调查者尽可能地依据那些有可能影响研究的各种因素对总体分层，找出具有不同特征的成员在总体中所占的比例，适用于调查者对总体的有关特征有一定了解且样本量较大的情况。

4. 雪球抽样

雪球抽样是指在无法了解总体情况时，从总体中的少数成员入手进行调查，通过他们找到更多的符合条件的调查对象，如同滚雪球般不断扩大调查面，直到完成所需样本量的调查。

5. 应答驱动抽样

应答驱动抽样是在雪球抽样基础上改良形成的一种抽样方法，首先在目标人群中选取一定数量的"种子"对象，通过种子对象的推举获得一级抽样人群，再通过一级抽样人群获取二级抽样人群，根据马尔可夫链理论和社会网络分析方法，在 n 级抽样后（n 为 4～6），抽取的样本特征趋于稳定，并且对于研究总体有较好的代表性。

3.3　抽样调查的样本量估计

样本量又称样本容量或样本大小，是指调查研究中样本的观察单位数。样本量过大，会造成对人力、财力、物力的浪费，还可能增加调查的误差；样本量过小，则可能会使样本代表性不够，在进行假设检验时因检验效能不足出现假阴性结果。因此，抽样调查中样本量估计具有重要的意义。

在调查研究中，所需样本量与许多因素有关，涉及调查设计的类型、对结果精确度要求的高低、研究进度的快慢及资料的性质和研究目的，可借助适当的公式进行样本量的估计。本节主要介绍抽样调查中参数估计时样本量的估计方法。

需要说明的是，不同的设计方案、研究目的、研究类型、资料类型、研究精度要求等对应的样本量影响因素不相同，样本量的估计公式和方法也不相同，计算有简有繁。目前有一些专门用于计算样本量的软件，如 PASS、Power and Precision、G*Power 等，SAS 从 9.1 版开始增添了 POWER 和 GLMPOWER 过程，Stata 的 sampsi 命令专门用于估算样本量，大大减轻了计算量，提高了科研效率。不同软件使用的计算公式可能不同，结果也不一定完全相同，但差别不大。

3.3.1　简单一级抽样样本量的估计

1. 总体率估计的样本量估计

（1）简单随机抽样的样本量估计。

若从无限总体中抽样，则可利用式（3-1）估算样本量；若从有限总体中抽样，则需要用式（3-2）进行校正。n 为样本量，N 为有限总体包含的观察单位数。若 n/N 很小，如小于 0.05，则校正可以省略。式（3-1）是根据正态分布原理推导出来的，式中 δ 为容许误差；π 为总体率，可见当其他参数一定且 $\pi = 0.5$ 时估计的样本量最大；$u_{\alpha/2}$ 为对应于概率 α 的双侧标准正态分布的界值，若求其单侧样本量估计值，则用 u_α 代替 $u_{\alpha/2}$。

$$n = \frac{u_{\alpha/2}^2 \pi(1-\pi)}{\delta^2} \tag{3-1}$$

$$n_c = \frac{n}{1 + \dfrac{n}{N}} \tag{3-2}$$

【例 3-1】据文献，2007—2008 年我国 20 岁以上的成年人中高血压患病率高达 27%，某研究欲对某地区该人群高血压患病率开展调查，假设容许误差为 2%、可信度为 95%，采用简单随机抽样，试估计样本量。

解： 已知 $\pi = 0.27$，$\delta = 0.02$，$\alpha = 1 - 0.95 = 0.05$，$u_{0.05/2} = 1.96$，代入式（3-1），得

$$n = \frac{1.96^2 \times 0.27(1-0.27)}{0.02^2} = 1892.95 \approx 1893$$

（2）分层抽样的样本量估计。

在分层抽样中，先将总体分成若干层（实际上就是子总体），这些层互不重叠，合在一起就是整个总体，然后从每一层中抽取一个样本，各层样本合在一起就是所需的样本，抽样在各层中是独立进行的。如果从每层中抽取一个简单随机样本，则整个抽样方法就是分层随机抽样。分层抽样的好处在于：①由于各层独立抽样，因此易于执行，易于监督管理；②分层可提高总体参数估计的精度。

设含 N 个个体的总体，第 i 层的例数、阳性率及阴性率分别为 N_i、p_i 及 q_i，V 为估计总体率的方差，一般 $V = (\delta/u_{\alpha/2})^2$。样本总量 n 的估算公式为

$$n = \frac{\left(\sum W_i \sqrt{p_i q_i}\right)^2}{V + \sum \dfrac{W_i p_i q_i}{N}} \tag{3-3}$$

式中，$W_i = \dfrac{N_i}{N}$。

估计总体率的各层样本量 n_i 的计算公式为

$$n_i = \frac{nN_i \sqrt{p_i q_i}}{\sum N_i \sqrt{p_i q_i}} = nc_i \tag{3-4}$$

【例 3-2】欲对某地区 60 岁以上（含 60 岁）男性糖尿病患病率开展调查，按年龄分为 60～69 岁、70～79 岁、80 岁以上（含 80 岁）三层，要求容许误差控制在 2%、可信度保证为 95%。各层例数及患病率估计值如表 3-1 所示。

表 3-1　各层例数及患病率估计值

项目		N_i	p_i	q_i	W_i	$W_i\sqrt{p_iq_i}$	$W_ip_iq_i$	$N_i\sqrt{p_iq_i}$	c_i	n_i
年龄/岁	60～69	2000	0.1820	0.8180	0.3077	0.1187	0.0458	771.69	0.2911	374
	70～79	3000	0.2103	0.7897	0.4615	0.1881	0.0766	1222.57	0.4611	592
	80～	1500	0.2587	0.7413	0.2308	0.1011	0.0443	656.88	0.2478	318
合计		6500	—	—	1.0000	0.4079	0.1667	2651.13	1.0000	1284

其中，$u_{0.05/2} = 1.96$，$\delta = 0.02$，$V = (0.02/1.96)^2$。

第一步：根据式（3-3）计算总的样本量。

$$n = \frac{0.4079^2}{0.000104 + 0.1667/6500} = 1283.36 \approx 1284$$

第二步：根据式（3-4）求出各层的样本量。

详细计算结果如表 3-1 中的 n_i 列所示。

（3）整群抽样的样本量估计。

无限总体的样本量估计公式为

$$k_0 = u_{\alpha/2}^2 \sum \frac{m_i^2 (p_i - p)^2}{(k_y - 1)\bar{m}^2 \delta^2} \tag{3-5}$$

式中，k_0 为无限总体中应调查的群数；k_y 为预调查的群数；m_i 和 p_i 分别为预调查的群体中第 i 个群的调查人数和某事件的发生频率；$\bar{m}$ 和 p 分别为 k_y 个群平均调查人数和某事件平均发生频率；δ 为容许误差。

有限总体样本量估计的校正公式为

$$k_1 = k_0 \left(1 - \frac{k_0}{K} \right) \qquad (3\text{-}6)$$

式中，k_1 为有限总体应调查的群体数；K 为研究总体所包含的总群数。

【例 3-3】为调查某省高中生近视率，拟对全省 96 所高中采取整群抽样调查，3 所高中的既往抽样调查情况如表 3-2 所示，为了将容许误差控制在 2%、可信度保证为 95%，试估计需要调查多少所高中。

表 3-2　3 所高中的既往抽样调查情况

项目		人数 m_i/人	近视人数 x_i/人	近视率 p_i	$m_i^2(p_i-p)^2$
高中	1	998	487	0.4880	41.10
	2	652	358	0.5491	1271.01
	3	745	339	0.4550	860.13
合计		2395	1184	0.4944	2172.24

解：$u_{0.05/2} = 1.96$，$\delta = 0.02$，$K = 96$，$k_y = 3$，$p = 1184/2395 = 0.4944$，$\overline{m} = (998 + 652 + 745)/3 = 798.33$。

计算 $\sum m_i^2(p_i - p)^2$ 并代入式（3-5），得

$$k_0 = 1.96^2 \times \frac{2172.24}{(3-1) \times 798.33^2 \times 0.02^2} = 16.36 \approx 17$$

由于该省为有限总体，$K = 96$，按式（3-6）进行校正，校正后的抽样群数为

$$k_1 = 17 \times \left(1 - \frac{17}{96} \right) = 13.99 \approx 14$$

2. 总体平均数估计的样本量估计

（1）简单随机抽样的样本量估计。

无限总体抽样用式（3-7）估计样本量，有限总体抽样用式（3-2）进行校正。在实际情况中，总体的标准差 σ 往往是未知的，一般可根据文献资料或调查情况来估计，如果有多个估计值，则应取较大的进行计算。

$$n = \left(\frac{u_{\alpha/2} \sigma}{\delta} \right)^2 \qquad (3\text{-}7)$$

【例 3-4】欲采用简单随机抽样调查某医院新生儿血红蛋白（Hb）含量。根据文献资料，该地区新生儿 Hb 含量的标准差为 2.5g/dL。为了将容许误差控制在 0.5g/dL、可信度保证为 95%，试估计所需的样本量。

解：根据式（3-7），得

$$n = \left(\frac{1.96 \times 2.5}{0.5} \right)^2 = 96.04 \approx 97$$

（2）分层抽样的样本量估计。

$$n = \frac{\sum W_i^2 S_i^2 / \omega_i}{V + \sum W_i^2 S_i^2 / N} \qquad (3\text{-}8)$$

式中，$W_i = N_i/N$，$\omega_i = N_i S_i / \sum N_i S_i$。其中，$N_i$ 为第 i 层的观察单位个数，S_i^2 为第 i 层的方

差，N 为总例数。V 为估计总体平均数的方差，一般 $V=(\delta/u_{\alpha/2})^2$。

式（3-9）为总体各层样本量 n_i 的计算公式。

$$n_i=\frac{nN_iS_i}{\sum N_iS_i}=n\omega_i \tag{3-9}$$

【例 3-5】为调查某高校大一到大四年级学生每周的运动时间，拟按年级进行分层随机抽样。该高校各年级人数及每周运动时间的分层抽样参数如表 3-3 所示。为了将误差控制为 1min、可信度保证为 95%，试估计所需的总样本量和各年级的样本量。

表 3-3　各年级人数及每周运动时间的分层抽样参数

项目		N_i/人	S_i/min	W_i	N_iS_i	ω_i	$W_i^2S_i^2/\omega_i$	$W_iS_i^2$	n_i
年级	大一	1236	12.3	0.2469	15202.8	0.2558	36.04	37.35	125
	大二	1178	9.5	0.2353	11191.0	0.1883	26.53	21.23	92
	大三	1306	11.8	0.2608	15410.8	0.2593	36.54	36.32	127
	大四	1287	13.7	0.2570	17631.9	0.2967	41.80	48.24	145
合计		5007	—	1.0000	59436.5	1.0000	140.91	143.14	489

解： 已知 $u_{0.05/2}=1.96$，$\delta=1$，$V=(1/1.96)^2=0.26$。

第一步，计算总样本量 n：

$$n=\frac{\sum W_i^2S_i^2/\omega_i}{V+\sum W_iS_i^2/N}=\frac{140.91}{0.26+143.14/5007}=488.27\approx489$$

第二步，求出各年级的样本量，$n_i=n\omega_i$，即 $n_1=125$、$n_2=92$、$n_3=127$、$n_4=145$。

（3）整群抽样的样本量估计。

无限总体中的样本量估计公式为

$$k_0=u_{\alpha/2}^2\sum\frac{m_i^2(\bar{x}_i-\bar{x})^2}{(k_y-1)\bar{m}^2\delta^2} \tag{3-10}$$

有限总体的样本量估计的校正公式为

$$k_1=k_0\left(1-\frac{k_0}{K}\right) \tag{3-11}$$

在式（3-10）和式（3-11）中，k_0、k_1、K、δ、m_i 和 $\bar{m}$ 的意义与式（3-5）中的相同，$\bar{x}_i$ 为预调查的第 i 个群某项观察指标的平均数，$\bar{x}$ 为 k_y 个群该项观察指标的平均数。

【例 3-6】为调查某市社区医院工作人员的 BMI（体重指数）情况，拟对全市 153 个社区医院采用整群抽样调查，先随机抽查了 4 家社区医院，工作人员 BMI 平均数估计的整群抽样参数如表 3-4 所示。为了将容许误差控制在 0.5kg/m²、可信度保证为 95%，试估算需要调查多少家社区医院。

表 3-4　工作人员 BMI 平均数估计的整群抽样参数

项目		m_i/人	$\bar{x}_i$ / (kg/m²)	$m_i^2(\bar{x}_i-\bar{x})^2$
社区医院	A	23	26.7	259.21
	B	18	28.3	1713.96
	C	41	24.6	3294.76
	D	26	25.9	6.76
合计		108	25.98	5274.69

解： 已知 $u_{0.05/2} = 1.96$ ， $\delta = 0.5\text{kg/m}^2$ ， $k_y = 4$ ， $K = 153$ ， $\overline{m} = 108/4 = 27$ ，由此可计算 $m_i^2(\overline{x}_i - \overline{x})^2$ 。

将参数代入式（3-10）中，得

$$k_0 = 1.96^2 \times \frac{5274.69}{(4-1) \times 27^2 \times 0.5^2} = 37.06 \approx 38$$

由于该市社区医院工作人员为有限总体，$K = 153$，按式（3-11）进行校正，得

$$k_1 = 38 \times \left(1 - \frac{38}{153}\right) = 28.56 \approx 29$$

3.3.2 二级或多级抽样样本量的估计

在实际工作中，抽样调查往往需要多级抽样，尤其是对有层次结构的数据。由于多级抽样计算非常复杂，常由相关统计软件完成，故本节仅以二级整群抽样为例进行简要介绍，更多内容请读者查阅相关专著。

假定总体由 M 个群组成，其中第 i 个群有 N_i 个个体，$i = 1, 2, \cdots, M$，平均每个群包含 $\overline{N}$ 个个体。又假定先随机抽取了 m 个群，再从第 i 个被抽中的群内随机抽取 n_i 个个体，$i = 1, 2, \cdots, m$，平均从每个被抽中群内抽取 $\overline{n}$ 个个体。记 y_{ij} 为第 i 个群内第 j 个个体的指标值。总体均值的估计值为

$$\hat{\mu} = \frac{\sum_{i=1}^{m} \frac{N_i}{n_i} \sum_{j=1}^{n_i} y_{ij}}{\sum_{i=1}^{m} N_i} \tag{3-12}$$

方差 $V(\hat{\mu})$ 的估计值为

$$S_{\hat{\mu}}^2 = \frac{S_1^2}{m}\left(1 - \frac{m}{M}\right) + \frac{S_2^2}{m\overline{n}}\left(1 - \frac{\overline{n}}{\overline{N}}\right) \tag{3-13}$$

其中，

$$S_1^2 = \frac{1}{m-1} \sum_{i=1}^{m} \left(\frac{N_i}{\overline{N}}\right)^2 (\hat{\mu}_i - \hat{\mu})^2 \tag{3-14}$$

$$S_2^2 = \frac{1}{\sum_{i=1}^{m} N_i} \sum_{i=1}^{m} \frac{N_i}{n_i - 1} \sum_{j=1}^{n_i} (y_{ij} - \hat{\mu}_i)^2 \tag{3-15}$$

式中，$\hat{\mu}_i$ 为第 i 个被抽中群的样本均值。

在实际工作中，样本量的确定往往还需考虑抽样的花费。抽样的花费一般可以表示为如下形式：$C = C_0 + C_1 n_1 + C_2 n_1 \overline{n}_2$。其中，$C$ 表示抽样所需要的总花费，C_0 表示整个调查的基本花费，C_1 表示每调查一个群的基本花费，C_2 表示每调查一个个体的直接花费。

为估计总体均值，当限定 $V(\hat{\mu})$ 的值为 V 时，使 C 达到最小的最优样本量为

$$\overline{n}_2 = \frac{S_2}{\sqrt{S_1^2 - S_2^2/\overline{N}}} \cdot \sqrt{C_1/C_2} \tag{3-16}$$

$$n_1 = \frac{S_1^2 - S_2^2/\overline{N} + S_2^2/\overline{n}_2}{V + S_1^2/M} \tag{3-17}$$

当限定抽样调查的花费为 C 时，使 $V(\hat{\mu})$ 达到最小的最优样本量为

$$\bar{n}_2 = \frac{S_2}{\sqrt{S_1^2 - S_2^2/N}} \cdot \sqrt{C_1/C_2} \tag{3-18}$$

$$n_1 = \frac{C - C_0}{C_1 + C_2\bar{n}_2} \tag{3-19}$$

在上面两种情况下，求出 $\bar{n}_2$ 之后，由式（3-20）可计算 n_i：

$$n_i = N_i \cdot \frac{\bar{n}}{N} \tag{3-20}$$

估计总体率时，相当于 y_{ij} 仅取 1 或 0 两个值，是估计总体均值的一种特殊情况，此时的均值就是率，故估计总体率的最优样本量公式同估计总体均值的最优样本量公式完全一样。此时总体率的估计量为

$$p = \frac{\sum\limits_{i=1}^{m} N_i p_i}{\sum\limits_{i=1}^{m} N_i} \tag{3-21}$$

式中，p_i 为第 i 个被抽中群的样本率。

$$S_p^2 = \frac{S_1^2}{m}\left(1 - \frac{m}{M}\right) + \frac{S_2^2}{m\bar{n}}\left(1 - \frac{\bar{n}}{N}\right) \tag{3-22}$$

$$S_1^2 = \frac{1}{m-1}\sum\limits_{i=1}^{m}\left(\frac{N_i}{\bar{N}}\right)^2(p_i - p)^2 \tag{3-23}$$

$$S_2^2 = \frac{1}{\sum\limits_{i=1}^{m} N_i}\sum\limits_{i=1}^{m} N_i p_i(1 - p_i) \tag{3-24}$$

【例 3-7】为了调查某省某慢性病的患病率，拟以社区为第一级抽样单位，然后对抽中的社区进行第二级抽样。假设该省共有 998（M）个社区，平均每个社区有 1128（$\bar{N}$）个人。整个调查的基本花费为 5000 元（C_0），平均每调查一个社区的基本花费为 500 元（C_1），平均每调查一个人的直接花费为 2.5 元（C_2）。结合既往调查数据，经计算 $S_1^2 = 0.30 \times 10^{-4}$，$S_2^2 = 102.50 \times 10^{-4}$。为了将抽样误差控制在 0.001（$\delta$）以内、可信度保证为 95%，试估算应该抽取多少社区，以及每个社区平均抽取多少人。

解：利用正态近似，$\delta = U_{\alpha/2}\sqrt{V(p)}$，由此估计 $V(p) = (\delta/U_{\alpha/2})^2 = (0.001/1.96)^2 = 2.60 \times 10^{-7}$。利用式（3-18）得

$$\bar{n}_2 = \frac{\sqrt{102.50 \times 10^{-4}}}{\sqrt{0.30 \times 10^{-4} - 102.50 \times 10^{-4}/1128}} \times \sqrt{500/2.5} = 313.09 \approx 314$$

利用式（3-17）得

$$n_1 = \frac{0.30 \times 10^{-4} - 102.50 \times 10^{-4}/1128 + 102.50 \times 10^{-4}/314}{2.60 \times 10^{-7} + 0.30 \times 10^{-4}/998} = 184.64 \approx 185$$

即应该抽取 185 个社区，每个社区应该调查 314 人，此外，还可利用式（3-20）计算每个社区的抽样人数（限于篇幅，本例题没有给出每个社区的具体人数，故该步计算从略）。

3.4 调查研究的常见偏倚及质量控制

在调查研究中，误差或大或小，但总存在，不可能完全避免。抽样调查时，误差可分为抽样误差和非抽样误差两类。抽样误差是由抽样造成的误差，即由样本的随机性引起的误差，它在调查研究中是不可避免的。对于概率抽样，抽样误差是可以估计和控制的，不会对调查结果产生影响。非抽样误差又称偏倚，是除抽样误差外由各种其他原因引起的系统误差，导致研究结果与真实情况出现偏差，偏倚可能来自设计者、调查者、调查对象、数据录入者、资料分析者等，产生于调查设计、抽样、调查实施、数据录入、数据整理和分析的各个环节，具有方向性，理论上可以避免。一般将偏倚分为选择偏倚、信息偏倚、混杂偏倚。

3.4.1 选择偏倚

选择偏倚是由选择的研究对象与未入选者特征上存在差异导致的系统误差，即样本人群与理论上符合入选条件的目标人群间产生的差异，主要产生于设计阶段，也可能产生于资料收集过程中的失访或无应答。

1．入院率偏倚

以医院患者作为研究对象进行抽样调查时，所选的病例仅是某病患者中的一部分，而不是目标人群的随机样本，患者对医院、医院对患者均有选择性，这使得不同疾病的研究对象的入院机会不同，从而产生偏倚。

2．现患病例-新发病例偏倚

在病例对照研究中，如果选择的病例是现患病例，且与新发病例提供的暴露信息不同，则偏倚的产生可能与存活有关，如患者因疾病改变了某些暴露特征，从而歪曲了研究因素与疾病之间的关系而造成偏倚。

3．无应答偏倚

在调查研究中，被调查者因为种种原因对调查信息未予以应答，无应答者的患病状况及对某些研究因素的暴露情况与应答者不同，这种偏倚称为无应答偏倚。研究对象无应答的原因是多方面的，如调查时的健康状况、情绪、对调查内容的兴趣、调查内容的敏感性、调查员的调查方式等均可能影响研究对象的应答率。此外，在队列研究中，观察人数较多，时间较长，由于某些原因未能按照设计方案随访调查对象而造成的失访也属于无应答偏倚。

除此之外，常见的选择偏倚还有易感性偏倚、检出症候偏倚、排除偏倚、时间效应偏倚等。

4．选择偏倚的控制

（1）掌握发生环节。

在研究过程中充分了解选择偏倚产生的环节，以便在设计时采取相应措施阻止或防止此类偏倚的发生。

（2）严格选择标准。

研究对象的纳入与排除必须有严格的标准，确保样本的代表性。例如，现况研究中抽样样本的选择，队列研究中暴露、非暴露队列的选择，病例对照研究中病例、对照的选择。

（3）提高研究对象的合作程度，避免无应答偏倚。

尽可能取得研究对象的合作，降低无应答率或队列研究中的失访率等。例如，采取知情宣传，使调查对象了解研究的意义；采用适当的敏感问题调查方法，如随机应答技术；培训调查员，改进调查的组织管理；采取多次访问，调整访问策略，追踪调查无应答者；采用两重抽样、加权调整、插补等方法，调整无应答对研究结果的影响。

3.4.2　信息偏倚

在调查研究实施过程中，获取调查对象信息时产生的系统误差叫信息偏倚，信息偏倚主要发生在资料收集阶段，可能来自研究对象、研究者或者测量的仪器、设备、方法等。

1．回忆偏倚

研究对象在回忆既往研究因素的暴露情况时，由于准确性或完整性与真实情况不符而产生的系统误差称为回忆偏倚，回忆偏倚多见于病例对照研究或现况研究。

2．报告偏倚

报告偏倚又称说谎偏倚，指研究对象出于某种原因有意地夸大或缩小某些信息而导致的偏倚，多见于敏感问题调查时，调查对象常以其感知的社会认同性作答而非实话实说。

3．诱导偏倚

诱导偏倚指因调查者的询问技术不当或有意诱导研究对象做出具有某一倾向性的回答而产生的偏倚。若对同一组对象或不同组对象采用不同的调查方式、方法进行调查，则结果可能产生很大的偏差。

4．诊断怀疑偏倚

诊断怀疑偏倚指研究者事先了解研究对象的暴露情况，在主观上倾向于应该或不应该出现某种结局，在诊断或分析时，有意无意地倾向于自己的判断，导致错误的结论。

5．测量偏倚

测量偏倚指研究者对研究所需数据进行测量时产生的系统误差，如仪器、校正设备不准确，试剂不符合要求，测定方法的标准或程序不统一，分析、测试条件不一致，操作人员技术水平不同等原因均可造成测量偏倚。

6．信息偏倚的控制

（1）严格信息标准。

明确资料的收集方法，培训调查员，统一标准和方法。

（2）盲法收集信息。

（3）尽可能采用客观指标。

（4）采用随机应答技术等方法处理敏感问题。

3.4.3　混杂偏倚

混杂偏倚是指在研究某个因素与某种疾病的关联时，由于某个或多个既与疾病有关联又与所研究的暴露因素有联系的外来因素的影响，歪曲了所研究的暴露因素与疾病的真实关联。

在试验设计时，应认真考虑可疑的混杂因素，采用限制、匹配等方法对其进行控制；在资料分析时，可采用分层分析、多因素分析（如 Logistic 回归模型、COX 比例风险回归模型）等方法调整混杂因素的影响。

本章小结

1. 医学研究通常分为调查研究和实验研究两类。调查研究属于观察性研究，是指在没有任何干预措施的条件下，客观地观察和记录研究对象的现状及其相关特征。调查研究的主要特点是研究对象及其相关因素是客观存在的，不能用随机化分组来平衡混杂因素对调查结果的影响。本章所讨论的调查研究是指横断面研究。

2. 调查方法可分为抽样调查和普查。抽样调查是医学研究中最常见的调查研究方法，抽样方法有概率抽样和非概率抽样两种。常见的概率抽样方法有简单随机抽样、系统抽样、分层抽样、整群抽样等。非概率抽样方法有偶遇抽样、判断抽样、配额抽样、雪球抽样等。值得注意的是，统计推断理论是建立在概率抽样方法基础上的。

3. 样本量又称样本容量或样本大小，是指调查研究中样本的观察单位数。样本量过大，会造成对人力、财力、物力的浪费，还可能增加调查的误差；样本量过小，则可能会造成样本代表性不够，假设检验时因检验效能不足而出现假阴性结果。因此，抽样调查中样本量估计具有重要的意义。

4. 在调查研究中，误差或大或小，但总是存在的，不可能完全避免。抽样调查时，误差可分为抽样误差和非抽样误差两类。非抽样误差又称偏倚，是除抽样误差以外由各种其他原因引起的系统误差，导致研究结果与真实情况出现偏差，偏倚可能来自设计者、调查者、调查对象、数据录入者、资料分析者等，产生于调查设计、抽样、调查实施、数据录入、数据整理和分析的各个环节，具有方向性，理论上可以避免。一般将偏倚分为选择偏倚、信息偏倚、混杂偏倚。

思考与练习

1. 调查设计的主要特点是什么？
2. 调查研究的基本内容包括哪些？
3. 常用抽样方法的优缺点有哪些？
4. 常用的非概率抽样方法有哪些？
5. 调查研究中常见的偏倚有哪些？如何进行质量控制？

第4章 资料的统计描述

通过调查或实验收集到资料之后，一般先对数据进行描述性统计分析，以便描述测量样本的各种特征。资料的统计描述是指将调查样本中包含的大量数据资料进行整理、了解概况和计算，以揭示数据的分布特性，是推断性统计的基础。

常见的统计描述方法有两类：一是用数据的统计量来描述，如均值、标准差等；二是用图示技术来描述，如直方图、散布图、趋势图、排列图、条形图和饼图等。

4.1 资料的性质与分类

对实验资料进行分类是统计分析的基础，根据性质，资料常分为定量资料和定性资料。

定量资料主要由计数、测量或度量得到，其变量值是定量的，表现为数值大小，一般有度量衡单位。定量资料中的变量包括离散型变量和连续型变量。有些离散型变量只能是整数，比如一月内的新生儿人数，很显然，人数不可能是小数。连续型变量则可以取任何实数，比如身高、体重，显然这些变量可以为小数。不过有一些特殊的变量，比如红细胞计数，虽然红细胞的数目不可能为小数，但是当红细胞计数单位为"千"或"万"时，可以看作连续型变量。

定性资料是将观察单位按某种属性或类别分组计数，分别汇总各组观察单位后得到的资料，其变量值是定性的，表现为互不相容的属性或类别。例如，血型就是一个分类变量，因为它的取值不可能是数字，只可能是 A 型、B 型、O 型、AB 型等。有些定性变量是有等级次序的，也称为等级变量或有序变量，如药物治疗后的状况有治愈、好转、未愈、死亡 4 个等级，相比于分类变量，有序变量的取值是有等级次序的。

明确资料是定性的还是定量的在数据分析时很重要，因为很多统计学方法都和变量类型有关。

【例 4-1】某学院对 50 名大一新生进行体检，表 4-1 为 50 名新生的体检数据。

表 4-1 50 名新生的体检数据

学号	性别	血型	身高/cm	体重/kg	学号	性别	血型	身高/cm	体重/kg
20182001	女	A	156	48.6	20182010	男	O	182	68.3
20182002	女	O	167	54.8	20182011	男	A	163	56.2
20182003	女	A	162	62.3	20182012	男	B	169	68.9
20182004	女	B	151	47.7	20182013	男	O	173	62.5
20182005	女	O	160	55.8	20182014	男	O	177	66.8
20182006	女	O	165	48.7	20182015	男	A	162	56.2
20182007	女	AB	155	51.6	20182016	男	O	165	62.1
20182008	女	B	157	46.4	20182017	男	B	167	52.3
20182009	女	O	163	62.1	20182018	男	O	162	59.5

学号	性别	血型	身高/cm	体重/kg	学号	性别	血型	身高/cm	体重/kg
20182019	女	A	153	40.8	20182035	男	O	173	63.2
20182020	女	B	162	63.2	20182036	男	O	174	64.3
20182021	女	B	158	54.8	20182037	男	A	164	68.9
20182022	女	AB	148	47.1	20182038	男	B	168	63.2
20182023	女	A	165	72.3	20182039	男	AB	170	63.3
20182024	女	A	166	63.2	20182040	男	O	177	62.5
20182025	女	B	147	42.1	20182041	男	O	169	60.5
20182026	女	B	156	58.8	20182042	男	A	172	63.1
20182027	女	O	160	56.7	20182043	男	A	179	67.2
20182028	女	O	160	54.8	20182044	男	A	164	58.9
20182029	女	O	156	52.1	20182045	男	O	166	62.3
20182030	女	O	154	45.8	20182046	男	B	170	77.8
20182031	女	B	155	50.2	20182047	男	B	165	63.2
20182032	女	A	165	64.3	20182048	男	AB	169	56.4
20182033	男	O	176	68.8	20182049	男	A	165	63.2
20182034	男	B	172	59.2	20182050	男	A	173	67.4

在例 4-1 中，测得的学生身高和体重的数值为定量数据；而学生的性别和血型数据为定性数据。但表 4-1 只是简单地罗列了一连串的数据，不容易看出其中蕴涵的信息和规律，所以应对材料进行统计描述，以便能用简明扼要的形式来全面反映其特点。

4.2　定量资料的统计描述

定量资料的统计描述主要包括数据的频数分析、集中趋势分析、离散程度分析，以及一些基本的统计图形。其提供了一种概括和表征数据的有效且相对简便的方法。

4.2.1　集中性测度

集中性测度是指一组数据向某一中心值靠拢的程度，反映数据中心点的位置。集中趋势的测定是指寻找反映数据水平的代表值或中心值。根据平均指标所依据的计算方法的不同，平均数可以分为数值平均数和位置平均数。

数值平均数是指从总体各单位变量值中抽象出具有一般水平的量，这个量是指根据各个单位的具体标志值计算出来的，常见的有算术平均数、对数平均数等。位置平均数是指先将总体各单位的变量值按一定顺利排列，然后取某一位置的变量值来反映总体各单位的一般水平的量，常见的有中位数、众数等。其中，算术平均数、中位数和众数可以体现数据的集中性。

1. 算术平均数

总体或样本资料中各个观测值的总和除以观测值的个数所得的商称为算术平均数，简称平均数或均值，它是统计学中最基本、最常用的一种平均指标，主要适用于数值型数据，不适用于定性数据。

对于具有 N 个观测值的有限总体，其观测值为 $x_1, x_2, x_3, \cdots, x_N$，则该总体的算术平均数为

$$\mu = \frac{x_1 + x_2 + \cdots + x_N}{N} = \frac{1}{N} \sum_{i=1}^{N} x_i \tag{4-1}$$

对于具有 n 个观测值的有限样本，其观测值为 $x_1, x_2, x_3, \cdots, x_n$，则该样本的算术平均数为

$$\bar{x} = \frac{x_1 + x_2 + \cdots + x_n}{n} = \frac{1}{n} \sum_{i=1}^{n} x_i \tag{4-2}$$

【例 4-2】 求解例 4-1 中该学院学生的平均身高和平均体重。

解： 如果将该学院的 50 名学生看成总体，女生和男生分别看成样本，那么按式（4-1）这 50 名学生的平均身高为

$$\mu_{\text{H}} = \frac{156 + 167 + \cdots + 173}{50} = 164 \text{ （cm）}$$

同理可以计算出平均体重为 58.6kg。由式（4-2）可以计算其样本的算数平均数。即女生平均身高为 158cm，平均体重为 54.1kg；男生平均身高为 169cm，平均体重为 63.2kg。

算术平均数可以指出一组数据资料的中心位置，标志着资料所代表性状的数量水平和质量水平；也常常作为样本或资料的代表数据与其他资料进行比较。例如，在 20 年前该学院对新生的入学体检中，女生的平均身高为 152cm，平均体重为 52.1kg；男生的平均身高为 161cm，平均体重为 61.2kg。通过比对这两组数据的算术平均数，我们可以知道男生、女生的平均身高与 20 年前相比都有所提高。

但是，算术平均数对极端值太敏感。在这种情况下，它就不能代表样本点的绝大多数。假如学号为 20182001 的女生体重严重超标，为 128.6kg 而不是 48.6kg，那么女生的平均体重为 57.58kg，即这时有 16 名女生的体重低于 57.58kg，而 7 名女士的体重高于这个值，在这种情况下，算术平均数就不是好的中心测度。

2. 中位数

在表示位置的中心测度中有一个常用的指标，即中位数，它是将一组数据按顺序排列后，居于中间位置的数。

对于具有 n 个观测值的有限总体，其观测值为 $x_1, x_2, x_3, \cdots, x_n$，将这些观测值从小到大排序后为 $x_{(1)}, x_{(2)}, \cdots, x_{(n)}$，则中位数为

$$M_{\text{e}} \begin{cases} X_{\left(\frac{n+1}{2}\right)}, & n \text{为奇数} \\ \dfrac{1}{2}\left(X_{\left(\frac{n}{2}\right)} + X_{\left(\frac{n}{2}+1\right)}\right), & n \text{为偶数} \end{cases} \tag{4-3}$$

由式（4-3）可知：如果样本量 n 是奇数，则第 $(n+1)/2$ 个观测值就是样本中位数；如果样本量 n 是偶数，则第 $n/2$ 个观测值与第 $n/2 + 1$ 个观测值之和的 $1/2$ 就是样本中位数。

【例 4-3】 求解例 4-1 中，女生体重的中位数。

解： 首先将 23 位女生的体重数据从小到大重新排列为 40.8，42.1，45.8，46.4，47.1，47.7，48.6，48.7，50.2，51.6，52.1，54.8，54.8，54.8，55.8，56.7，58.8，62.1，62.3，63.2，63.2，64.3，72.3。

因为 $n = 23$ 是奇数，所以样本中位数为第 12 个观测值，即 $M_{\text{e}} = x_{12} = 54.8$ （kg）。

样本中位数的优点是对样本中很大或很小的值不敏感;缺点是数值由样本中间值所决定,对实际数据中位数以外的数值不敏感。

3. 众数

众数是在一个样本的所有观测值中,出现次数最多的变量值,用 M_0 表示,主要用于测度分类数据的集中趋势,当然也适合作为顺序数据及数值型数据集中趋势的测度值。一般情况下,只有在数据量较大的情况下,众数才有意义。

【例 4-4】 求解例 4-1 中女生体重的众数。

解: 将 23 位女生的体重(单位为 kg)数据从小到大重新排列为 40.8,42.1,45.8,46.4,47.1,47.7,48.6,48.7,50.2,51.6,52.1,54.8,54.8,54.8,55.8,56.7,58.8,62.1,62.3,63.2,63.2,64.3,72.3。

其中,54.8 出现的次数最多,为 3 次。所以例 4-1 中女生体重的众数为 54.8kg。

注意:有些数据的分布可以有多个众数,或者没有众数。例如,例 4-1 中女生身高的众数就有 3 个,分别是 156cm、160cm 和 165cm。按照众数个数分类,一般称只有一个众数的分布为单峰分布;有两个众数的分布为双峰分布;有三个众数的分布为三峰分布;等等。

4.2.2 离散性测度

变量的分布具有集中性和离散性两方面的特征,我们经常会碰到算术平均数相同的两组数据的离散程度不同。一组数据的分布可能比较集中,差异较小,则算术平均数的代表性较好。另一组数据的分布可能比较分散,差异较大,则算术平均数的代表性就较差,因此仅有表示集中性的算术平均数是不够的,还必须考虑其离散程度。

离散性测度是指在统计学上描述观测值偏离中心位置的趋势,反映了所有观测值偏离中心的分布情况,它也是数据分布的另外一个重要特征。

描述一组计量资料离散趋势的常用指标有极差、分位数、方差、标准差、标准误和变异系数等,其中方差和标准差最常用。下面对常用指标进行介绍(标准误在第 5 章会有详细介绍,本章不展开讲解)。

1. 极差

极差是一个样本数据资料中最大观测值与最小观测值的差值,也称为全距。

$$R = \max\{x_1,\ x_2,\ \cdots,\ x_n\} - \min\{x_1,\ x_2,\ \cdots,\ x_n\} \tag{4-4}$$

【例 4-5】 求解例 4-1 中女生体重的极差。

解: 由表 4-1 知女生体重的最大值为 72.3kg,最小值为 40.8kg,由式(4-4)可知,女生体重的极差 $R = 72.3 - 40.8 = 31.5$(kg)。

极差是标志值变动的最大范围,它是测定标志值变动的最简单的指标。极差越大,离散程度越高,反之,离散程度越低。极差在一定程度上能说明样本波动幅度,然而它对极端的观测值太敏感。正如前面提到的,假如学号为 20182001 的女生体重严重超标,为 128.6kg 而不是 48.6kg,那么这时女生体重的极差为 87.8kg,即极差大大地增加了。极差的另外一个缺点是依赖样本的大小(n)。即对于较大的 n,对应的极差也常常较大,因而在不同样本之间难以进行比较。

2．分位数

改进极差的一种方法是采用分位数，分位数可以用来测量样本中非中心位置的量数，除了百分位数，还包括中位数、二分位数和四分位数等。第 p 个百分位数是找这样的 V_p 值：样本中有 $p\%$ 的观测值小于或等于 V_p。如同中位数一样，需要对第 p 个百分位数定义，它取决于 $np/100$ 是否为一个整数。如果 $np/100$ 不是一个整数，而 k 是小于 $np/100$ 的最大整数，则第 $k+1$ 个样本点被定义为第 p 个百分位数；如果 $np/100$ 是一个整数，则第 $np/100$ 与 $np/100+1$ 的观测值的算术平均数被定义为第 p 个百分位数。

样本分布的离散性可以通过指定的几个百分位数去描述，如第 10 个及第 90 个百分位数常用于表示离散性。百分位数对极端值敏感，比极差有更大的优点，它不受样本大小的影响。

【例 4-6】计算表 4-1 中，女生体重的第 10 个百分位数。

解： 首先将 23 位女生的体重数据从小到大重新排列为 40.8，42.1，45.8，46.4，47.1，47.7，48.6，48.7，50.2，51.6，52.1，54.8，54.8，54.8，55.8，56.7，58.8，62.1，62.3，63.2，63.2，64.3，72.3。

其中，第 10 个百分位数为 23 × 10/100 = 2.3，那么从小到大排列后第 3 位女生的体重 45.8kg，则为第 10 个百分位数。

3．方差

在统计描述中，方差用来计算每一个变量（观测值）与总体平均数之间的差异。为避免出现离均差总和为零的情况，以及避免离均差平方和受样本量的影响，统计学采用平均离均差平方和来描述变量的变异程度。总体方差计算公式为

$$\sigma^2 = \frac{\sum (x-\mu)^2}{N} \tag{4-5}$$

式中：σ^2——总体方差；

　　　x——变量；

　　　μ——总体平均数；

　　　N——总体例数。

在实际工作中，当总体的平均数难以得到时，常用样本统计量代替总体参数，经校正后，样本方差计算公式为

$$s^2 = \frac{\sum (x-\bar{x})^2}{n-1} \tag{4-6}$$

式中：s^2——样本方差；

　　　$n-1$——自由度。

比较式（4-5）、式（4-6），样本方差不用 n 而用 $n-1$ 作为除数，是因为统计资料中，常常不知道总体的平均数，因而用样本的平均数来估计总体的平均数。但是两者之间总有差异，为了避免偏小估计用 $n-1$ 代替 n，从而实现样本方差对总体方差的无偏估计。

4．标准差

方差的算术平方根称为标准方差，简称标准差。与总体方差和样本方差相对应的有总体标准差和样本标准差。

总体标准差：

$$\sigma = \sqrt{\frac{\sum (x - \mu)^2}{N}} \tag{4-7}$$

样本标准差:

$$s = \sqrt{\frac{\sum (x - \overline{x})^2}{n - 1}} \tag{4-8}$$

【例 4-7】计算表 4-1 中女生体重的方差和标准差。

解:由例 4-1 可知女生体重的均值为 54.1kg,由式(4-6)和式(4-8)可得

$$s^2 = \frac{\sum (x - \overline{x})^2}{n - 1} = 63.14 \ (\text{kg}^2)$$

$$s = 7.95 \ (\text{kg})$$

由例 4-7 可知,方差的量纲(单位)是样本测量值的单位的平方,而标准差和均值的量纲(单位)都与测量值一致,因此在描述一组数据的波动范围时标准差比方差更为方便。它表示各数据偏离平均数的距离的平均数。因此,标准差也是一种平均数。

标准差能反映一个数据集的离散程度。平均数相同的,标准差未必相同。一个较大的标准差,代表大部分数值和其平均数之间差异较大;一个较小的标准差,代表这些数值较接近平均数。标准差的大小,受多个观测值的影响,如果观测值间差异大,标准差就大。在计算标准差的时候,如果对各个观测值加上或者减去一个常数 a,则其标准差不变;如果对观测值乘以或除以一个常数 a,则标准差扩大或者缩小 a 倍。

在生物医学研究中,集中性测度与离散性测度中最常用的是算术平均数和标准差。原因之一是:正态分布的形状是由算术平均数和标准差决定的,而正态分布又广泛地出现在许多生物及医学领域中。

5. 变异系数

变异系数(coefficient of variation,CV)是一个与算术平均数和标准差都相关的量,样本标准差除以样本平均数得到的百分比即为变异系数。

$$\text{CV} = \frac{S}{\overline{x}} \times 100\% \tag{4-9}$$

变异系数是样本变量的相对变量,是不带单位的纯数,用变异系数可以比较不同样本相对变异程度的大小。

【例 4-8】比较表 4-1 中,男生的身高与体重数据的变异情况。

解:分析表 4-1 中的数据,此资料为两种数据类型(身高和体重)的变异程度的比较问题。因为这些数据的度量单位不同,而极差、方差、标准差都是绝对变异量,这里不适合使用,故应使用表示相对变异量的变异系数来比较。

由式(4-2)和式(4-8)计算算术平均数和标准差,并由式(4-9)得到变异系数,男生的身高与体重数据如表 4-2 所示。

表 4-2　男生的身高与体重数据

项　目	性　别	n	算术平均数	标　准　差	CV/%
身高	男	27	170	5.43	3.19
体重	男	27	63.2	5.21	8.24

　　由表 4-2 可知,尽管男生的身高和体重的标准差的绝对值相差不大,但是体重的变异系数大于身高的变异系数。

4.3　定性资料的统计描述

　　定性资料收集时通常将观察单位按某种属性或类别分组计数,常见的数据形式是绝对数,如例 4-1 中的各性别人数和各血型人数。绝对数是各分类结果的合计,反映一定条件下某种事件的规模或水平,如发病人数、死亡人数等。但这些数据通常不具有可比性,如调查某年秋季两所学校学生流感的发病人数,A 学校为 138 人,B 学校为 198 人,这是否能说明 A 学校的发病率更高呢?不能,因为我们并不知道这两所学校的学生人数。因此,我们需要在这些数据的基础上用相对数进行比较。相对数是由总量指标演化而来的一种可以比较的数据形式,是两个相互联系的指标比值,它以一个抽象化的数字表明数量的对比关系,常见的相对数有构成比、率及相对比。

4.3.1　构成比

　　构成比是指一事物内部各组成部分在总体中所占的比重或分布,常用百分率表示。

$$构成比 = \frac{某一组成部分的观察单位数}{同一事物内部各组成部分的观察单位总数} \qquad (4\text{-}10)$$

【例 4-9】求解例 4-1 中学生的血型构成。

　　解:统计学生中各个血型的人数,再根据式(4-10)求解构成比,结果如表 4-3 所示。

表 4-3　学生中血型的构成比

血 型 种 类	人数/人	构成比/%
A	14	28.0
B	13	26.0
O	19	38.0
AB	4	8.0

　　由表 4-3 可以看出,该学院新生中 O 型血的人数最多,构成比高达 38.0%;而 AB 型血的人数最少,构成比为 8.0%。由表 4-3 也可以看出构成比的两个基本特点:

　　① 各构成部分的相对数之和为 100%;

　　② 构成比的各构成部分之间存在着相互影响,某一部分的增减会引起其他部分的相应变化。

4.3.2　率

　　率(rate)又称为强度相对数,说明某现象实际发生的频率和强度。

$$率 = \frac{实际发生某现象的观察单位数}{可能发生某现象的观察单位总数} \times 比例基数 \qquad (4\text{-}11)$$

　　在生物医学统计中,常用的比例基数有 100%、1000‰、$10^5/10^5$ 等。率的命名一般根据分子现象进行。例如,分子为某个时间或地区的死亡人数,率为死亡率;分子为治愈人数,率为治愈率;分子为某疾病的患病人数,率为患病率;等等。而根据分母中有无时间量纲率又分为速率和比率。速率是分母中有时间量纲，反映在一定时间内某个现象出现的频率，如某年的发病率，某年的死亡率及某年的治愈率等。比率是分母中无时间量纲，反映某现象出现的频率，如某个疾病的治愈率和死亡率等。例如，调查某年秋季两所学校学生的流感发病人数，A 学校为 138 人，B 学校为 198 人，已知 A 学校的学生总数为 3788 人，B 学校的学生总数为 6790 人，由式（4-11）可知，某年秋季 A 学校学生的流感患病率为 3.64%而 B 学校的为 2.91%。

一般情况下，率不会大于 100%，但是存在个别例外情况，如统计某地某年的流感发病例次率，如果调查对象都发生了流感，且有人感染一次以上，那么发病例次率大于 100%。

4.3.3 相对比

相对比是指两个相关指标之比，说明两指标间的比例关系。计算公式为

$$相对比 = \frac{甲指标}{乙指标} \tag{4-12}$$

甲、乙两指标可以是绝对数、相对数或者平均数等。两指标的量纲可以相同也可以不同。两指标性质可以相同，如不同时期的出生率、死亡率等；也可以不同，如医院的医护人员数与病床数之比等。在例 4-1 中，男生、女生人数之比为 27/23 = 1.17。

4.4 频数分布

有时候样本太大以至于难以显示所有的原始数据，这时可根据研究的需要，将数据按照一定的标准划分为若干组成部分，这种统计方法称为统计分组（statistical grouping）。分组后的数据称为分组数据。分组的主要目的是观察数据的分布特征，在进行数据分组后再计算出各组中数据出现的频数，这就形成了一张频数分布表（frequency distribution table）。

4.4.1 频数分布表

频数分布表又称频次分布表，简称频数表。定性资料的频数是指按照类别进行分组的某组段内所包含的变量值的个数；定量资料的频数是通过将定量资料的变量值按大小分组所得到的。

频数分布有两个重要特征：集中趋势和离散趋势。大部分观测值向某一数值集中的趋势称为集中趋势，常用平均数指标来表示；频数由中央位置向两侧逐渐减少，呈离散趋势，这由个体差异所致，可用一系列的变异指标来反映。

定量资料的频数分布表的制作步骤如下。

① 求全距。统计数据的最大值和最小值，然后求出全距（极差）。

② 确定组数和组距。先确定组数，然后以此组数去除极差，可得每组的宽度，即组距。组数的确定要适当。组数太少，会引起较大的计算误差；组数太多，会影响数据分组规律的明显性，且计算工作量加大。样本量和组数的关系如表 4-4 所示。

表 4-4 样本量和组数的关系

样　本　量	组数/组
15～30	3～6

续表

样　本　量	组数/组
30～100	4～10
100～200	8～12
200～500	10～18
500 以上	15～30

③ 确定各组的界限值，并统计次数或频数。为避免因数据值与组界限值重合而造成频数计算困难，组的界限值单位应取最小测量单位的 1/2。例 4-1 中身高的最小测量单位是个位，其界限值应取 0.5。分组时应把数据表中的最大值和最小值包括在内。

【例 4-10】绘制 27 名男生和 23 名女生身高的频数分布表。

解：由表 4-1 可以看出，女生身高的最大值为 167cm，最小值为 147cm；男生身高的最大值为 182cm，最小值为 162cm。为了对比男、女生的身高分布，我们可以计算整个数据的全距：$R = 182 - 147 = 35$cm。根据全距的值及样本量的值，组数为 4 组，组距为 10cm。则 50 名新生身高分组频数分布表（男、女生分别统计）如表 4-5 所示。

表 4-5　50 名新生身高分组频数分布表

性　　别	分组区间/cm	人数/人	频数/%	性　　别	分组区间/cm	人数/人	频数/%
女	145.5～155.5	7	30.4	男	145.5～155.5	0	0
	155.5～165.5	14	60.9		155.5～165.5	8	29.6
	165.5～175.5	2	8.7		165.5～175.5	14	51.9
	175.5～185.5	0	0		175.5～185.5	5	18.5

定性资料的频数分布表的制作步骤类似于构成比，这里就不再赘述了。

4.4.2　频数分布图

频率分布图（frequency distribution graph）是以几何图形和形象图形表示频数分布的，具有直观、形象、生动、具体等特点。它可以使复杂的统计数据简单化、通俗化、形象化，使人一目了然，便于理解和比较，同时它可以让我们对整个数据有一个总体的直观印象，这些印象在数值的描述法中是得不到的，因此，频数分布图在统计资料整理与分析中占有重要地位，并得到了广泛应用。常见的频数分布图有条形图、饼状图、直方图及盒形图等。

1. 条形图

条形图（bar chart）也称长条图，由代表各组数量的长条（长方形）高度来比较各组数量大小，主要用于定性资料。条形图的构建流程如下。

（1）根据定性数据的特点进行分组，并计算频数，构建频数分布表。

（2）对每一组构建一个长方形，长方形的高度正比于该组的频数，且宽度不变。

（3）相邻长方形之间一般不接触。

【例 4-11】在对 50 名新生体检时，对是否有抽烟史进行了问卷调查，得到了如表 4-6 所示的统计数据，用条形图对其进行表征。

表 4-6　50 名新生抽烟史的问卷统计表

性　别	现在抽烟/人	过去抽烟/人	从不抽烟/人
男	8	7	12
女	4	2	17

解： 根据表 4-6 计算出频数分布表，如表 4-7 所示。

表 4-7　50 名新生抽烟史的频数分布表

性　　别	现在抽烟/%	过去抽烟/%	从不抽烟/%
男	29.63	25.93	44.44
女	17.39	8.70	73.91

根据表 4-7 绘制的条形图如图 4-1 所示。

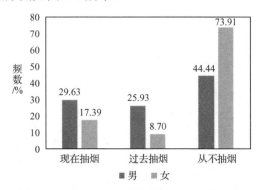

图 4-1　50 名新生抽烟史的频数分布条形图

从表 4-7 和图 4-1 中可以看出，在这 50 名新生中，从不抽烟的男生和女生分布最多，分别为 44.44% 和 73.91%，但现在抽烟的男生和女生也达到了 29.63% 和 17.39%，因而在学生中展开吸烟有害健康的宣传活动是很有必要的。

条形图中常用分组的数据为非数值属性名称，如例 4-11 中现在抽烟、过去抽烟、从不抽烟的统计，以及生物医学中的阳性/阴性、临床中的病情恶化/病情好转/病情未变化、新药试验中的Ⅰ级/Ⅱ级/Ⅲ级等都是属性。

2．饼状图

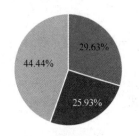

图 4-2　27 名男生抽烟史频数分布饼状图

与条形图类似有饼状图（pie chart），饼状图以圆形代表研究对象的整体，以圆心为共同顶点的各个不同扇形显示各组成部分在整体中所占的比例，要注明各扇形所代表的项目的名称（可用图例表示）及其所占百分比。例如，对例 4-11 中 27 名男生抽烟史频数分布饼状图如图 4-2 所示。

3．直方图

对于定性数据资料，采用条形图和饼状图比较合适。而对于定量资料，直方图（histogram）更为可取。例如，例 4-11 中学生的身高和体重。直方图有连续的概念，x 轴为各组组距，y 轴为落入各组范围内的累计次数或频数。绘制直方图的步骤首先是制作频数分布表，然后根据频数分布表绘制成直方图。

根据表 4-5（27 名男生和 23 名女生的身高分组频数分布表）绘制的身高分布直方图如图 4-3 所示。

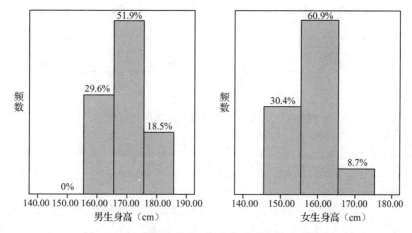

图 4-3　27 名男生和 23 名女生的身高分布直方图

4. 盒形图

盒形图（box plot）又称为箱形图、盒须图、盒式图或箱线图，是一种用于显示一组数据分散情况的统计图，因形状如箱子而得名。它是 1977 年由美国的统计学家 John Tukey（1915—2000 年）发明的。盒形图绘制须使用常用的统计量，能提供有关数据位置和分散情况的关键信息，尤其在比较不同的母体数据时更可表现其差异。

盒形图由 5 个数值点组成：最小值（min）、下四分位数（Q1）、中位数（median）/平均数（mean）、上四分位数（Q3）、最大值（max）。下四分位数、中位数、上四分位数组成一个"带有隔间的盒子"。上四分位数到最大值及下四分位数到最小值之间各自建立一条延伸线，这个延伸线称为"胡须"（whisker）。

由于现实数据中总是存在各式各样的离群值（outlies），也称为奇异点，于是为了不因这些少数的离群数据导致整体特征的偏移，可将这些离群点单独汇出，即需要修改盒形图中的胡须位置。常见的有将最大（最小）观测值设置为与四分位数间距 1.5 个 IQR（中间四分位数极差）。即 IQR = Q3 - Q1，即上四分位数与下四分位数之间的差，也就是盒子的长度。

最小观测值 min = Q1 - 1.5 × IQR，如果存在离群点小于最小观测值，则胡须下限为最小观测值，离群点单独以点汇出。如果没有比最小观测值小的数，则胡须下限为最小值。

最大观测值 max = Q3 - 1.5 × IQR，如果存在离群点大于最大观测值，则胡须上限为最大观测值，离群点单独以点绘制。如果没有比最大观测值大的数，则胡须上限为最大值。

如例 4-1 中 50 名新生的身高和体重的盒形图如图 4-4 所示。

由盒形图 4-4 可以看出，这 50 名新生中，男生的体重和身高都明显要重/高于女生，而女生体重数据的离散度远大于男生，并且男生的体重数据中出现了离群点（77.80）。

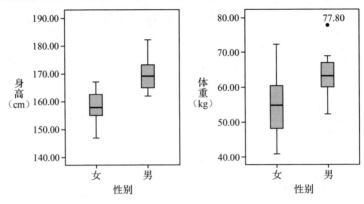

图 4-4　50 名新生的身高和体重的盒形图

本章小结

　　本章主要讲述了资料的统计描述，它主要是借助图表或总结性的数值来描述数据的一种统计手段。我们可借助描述性统计来描绘或总结数据的基本情况，一来可以梳理自己的思维，二来可以更好地向他人展示数据分析结果。它是数据表面分析，易于看懂，能发现质量特性值（总体）的分布状况、趋势走向的一些规律。用于汇总和表征数据，通常是对数据进一步分析的基础，或者是对推断性统计方法的有效补充。

思考与练习

　　1．平均数、中位数的使用范围有何异同？
　　2．同一资料的标准差是否一定小于平均数？
　　3．构成比、率、相对比有何差异？

第 5 章　概率论与数理统计基础

在自然界和现实生活中，存在着各种各样的现象。其中，有一类现象在一定条件下必然发生，如两个同性电荷一定互斥，在一个标准大气压下，水加热到 100℃时一定沸腾等，我们称这类现象为确定性现象（certain phenomenon）；还有一类现象在一定条件下某种结果可能出现也可能不出现，如在生产流水线上抽取一件产品可能是正品也可能是次品，掷一枚均匀的骰子可能是奇数点也可能是偶数点等，我们称这类现象为随机现象（random phenomenon）。概率论与数理统计就是对随机现象的统计规律性进行研究的学科，可广泛应用于工业、农业、生物学、医学、经济学等多个领域。

5.1　随机事件及其概率

5.1.1　随机事件

为了研究随机现象内部隐藏的数量规律性，对随机现象进行观察和测试，这一过程称作随机试验（random trial），用 E 表示。在一个随机试验中，可能发生也可能不发生的事情称作随机事件（random event），简称事件，常用大写英文字母 A、B、C 表示。例如，掷一枚均匀的硬币，可能出现"正面"，也可能出现"反面"，这两个可能的结果都可以看作随机事件。每次试验一定发生的事件称作必然事件（certain event），用 Ω 表示。每次试验一定不发生的事件称作不可能事件（impossible event），用 $\varnothing$ 表示。为研究问题方便，今后可将必然事件和不可能事件作为随机事件的两个极端情形统一处理。

在一个随机试验中，它的每一个可能出现的结果都是一个事件，这种简单的随机事件称作基本事件（elementary event）。由若干可能结果组成的事件，称作复合事件（composite event）。例如，掷一枚均匀的骰子，可能出现 1 点、2 点、…、6 点，每一个可能的结果都可以看作一个基本事件，而出现奇数点可以看作 1 点、3 点、5 点的集合，因此它是一个复合事件。若考虑出现点数小于 7 的情形，则它是必然事件；若考虑出现 8 点的情形，则它是不可能事件。

事件是样本空间的子集，所以事件之间的关系与集合之间的关系完全一致。下面给出事件间关系的定义。

① 若事件 A 发生必然导致事件 B 发生，则称事件 B 包含事件 A，或者称事件 A 包含于事件 B，记为 $B \supset A$ 或 $A \subset B$。

② 若事件 A 包含事件 B 且事件 B 包含事件 A，则称事件 A 与 B 相等，记为 $A = B$。

③ 若事件 A 与事件 B 至少有一个发生，则称为事件 A 与 B 的并，记为 $A \cup B$。

④ 若事件 A 与事件 B 同时发生，则称为事件 A 与 B 的交，记为 $A \cap B$。

⑤ 若事件 A 与事件 B 不能同时发生，则称事件 A 与 B 互不相容（互斥），记为 $AB = \varnothing$。

⑥ 若事件 A 不发生，则称为事件 A 的对立事件，记为 $\overline{A}$，对立事件有时也称为逆事件。若 $A \cup \overline{A} = \Omega$，$A \cap \overline{A} = \varnothing$，则 A 与 $\overline{A}$ 互为对立事件。

⑦ 若事件 A 发生而事件 B 不发生，则称为事件 A 与 B 的差，记为 $A-B$。

图 5-1 给出了事件关系的文氏图。由于事件的关系与集合的关系一致，因此事件的运算与集合的运算也一致，这里不一一详述了。

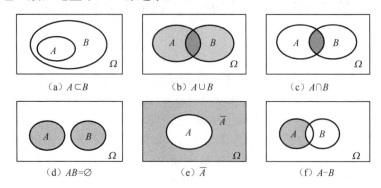

图 5-1　事件关系的文氏图

5.1.2　概率

除必然事件和不可能事件两种极端情形外，随机事件在一次试验中能否发生是不确定的，但在大量重复的试验中，事件的发生会呈现一定的规律性。例如，许多数学家曾经进行过掷硬币试验，在多次重复试验中，事件 $A=\{$正面朝上$\}$ 发生的频率虽然各不相同，但随着试验次数的不断增加，数值却稳定在 1/2 附近。频率的这种稳定性表明随机事件发生的可能性是可以用数值来表示的。因此，我们引入"概率"这一概念来描述随机事件发生的可能性大小。1933年，苏联数学家柯尔莫哥洛夫首次提出了概率的公理化定义，为概率论的发展奠定了基础。

定义 5-1　设 Ω 是随机试验的样本空间，对每个事件 A，定义一个实数 $P(A)$ 与之对应，若函数 $P(A)$ 满足：

① 对于每个事件 A，均有 $0 \leqslant P(A) \leqslant 1$；

② $P(\Omega)=1$；

③ 若 $A_1, A_2, \cdots, A_n, \cdots$ 两两互不相容，即 $A_iA_j=\varnothing$（$i \neq j$；$i,j=1, 2, \cdots$），则有

$$P\left(\bigcup_{i=1}^{n} A_i\right) = \sum_{i=1}^{n} P(A_i) \tag{5-1}$$

称 $P(A)$ 为事件 A 的概率。

概率的公理化定义告诉人们如何去辨别概率，但没有具体给出如何计算概率。下面给出一种常用的数学模型——古典概型的概率计算方法。

定义 5-2　若随机试验具有如下两个特征：①样本空间 Ω 中只包含有限个样本点；②每个样本点出现的可能性相同，则称具有这类随机现象的数学模型为古典概型（classical probability model）。

古典概型中事件 A 发生的概率计算公式为

$$P(A) = \frac{\text{事件}A\text{所包含的基本事件数}}{\text{基本事件总数}} = \frac{m}{n} \tag{5-2}$$

【例 5-1】设 10 片药片中有 4 片是安慰剂，从中任意抽取 5 片，求：（1）恰有 2 片是安慰剂的概率；（2）至少有 1 片是安慰剂的概率。

解：设 $A = \{$恰有 2 片是安慰剂$\}$，$B = \{$至少有 1 片是安慰剂$\}$。

从 10 片药片中任意抽取 5 片，则总的基本事件数是 C_{10}^5。

（1）事件 A 表示恰有 2 片是安慰剂，表明需要从 4 片安慰剂中取 2 片，从其余药片中取 3 片，则事件 A 包含的基本事件数为 $C_4^2 C_6^3$，由式（5-2）得 $P(A) = \dfrac{C_4^2 C_6^3}{C_{10}^5} = 0.57$。

（2）事件 B 表示至少有 1 片是安慰剂，则事件 B 包含 1 片安慰剂、2 片安慰剂、3 片安慰剂或 4 片安慰剂，则有 $P(B) = \dfrac{C_4^1 C_6^4}{C_{10}^5} + \dfrac{C_4^2 C_6^3}{C_{10}^5} + \dfrac{C_4^3 C_6^2}{C_{10}^5} + \dfrac{C_4^4 C_6^1}{C_{10}^5} = 0.97$。

这道题是从正面考虑进行计算的，我们也可以从 B 的对立事件考虑进行计算，即 $\overline{B} = \{$没有安慰剂$\}$，则 $P(B) = 1 - P(\overline{B}) = 1 - \dfrac{C_4^0 C_6^5}{C_{10}^5} = 0.97$。

在实际问题中，经常会遇到这样的情形：一个事件的发生，依赖另外一个事件的发生。这类问题实际上就是条件概率问题。例如，从一群人中随机挑选一人发现是色盲，研究此人是男性的概率；一个家庭中，在已有一个女孩的情形下，再生一个孩子也是女孩的概率；等等。

定义 5-3　设 A, B 是样本空间 Ω 中的两个事件，若 $P(A) > 0$，则称

$$P(B \mid A) = \frac{P(AB)}{P(A)} \tag{5-3}$$

为事件 A 已发生的条件下事件 B 发生的条件概率（conditional probability）。

条件概率也是概率，满足概率所具有的性质。当 $A = \Omega$ 时，条件概率转化为无条件概率。从这个意义上讲，无条件概率可以看作条件概率的特殊情形。

若 $P(B \mid A) = P(B)$，则说明事件 A 发生与否对事件 B 发生的概率没有影响，这时 $P(AB) = P(A)P(B)$ 成立。由此给出事件独立性的定义。

定义 5-4　若 $P(AB) = P(A)P(B)$，则称事件 A 与 B 相互独立（mutually independent）。

由定义可知，必然事件 Ω 和不可能事件 $\varnothing$ 与任何事件都是相互独立的。若事件 A 与 B 相互独立，则 $\overline{A}, B$、$A, \overline{B}$、$\overline{A}, \overline{B}$ 也是相互独立的。利用事件的独立性，我们可以解决很多复杂的概率计算问题。

在计算概率时，概率的性质通常可以帮助我们简化计算。下面给出概率的性质。

（1）（容斥原理）对于任意两个事件 A、B，有 $P(A \cup B) = P(A) + P(B) - P(AB)$。

（2）（加法公式）若事件 A、B 互不相容，即 $AB = \varnothing$，则有 $P(A \cup B) = P(A) + P(B)$。

（3）（乘法公式）对于任意两个事件 A、B，若 $P(A) > 0$，则有 $P(AB) = P(A)P(B \mid A)$。特别地，若事件 A 与 B 相互独立，则有 $P(AB) = P(A)P(B)$。

（4）（减法公式）对于任意两个事件 A、B，若 $A \subset B$，则有 $P(B - A) = P(B) - P(A)$。

【例 5-2】朋友家有两个小孩，假设男孩、女孩的概率相同，求在已知老大是男孩的条件下，老二也是男孩的概率。

解：设 A_1、A_2 分别表示老大、老二是男孩，$\overline{A_1}$、$\overline{A_2}$ 分别表示老大、老二是女孩，则样本空间 $\Omega = \{A_1 A_2, \overline{A_1} A_2, A_1 \overline{A_2}, \overline{A_1} \overline{A_2}\}$ 包含 4 个样本点，并且每个样本点出现的概率都是 1/4。因此

$$P(A_2 \mid A_1) = \frac{P(A_1 A_2)}{P(A_1)} = \frac{1/4}{1/2} = \frac{1}{2}$$

在实际中，通常还有一种比较复杂的概率问题。例如，医院采购一批医疗器械，这批器

械来自 3 个不同的生产商，已知每个生产商产品的次品率，研究在采购的器械中抽一件恰为次品的概率。研究这类问题往往需要先对事件进行分类，然后化成易于求解的形式。

定义 5-5 设 E 是随机试验，若 $B, A_1, A_2, \cdots, A_n$ 是 E 中的事件，且满足条件

（1）$P(A_i) > 0$，$i = 1, 2, \cdots, n$；

（2）事件组 $A_1, A_2, \cdots, A_n$ 为样本空间 Ω 的一个分割，即 $A_1, A_2, \cdots, A_n$ 两两互不相容，且 $A_1 \cup A_2 \cup \cdots \cup A_n = \Omega$；则有

$$P(B) = \sum_{i=1}^{n} P(A_i) P(B \mid A_i) \tag{5-4}$$

称此公式为全概率公式（total probability formula）。

在许多实际问题中，事件 B 的发生依赖多个原因 $A_1, A_2, \cdots, A_n$，需要在每个原因下分析事件 B 发生的概率 $P(B \mid A_i)$ 及每个原因的概率 $P(A_i)$。全概率公式解决的问题是由原因 $A_1, A_2, \cdots, A_n$ 分析结果 B，关键在于找到样本空间的一个分割。

【例 5-3】 医院采购 100 件医疗器械，这批器械分别来自 3 个不同的生产商，数量占比分别为 25%、30%、45%，已知 3 个生产商的次品率分别为 0.2%、0.15%、0.1%，现从中任取一件，求取出的器械为次品的概率。

解： 设 $A_i = \{$产品来自第 i 个生产商$\}$，$i = 1, 2, 3$，$B = \{$取出的器械为次品$\}$，来自 3 个生产商的器械构成这批器械的一个分割，每个生产商购买的器械数量占比可以看作原因的概率，即 $P(A_1) = 25\%$、$P(A_2) = 30\%$、$P(A_3) = 45\%$，而 $P(B \mid A_1) = 0.2\%$、$P(B \mid A_2) = 0.15\%$、$P(B \mid A_3) = 0.1\%$，所以由全概率公式有

$$\begin{aligned}
P(B) &= \sum_{i=1}^{3} P(A_i) P(B \mid A_i) = 25\% \times 0.2\% + 30\% \times 0.15\% + 45\% \times 0.1\% \\
&= 0.14\%
\end{aligned}$$

在有些问题中，不仅需要由原因分析结果，还需要知道每个原因导致这个结果的可能性各有多大，即

$$P(A_i \mid B) = \frac{P(A_i B)}{P(B)} = \frac{P(A_i) P(B \mid A_i)}{\sum_{i=1}^{n} P(A_i) P(B \mid A_i)} \tag{5-5}$$

该式称为贝叶斯公式。

在例 5-3 中，求取到次品器械最有可能来自哪个生产商，即由结果分析原因，由贝叶斯公式有

$$\begin{aligned}
P(A_1 \mid B) &= \frac{P(A_1) P(B \mid A_1)}{\sum_{i=1}^{3} P(A_i) P(B \mid A_i)} = \frac{25\% \times 0.2\%}{0.14\%} \\
&= 35.72\%
\end{aligned}$$

同理

$$P(A_2 \mid B) = \frac{30\% \times 0.15\%}{0.14\%} = 32.14\%$$

$$P(A_3 \mid B) = \frac{45\% \times 0.1\%}{0.14\%} = 32.14\%$$

因此，次品最有可能来自第一个生产商。

【例 5-4】某地区居民的肝癌发病率为 0.0004，现用甲胎蛋白法进行普查。医学研究表明，化验结果可能会有错误。已知患有肝癌的人化验结果 99%呈阳性（患病），而没有患肝癌的人其化验结果 99.9%呈阴性（未患病）。现某人的检查结果呈阳性，其患有肝癌的概率是多少？

解：设 A = {被检查者患有肝癌}，B = {检查结果呈阳性}，由题可知

$$P(A) = 0.0004, \quad P(\overline{A}) = 0.9996; \quad P(B|A) = 0.99, \quad P(B|\overline{A}) = 0.001,$$

由贝叶斯公式得

$$P(A|B) = \frac{P(A)P(B|A)}{P(A)P(B|A) + P(\overline{A})P(B|\overline{A})} = \frac{0.0004 \times 0.99}{0.0004 \times 0.99 + 0.9996 \times 0.001}$$
$$= 0.284$$

这表明，在化验结果呈阳性的人中，真患肝癌的人仅有 28.4%。

这个例子很经典，在很多书中都有引用，结果可能令人吃惊，仔细分析会发现检验精度低的主要原因是当地肝癌发病率很低。当然，可以通过提高技术或操作水平来降低错检率，从而提高检验的精度，但是这在实际问题中难度比较大。所以，通常采用复查的方法来减少错误。例如，对首次检查呈阳性的人进行复查。此时，令 $P(A) = 0.284$，则由贝叶斯公式得

$$P(A|B) = \frac{0.284 \times 0.99}{0.284 \times 0.99 + 0.716 \times 0.001} = 0.997$$

这显著提高了用甲胎蛋白法进行普查的准确率。

5.1.3　随机变量

为方便地研究随机试验的各种可能结果及其概率，我们常把随机试验的结果与实数对应起来，即把随机试验的结果数量化。例如，检查某人是否患有肝癌，用 0 和 1 分别表示未患有和已患有肝癌；身体的健康状态用等级 1、2、3 描述；人的血压用某区间内的数值描述等。把样本空间 Ω 上的每一个可能结果 ω 都与一个确定的实数 $X(\omega)$ 对应，则这个实值函数 $X(\omega)$ 就称为随机变量（random variable），简记为 X。

1. 随机变量的分布

在研究随机变量时，不仅需要知道随机变量的取值，还需要了解取这些值的概率。为完整地刻画一个随机变量，我们给出分布函数的定义。

定义 5-6　设 X 是一个随机变量，对任何实数 x，令 $F(x) = P(X \leq x)$，$x \in (-\infty, +\infty)$，则称函数 $F(x)$ 为随机变量 X 的分布函数（distribution function）。

分布函数描述了随机变量的变化规律，且具有以下性质：① $0 \leq F(x) \leq 1$；② $F(x)$ 单调不减，即当 $x_1 < x_2$ 时，有 $F(x_1) \leq F(x_2)$。

此外利用分布函数可以刻画随机变量在任意区间的概率，即对于任意实数 $x_1 < x_2$，有 $P(x_1 < X \leq x_2) = F(x_2) - F(x_1)$。

随机变量根据取值的不同，常用的有两种类型：离散型和连续型。我们把只能取有限个或可列个不同数值的随机变量称作离散随机变量。例如，急救中心在某段时间内接到的呼叫次数为 0, 1, 2, …；掷一个均匀的骰子可能出现的点数为 1, 2, …, 6 等。还有一种随机变量的取值为无穷个，这些值充满一个区间，不能排成一列，这样的随机变量称作连续随机变量。例如，人的血压、身高等。下面分别讨论这两种类型随机变量的分布问题。

定义 5-7　设 X 是一个离散随机变量，它的可能取值为 $x_k (k = 1, 2, \cdots)$，X 取各个可能值

的概率，即事件 $\{X = x_k\}$ 的概率为

$$P\{X = x_k\} = p_k, \quad k = 1, 2, \cdots \tag{5-6}$$

称式（5-6）为离散随机变量 X 的概率分布或分布律（distribution law）。

离散随机变量的概率分布有以下性质：① $0 \leqslant p_k \leqslant 1$ ；② $\sum\limits_k p_k = 1$ 。

【例 5-5】每天开车从家到医院要经过 4 个设有红绿信号灯的路口，每组信号灯以 1/2 的概率允许或禁止汽车通过，各组信号灯工作相互独立，设 X 表示该汽车遇到红灯前已通过的路口数，求 X 的分布律。

解： X 的可能取值为 0、1、2、3、4，$\{X = k\}$ 表示遇到红灯前已通过 k 个路口，第 $k+1$ 个路口为红灯，则 $P\{X = k\} = \left(1 - \dfrac{1}{2}\right)^k \dfrac{1}{2}$ ，$k = 0, 1, 2, 3, 4$ 。X 的分布律如下：

X	0	1	2	3	4
P	1/2	1/4	1/8	1/16	1/16

定义 5-8 设随机变量 X 的分布函数为 $F(x)$ ，若存在非负函数 $f(x)$ ，使得对任何实数 x ，均有 $F(x) = \int_{-\infty}^{x} f(t)\mathrm{d}t$ ，则称 X 为连续随机变量（continuous random variable），$f(x)$ 称为 X 的概率密度函数。

概率密度函数 $f(x)$ 具有以下性质：① $f(x) \geqslant 0$ ；② $\int_{-\infty}^{+\infty} f(x)\mathrm{d}x = 1$ ；③对于任意实数 $a < b$ ，有 $P(a < X \leqslant b) = F(b) - F(a) = \int_a^b f(x)\mathrm{d}x$ 。

连续随机变量 X 在任意一点的概率均为 0，即 $P(X = a) = 0$ 。因此，连续随机变量在计算概率时可以不区分端点。

【例 5-6】已知 $F(x) = \begin{cases} 0, & x \leqslant 0 \\ 1 - \mathrm{e}^{-\frac{x^2}{2}}, & x > 0 \end{cases}$ ，求 $P(-1 < X < 2)$ 及 $P(X > 2)$ 。

解： $P(-1 < X < 2) = F(2) - F(-1) = (1 - \mathrm{e}^{-1}) - 0 = 1 - \mathrm{e}^{-1}$ ，

$P(X > 2) = 1 - P(X \leqslant 2) = 1 - F(2) = 1 - (1 - \mathrm{e}^{-1}) = \mathrm{e}^{-1}$ 。

2. 随机变量的数字特征

随机变量的分布函数或密度函数虽然可以全面刻画随机变量的统计性质，但是有时我们只需要知道它的某些特征就够了。例如，研究某种药物的治疗效果，对 1000 个患者进行临床试验，常常关心的是药物的平均治疗效果，以及药物疗效的波动性等。我们把用来刻画随机变量特征的量称作随机变量的数字特征。在这里我们主要介绍两个数字特征：数学期望和方差。

数学期望描述的是随机变量的平均数，通常也称为均值，用 $E(X)$ 表示。而方差描述的是随机变量的波动性，用 $D(X)$ 表示，其中 $\sqrt{D(X)}$ 称为标准差。下面针对离散型和连续型随机变量分别给出计算其期望和方差的方法，并给出相应的性质。

（1）设离散随机变量 X 的分布律为 $P\{X = x_k\} = p_k$ ，$k = 1, 2, \cdots$ ，则 X 的数学期望和方差分别为

$$E(X) = \sum_{k=1}^{+\infty} x_k p_k \tag{5-7}$$

$$D(X) = E[X - E(X)]^2 = \sum_{k=1}^{+\infty} [x_k - E(X)]^2 p_k \qquad (5-8)$$

（2）设连续随机变量 X 的概率密度函数为 $f(x)$，则 X 的数学期望和方差分别为

$$E(X) = \int_{-\infty}^{+\infty} x f(x) \mathrm{d}x \qquad (5-9)$$

$$D(X) = E[X - E(X)]^2 = \int_{-\infty}^{+\infty} [x - E(X)]^2 f(x) \mathrm{d}x \qquad (5-10)$$

随机变量的数学期望和方差的性质如下。

（1）设 a, b 为常数，则 $E(aX + b) = aE(X) + b$、$D(aX + b) = a^2 D(X)$。

（2）设 X, Y 为任意随机变量，则 $E(X + Y) = E(X) + E(Y)$。

若 X, Y 相互独立，则 $D(X + Y) = D(X) + D(Y)$。

【例 5-7】 某投资者有一笔资金，可投入两个项目——房地产和游戏公司，通过调查，投资者认为投资房地产的收益为 X 万元、投资游戏公司的收益为 Y 万元，并且分布如下。

X	10.5	3	−3
P_X	0.2	0.7	0.1

Y	6	4	−1
P_Y	0.2	0.7	0.1

投资者该如何选择？

解： 首先计算两种投资方式的平均收益，即数学期望，由式（5-7）有

$$E(X) = 10.5 \times 0.2 + 3 \times 0.7 + (-3) \times 0.1 = 3.9$$

$$E(Y) = 6 \times 0.2 + 4 \times 0.7 + (-1) \times 0.1 = 3.9$$

由于两种投资方式的平均收益相同，因此需要继续考虑两种投资的风险，即方差。根据式（5-8）有

$$D(X) = (10.5 - 3.9)^2 \times 0.2 + (3 - 3.9)^2 \times 0.7 + (-3 - 3.9)^2 \times 0.1 = 14.04$$

$$D(Y) = (6 - 3.9)^2 \times 0.2 + (4 - 3.9)^2 \times 0.7 + (-1 - 3.9)^2 \times 0.1 = 3.29$$

综合考虑收益和风险，可知投资游戏公司更好。

5.2　理论分布与抽样分布

统计学中有两种不同性质的分布：一种是个体的分布，即由个体对应变量所表现出来的分布，也称作理论分布；另一种是统计量的分布，也称作抽样分布，如 χ^2 分布、t 分布、F 分布等。本节介绍两类重要的理论分布（二项分布和正态分布），以及抽样分布。

5.2.1　二项分布

在实际问题中，有时我们只对随机试验中某事件 A 是否发生感兴趣。例如，患者是否被治愈；产品是否合格；药物是否有效等。这种只考虑两个可能结果的随机试验，我们称作伯努利（Bernoulli）试验。若考虑进行 n 次独立重复的伯努利试验，每次只考虑两个可能的结果，则称这种试验为 n 重伯努利试验。伯努利试验是一种非常重要的概率模型，它是"在同样条件下进行重复试验"的一种数学模型，是概率论中最早研究的模型之一，不仅理论上具

有重要的意义，而且它也有着广泛的实际应用价值。

1．二项分布的定义

定义 5-9 进行一次伯努利试验，只考虑成功与否，若 $X=1$ 表示试验成功，$X=0$ 表示试验不成功，且事件 A 出现的概率为 p，则随机变量 X 的概率分布为

$$P(X=k)=p^k(1-p)^{1-k}, \quad k=0,1 \tag{5-11}$$

此分布称为两点分布或 0-1 分布，记作 $B(1,p)$。

定义 5-10 进行 n 重伯努利试验，若 X 表示试验成功的次数，其可能取值为 $0,1,\cdots,n$，则随机变量 X 的概率分布为

$$P(X=k)=C_n^k p^k q^{n-k}, \quad k=0,1,\cdots,n, \quad q=1-p \tag{5-12}$$

此分布称为二项分布（binomial distribution），记作 $B(n,p)$。

二项分布中 n 表示独立重复试验的次数，p 表示事件 A 出现的概率。该分布命名为二项分布的原因是 $C_n^k p^k q^{n-k}$ 是 $(p+q)^n=\sum_{k=0}^n C_n^k p^k q^{n-k}$ 的通项。当 $q=1-p$ 时，有 $\sum_{k=0}^n P(X=k)=\sum_{k=0}^n C_n^k p^k q^{n-k}=1$。当 $n=1$ 时，$B(n,p)$ 就退化为两点分布。

【例 5-8】 某种治疗鼻炎药物的治愈率为 0.8，现有 10 人参与测试，问：8 人被治愈的概率为多少？

解： 设 X 表示治愈人数，则 $X\sim B(10,0.8)$，由式（5-12）得

$$P(X=8)=C_{10}^8 0.8^8(1-0.8)^{10-8}=0.302$$

因此，8 人被治愈的概率为 0.302。

2．二项分布的性质

二项分布是概率论中非常重要的一个分布，很多实际问题是服从二项分布的。

（1）二项分布的图形特征。

当 p 固定，n 为 5,15,50 时，由图 5-2 可知，随着 n 的增大，图形的对称特征越来越明显。当 n 固定，p 为 0.1,0.2,0.5 时，由图 5-3 可知，p 为 0.1,0.2 时图形是有偏的，当 p 为 0.5 时图形是对称的。

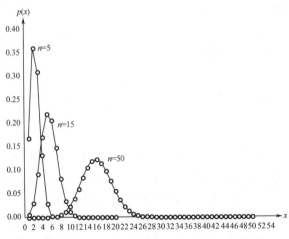

图 5-2 $p=0.3$，$n=5,15,50$ 时的二项分布概率图形

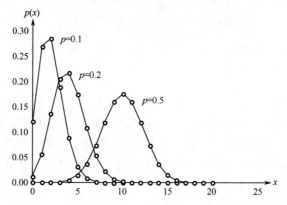

图 5-3　$n = 20$，$p = 0.1, 0.2, 0.5$ 时的二项分布概率图形

前面给出了随着 n, p 的变化二项分布的变化趋势。那么当 k 为何值时 $P(X = k)$ 最大，也是值得研究的问题。

定义 5-11　设随机变量 $X \sim B(n, p)$，则当 k 由 0 增大到 n 时，$P(X = k)$ 先单调增加，再单调减少，且当

$$k = k_0 = \begin{cases} (n+1)p \text{ 或} (n+1)p - 1, & (n+1)p \text{ 是整数} \\ [(n+1)p], & (n+1)p \text{ 不是整数} \end{cases} \quad (5\text{-}13)$$

时，$P(X = k)$ 取最大值，k_0 为二项分布随机变量的最可能取值。

在例 5-8 中，若求最有可能治愈多少人，则由式（5-13）可知，最有可能治愈 $[(n+1)p] = [(10+1) \times 0.8] = [8.8] = 8$（人）。

（2）二项分布的数字特征。

若 $X \sim B(n, p)$，则有 X 的数学期望 $E(X) = np$、方差 $D(X) = npq$、标准差 $\sqrt{D(X)} = \sqrt{npq}$。

3．二项分布的计算与应用

由二项分布定义，可以计算 X 取任意值的概率，若计算复杂的概率（至多或至少 k 次），则还可以借助以下公式：

$$P(X \leqslant k) = \sum_{i=0}^{k} P(X = i) = \sum_{i=0}^{k} C_n^i p^i q^{n-i} \quad (5\text{-}14)$$

$$P(X \geqslant k) = \sum_{i=k}^{n} P(X = i) = \sum_{i=k}^{n} C_n^i p^i q^{n-i} \quad (5\text{-}15)$$

【**例 5-9**】在例 5-8 中，求：（1）至少有 2 人被治愈的概率；（2）至多有 8 人被治愈的概率。

解：（1）$P(X \geqslant 2) = \sum_{i=2}^{10} P(X = i) = 1 - P(X = 0) - P(X = 1)$

$$= 1 - (1 - 0.8)^{10} - C_{10}^1 0.8^1 (1 - 0.8)^{10-1}$$

$$= 1 - 0.2^{10} - 8 \times 0.2^9 = 99.99\%$$

（2）$P(X \leqslant 8) = \sum_{i=0}^{8} P(X = i) = 1 - P(X = 9) - P(X = 10)$

$$= 1 - C_{10}^9 0.8^9 (1 - 0.8)^{10-9} - (0.8)^{10}$$

$$= 1 - 2 \times 0.8^9 - 0.8^{10} = 62.42\%$$

求解例 5-9 时可以直接借助式（5-14）和式（5-15），但计算量较大，借助它的对立事件

计算相对简单。

5.2.2 正态分布

正态分布最早是由德国数学家 Moivre 于 1733 年提出的，德国数学家 Gauss 将其发扬光大，因此正态分布也称作高斯分布。正态分布是概率论中最重要的一个分布，主要原因是：①在实际问题中，很多变量近似服从正态分布，如生理指标（身高、体重、血压）等；②一些分布的极限分布近似正态分布，如二项分布、t 分布等；③许多分布是由正态分布构造而来的，如卡方分布、t 分布等；④大量独立随机变量之和是近似正态分布的；等等。

1. 正态分布的定义

定义 5-12 设随机变量 X 的概率密度函数为

$$f(x) = \frac{1}{\sqrt{2\pi}\sigma} e^{-\frac{(x-\mu)^2}{2\sigma^2}}, \quad -\infty < x < +\infty \tag{5-16}$$

式中，μ、σ 为常数，且 $\sigma > 0$，则称 X 服从参数为 μ,σ 的正态分布（normal distribution），记作 $X \sim N(\mu,\sigma^2)$。

正态分布的分布函数为

$$F(x) = \frac{1}{\sqrt{2\pi}\sigma} \int_{-\infty}^{x} e^{-\frac{(t-\mu)^2}{2\sigma^2}} dt, \quad -\infty < x < +\infty \tag{5-17}$$

当 $\mu = 0, \sigma^2 = 1$ 时，称 X 服从标准正态分布（standard normal distribution），记作 $X \sim N(0,1)$。相应的概率密度函数和分布函数分别记作 $\varphi(x)$ 和 $\varPhi(x)$，有

$$\varphi(x) = \frac{1}{\sqrt{2\pi}} e^{-\frac{x^2}{2}}, \quad -\infty < x < +\infty \tag{5-18}$$

$$\varPhi(x) = \frac{1}{\sqrt{2\pi}} \int_{-\infty}^{x} e^{-\frac{t^2}{2}} dt, \quad -\infty < x < +\infty \tag{5-19}$$

正态分布概率密度函数图形和分布函数图形如图 5-4 所示。

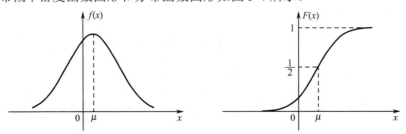

图 5-4 正态分布概率密度函数图形和分布函数图形

2. 正态分布的性质

（1）正态分布的图形特征。

由图 5-4 可知，正态分布概率密度函数 $f(x)$ 关于 $x = \mu$ 对称，且在 $x = \mu$ 时取得最大值 $f(\mu) = 1/\sqrt{2\sigma^2}$。特别地，当 $\mu = 0$ 时，概率密度函数 $\varphi(x)$ 关于 y 轴对称。

对于正态分布的两个参数，μ 称作位置参数，σ^2 称作尺度参数。当固定 σ、改变 μ 时，$f(x)$ 图形沿 x 轴平移。当固定 μ、改变 σ 时，若 σ 减小，则 $f(x)$ 的最大值增大，图形变陡，

X 取值集中在 $x=\mu$ 附近；若 σ 增大，则 $f(x)$ 的最大值减小，图形扁平，X 取值随之分散，如图 5-5 所示。

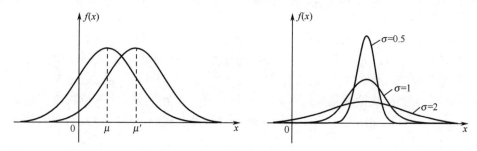

图 5-5　正态分布图形随参数的变化

（2）正态分布的数字特征。

若 $X\sim N(\mu,\sigma^2)$，则有 X 的数学期望 $E(X)=\mu$，方差 $D(X)=\sigma^2$，标准差 $\sqrt{D(X)}=\sigma$。

3．正态分布的计算

正态随机变量的分布函数不能用初等函数来表示，因此不能直接计算，一般需要借助标准正态分布公式来计算，而标准正态分布的分布函数 $\varPhi(x)$ 可以通过查表得到。

标准正态分布的分布函数 $\varPhi(x)$ 关于 y 轴对称，所以有 $\varPhi(-a)=1-\varPhi(a)$，如图 5-6 所示。

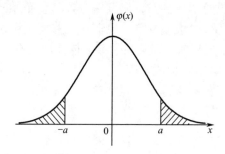

图 5-6　$\varPhi(-a)=1-\varPhi(a)$

若 $X\sim N(0,1)$，则有

$$P(x_1<X\leqslant x_2)=\varPhi(x_2)-\varPhi(x_1) \tag{5-20}$$

若 $X\sim N(\mu,\sigma^2)$，因为 $F(x)=\varPhi\left(\dfrac{x-\mu}{\sigma}\right)$，则有

$$P(x_1<X\leqslant x_2)=F(x_2)-F(x_1)=\varPhi\left(\frac{x_2-\mu}{\sigma}\right)-\varPhi\left(\frac{x_1-\mu}{\sigma}\right) \tag{5-21}$$

【例 5-10】设 $X\sim N(\mu,\sigma^2)$，求 $P(\mu-\sigma<X<\mu+\sigma)$。

解：由式（5-21），查标准正态分布表，得

$$P(\mu-\sigma<X<\mu+\sigma)=\varPhi(1)-\varPhi(-1)=2\varPhi(1)-1=0.6826$$

即 $P(|X-\mu|<\sigma)=0.6826$。同理可得 $P(|X-\mu|<2\sigma)=0.9544$，$P(|X-\mu|<3\sigma)=0.9973$。

由上述结果可知，正态随机变量落在 $(\mu-3\sigma,\mu+3\sigma)$ 区间内的概率为 99.73%，因此可以认为，X 的取值几乎都落在这个区间之内，这也就是著名的"3σ 原则"。质量管理中的"六西格玛管理"就是基于"3σ 原则"诞生的。

4．正态分布的应用

如前所述，正态分布是概率论中非常重要的一个分布，具有广泛的应用。

（1）质量控制。

质量控制是检验和保证工作质量的一个重要手段，起着监督和控制的作用。在各项工作进程中，必须进行统计质量控制，以便了解各种过程的变化和趋势，及时发现异常。为了控制试验中的检测误差，通常以均值 ±2 倍标准差作为上、下警戒线，以均值 ±3 倍标准差作为上、下控制线。若某一次检测结果超过上、下警戒线，甚至超过上、下控制线，则有理由认为：误差不是由随机误差引起的，而是由某种系统误差造成的。这时，人们需要分析原因，从而采取措施。

（2）制定医学参考值范围。

医学参考值范围（medical reference range）又称为正常值范围，在医学上，常将包括绝大多数正常人某项指标的波动范围称为该指标的"正常值范围"。这里的"绝大多数"可以是 90%、95%、99% 等，最常用的是 95%。所谓"正常人"不是指健康人，而是指排除了影响所研究指标的疾病和有关因素的同质人群。

医学参考值范围的制定方法如下。

① 确定医学参考值范围是双侧的还是单侧的。

根据一个指标是否过大、过小均属异常，来确定该指标的医学参考值范围是双侧的还是单侧的。若一个指标过大、过小均属异常，则其医学参考值范围既有上限又有下限，会设置双侧参考值范围；若一个指标仅过大属异常，则其医学参考值范围只有上限，会设置单侧参考值范围；若一个指标仅过小属异常，则其医学参考值范围只有下限，也是单侧参考值范围。

② 利用大样本资料制定医学参考值范围。

随机抽取一个大样本后，如果指标服从正态分布，就采用正态分布法制定其医学参考值范围，如表 5-1 所示；如果指标不服从正态分布，就采用百分位数法，如表 5-2 所示。

表 5-1　基于正态分布法的医学参考值范围

医学参考值范围	双 侧 范 围	单 侧 范 围	
		只有下限	只有上限
90%	$\mu \pm 1.64$	$\mu - 1.580\sigma$	$\mu + 1.580\sigma$
95%	$\mu \pm 1.968$	$\mu - 1.64\sigma$	$\mu + 1.64\sigma$
99%	$\mu \pm 2.584$	$\mu - 2.33\sigma$	$\mu + 2.33\sigma$

表 5-2　基于百分位数法的医学参考值范围

医学参考值范围	双 侧 范 围	单 侧 范 围	
		只有下限	只有上限
90%	$X_{5\%} \sim X_{95\%}$	$X_{10\%}$	$X_{90\%}$
95%	$X_{2.5\%} \sim X_{97.5\%}$	$X_{5\%}$	$X_{95\%}$
99%	$X_{0.5\%} \sim X_{99.5\%}$	$X_{1\%}$	$X_{99\%}$

在实际问题中，若总体均值 μ 和标准差 σ 未知，则需要用样本均值 $\bar{X}$ 和标准差 S 分别替代它们，后面将详细介绍。

5.2.3　抽样分布

在统计学中，我们把研究问题所涉及的对象全体称为总体（population），记作 X；把总体中的每个成员称为个体（individual），记作 X_i（$i=1,2,\cdots$）。为了解总体的性质与分布规律，通常对总体进行抽样，即每次抽取 n 个个体，将这 n 个个体 $X_1,X_2,\cdots,X_n$ 称为总体的一个样本量为 n 的样本（sample）。例如，为研究某种药物疗效，在参与临床试验的 3000 名患者中随机抽取 300 人作为一个样本，利用样本信息对总体进行研究。

1．统计量

在实际问题中，样本的信息通常不能直接用于解决所要研究的问题，我们需要对样本进行数学加工和计算。例如，研究药物的平均疗效，以及人每天的平均营养摄入量对人成长的影响等。这种针对不同问题构造出的样本的某种函数称作统计量。下面给出几种常见的统计量。

定义 5-13　设 $X_1,X_2,\cdots,X_n$ 为取自总体的一个样本，则称

（1）$\bar{X}=\dfrac{1}{n}\sum\limits_{i=1}^{n}X_i$ 为样本均值；

（2）$S^2=\dfrac{1}{n-1}\sum\limits_{i=1}^{n}(X_i-\bar{X})^2$ 为样本方差；

（3）$S=\sqrt{\dfrac{1}{n-1}\sum\limits_{i=1}^{n}(X_i-\bar{X})^2}$ 为样本标准差。

2．抽样分布

统计量的分布称作抽样分布（sampling distribution）。下面给出统计中的三大重要分布：χ^2 分布、t 分布和 F 分布。

定义 5-14　设 $X_1,X_2,\cdots,X_n$ 为独立同分布的随机变量，且都服从 $N(0,1)$，记 $Y=X_1^2+X_2^2+\cdots+X_n^2$，则称 Y 所服从的分布为自由度为 n 的 χ^2 分布，记作 $Y\sim\chi^2(n)$。

χ^2 分布的概率密度函数为

$$f(x)=\begin{cases}\dfrac{1}{2^{\frac{n}{2}}\Gamma\left(\dfrac{n}{2}\right)}x^{\frac{n}{2}-1}\mathrm{e}^{-\frac{x}{2}}, & x>0 \\[4mm] 0, & x\leqslant 0\end{cases} \tag{5-22}$$

χ^2 分布的概率密度函数图如图 5-7 所示。

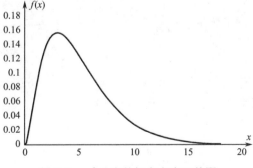

图 5-7　χ^2 分布的概率密度函数图

χ^2 分布是为纪念英国著名统计学家 K. Pearson（1857—1936 年）而命名的。它具有以下性质：①可加性，设 $X \sim \chi^2(m)$，$Y \sim \chi^2(n)$，且 X 与 Y 相互独立，则 $X + Y \sim \chi^2(m+n)$；②若 $X \sim \chi^2(n)$，则 $E(X) = n$、$D(X) = 2n$。

定义 5-15 设 $X \sim N(0,1)$，$Y \sim \chi^2(n)$，且 X 与 Y 相互独立，则称随机变量 $T = \dfrac{x}{\sqrt{Y/n}}$ 服从自由度为 n 的 t 分布，记作 $T \sim t(n)$。

t 分布的概率密度函数为

$$f(x) = \frac{\Gamma\left(\dfrac{n+1}{2}\right)}{\sqrt{n\pi}\,\Gamma\left(\dfrac{n}{2}\right)}\left(1 + \frac{x^2}{n}\right)^{-\frac{n+1}{2}}, \quad -\infty < x < +\infty \tag{5-23}$$

t 分布概率密度函数图如图 5-8 所示。

t 分布是由英国统计学家 Gosset（1876—1937 年）在 1908 年以笔名 Student 首次发表并提出的，因此也称作"学生分布"。它具有以下性质：①关于 y 轴对称；②当 $n \to +\infty$ 时，t 分布的极限分布为标准正态分布。

定义 5-16 设 $X \sim \chi^2(m)$、$Y \sim \chi^2(n)$，且 X 与 Y 相互独立，则 $F = \dfrac{X/m}{Y/n}$ 服从自由度为 m,n 的 F 分布，记作 $F \sim F(m,n)$。

F 分布的概率密度函数为

$$f(x) = \begin{cases} \dfrac{\Gamma\left(\dfrac{m+n}{2}\right)}{\Gamma\left(\dfrac{m}{2}\right)\Gamma\left(\dfrac{n}{2}\right)}\left(\dfrac{m}{n}\right)^{\frac{m}{2}} x^{\frac{m}{2}-1}\left(1 + \dfrac{m}{n}x\right)^{-\frac{m+n}{2}}, & x > 0 \\ 0, & x \leqslant 0 \end{cases} \tag{5-24}$$

F 分布概率密度函数图如图 5-9 所示。

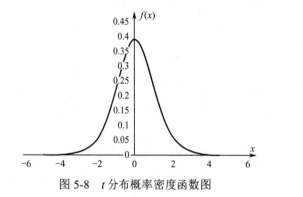

图 5-8 t 分布概率密度函数图

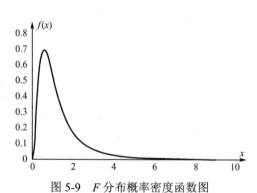

图 5-9 F 分布概率密度函数图

F 分布是为纪念英国著名统计学家 R. A. Fisher（1890—1962 年）而命名的。它具有以下性质：①$1/F \sim F(n,m)$；②若 $T \sim t(n)$，则 $T^2 \sim F(1,n)$。

3. 抽样误差

在实际问题中，我们通常用样本均值 $\bar{X}$ 推断总体均值 μ，用样本方差 S^2 推断总体方差

σ^2。在用样本推断总体时会有偏差，这种样本统计量与总体参数之间的偏差称作抽样误差。抽样误差的主要来源：一是样本与总体之间的差异；二是在同一个总体中样本与样本之间的差异。

例如，研究某地小学五年级学生的智商水平，总体均值 $\mu=110$，对总体进行抽样，随机抽取两个样本，每个样本各有 100 名学生，分别得到样本均值 $\overline{X}_1=109$ 和 $\overline{X}_2=113$。可以看到样本与总体之间是有差异的，此外不同的样本之间也会存在差异。但是这种抽样若大量随机且重复地进行，就会发现样本均值 $\overline{X}$ 具有一定的规律性。

定义 5-17　设 $X_1, X_2, \cdots, X_n$ 是来自正态总体 $N(\mu, \sigma^2)$ 的样本，则 $\overline{X} \sim N\left(\mu, \dfrac{\sigma^2}{n}\right)$。

该定义说明若总体是正态总体，则样本均值也是正态分布，且样本均值的均值还是 μ，而样本均值的标准差 $\sigma_{\overline{X}} = \sigma/\sqrt{n}$，如图 5-10 所示，样本均值的标准差比总体标准差减小了。样本均值的标准差也称作标准误。标准误是衡量抽样误差大小的指标，确切地说就是样本统计量的标准差。

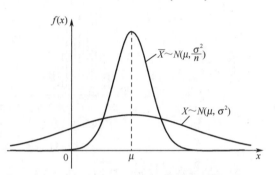

在实际问题中，总体标准差 σ 通常未知，常用样本标准差 S 估计，因此样本均值的标准误为 $S_{\overline{X}} = S/\sqrt{n}$。

图 5-10　正态总体分布和样本均值的抽样分布

标准差和标准误的联系和区别如下。①标准差描述个体间的变异，即观测值的离散度；标准误描述统计量的抽样误差，即描述统计量与总体参数的接近程度。②标准差随着样本容量的增多，逐渐趋于稳定；标准误随着样本容量的增多逐渐减少，若样本容量趋近于总体大小，则标准误趋近于 0。③标准差一般用于反映个体之间的差异；标准误用于描述抽样误差的大小，序号用在参数的可信区间和假设检验问题中。

【例 5-11】现有某市医院连续分娩的 1000 名婴儿的体重数据，从中随机抽取 50 名婴儿的体重数据，如表 5-3 所示。利用该数据作图说明样本均值的标准误随样本量的增大而减小。

表 5-3　婴儿出生体重数据（单位：盎司）

序　号	体　重	序　号	体　重	序　号	体　重	序　号	体　重	序　号	体　重
1	97	11	177	21	97	31	101	41	137
2	117	12	198	22	125	32	114	42	118
3	140	13	107	23	62	33	79	43	78
4	78	14	99	24	120	34	120	44	129
5	99	15	104	25	132	35	115	45	87
6	148	16	121	26	135	36	117	46	110
7	108	17	148	27	118	37	106	47	106
8	135	18	133	28	137	38	86	48	116
9	126	19	126	29	126	39	110	49	140
10	121	20	115	30	118	40	119	50	98

解：首先取样本量为 $n=2$，每次从 50 个数据中随机抽取两名婴儿的体重数据并计算样

本均值 $\bar{x}_1$，随机抽取 200 次，绘制样本均值抽样分布的直方图。然后增大样本量，取 $n=10$，每次从 50 个数据中随机抽取 10 名婴儿的体重数据并计算均值 $\bar{x}_2$，抽取 200 次，绘制样本均值抽样分布直方图，如图 5-11 所示。

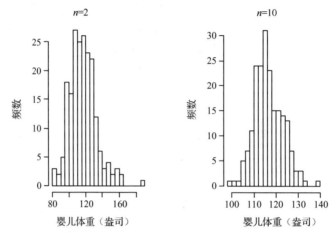

图 5-11　样本均值抽样分布直方图

随机抽样结果显示，$\bar{x}_1$ 取值在 80.5～187.5 范围内波动，200 个样本均值 $\bar{x}_1$ 的标准差为 17.57；$\bar{x}_2$ 取值在 98.4～139.7 范围内波动，200 个样本均值 $\bar{x}_2$ 的标准差为 6.85。说明随着 n 的增大，样本均值的取值越来越集中，且样本均值的波动范围减小，即随机抽样标准误随样本的增大而减小。

同样地，当总体是非正态总体时，理论上仍可以证明，当 n 充分大时，非正态总体的样本均值是近似正态的，样本均值的标准差仍然是总体标准差的 $1/\sqrt{n}$。这一结论将在下一节中详细介绍。

5.3　极限定理（大数定律与中心极限定理）

随机事件在一次试验中可能发生也可能不发生，但是在大量重复试验中却呈现出某种规律性，即一个随机事件发生的频率稳定在一个固定值附近，这就是频率稳定性。例如，在伯努利试验中，μ_n 表示事件 A 在 n 次试验中发生的次数，则 $\dfrac{\mu_n}{n}$ 为事件 A 发生的频率，当试验次数 n 增大时，频率 $\dfrac{\mu_n}{n}$ 接近于某个固定的常数。研究 $\dfrac{\mu_n}{n}$ 的极限行为是极限定理的重要起源。

5.3.1　大数定律

定理 5.1（切比雪夫大数定律）　设 $X_1, X_2, \cdots, X_n, \cdots$ 独立同分布，且 $E(X_i) = \mu, D(X_i) = \sigma^2 > 0$，$i = 1, 2, \cdots$，令 $Y_n = \sum\limits_{i=1}^{n} X_i / n$，则对任意 $\varepsilon > 0$，有

$$\lim_{n \to \infty} P\{|Y_n - \mu| \geqslant \varepsilon\} = 0 \qquad (5\text{-}25)$$

由定理 5.1 可以看出，当 n 无限增大时，n 个独立同分布的随机变量算术平均数 Y_n 依概率收敛于随机变量的均值 μ。因此，在实际问题中，用 $X_1, X_2, \cdots, X_n$ 观测值的算术平均数作

为 μ 的近似值是合适的。特别地，当每一个 X_i 均为两点分布 $B(1,p)$ 时，有以下结论。

定理 5.2（伯努利大数定律）　设 μ_n 是事件 A 在 n 次独立重复试验中发生的次数，p 是事件 A 在每次试验中发生的概率（$0 < p < 1$），则对任意 $\varepsilon > 0$，有

$$\lim_{n \to \infty} P\left\{\left|\frac{\mu_n}{n} - p\right| \geq \varepsilon\right\} = 0 \tag{5-26}$$

定理 5.2 刻画了频率的稳定性，即当 n 充分大时，事件 A 发生的频率 $\dfrac{\mu_n}{n}$ 依概率收敛于事件 A 发生的概率 p。例如，为了估计某种药物的治愈率，可以在参与临床试验的人群中抽取 10 人、100 人、1000 人等，分别计算治愈率，随着 n 的增大，这个治愈率可以作为总体治愈率的估计值。

5.3.2　中心极限定理

大数定律给出 $X_1, X_2, \cdots, X_n$ 的算术平均数依概率收敛于均值 μ，而中心极限定理则是给出 $X_1, X_2, \cdots, X_n$ 的渐近分布的精确表达。

定理 5.3（独立同分布中心极限定理）　设 $X_1, X_2, \cdots, X_n, \cdots$ 独立同分布，且 $E(X_i) = \mu$, $D(X_i) = \sigma^2 > 0$, $i = 1, 2, \cdots$，则随机变量

$$Y_n = \frac{\sum\limits_{i=1}^{n} X_i - E\left(\sum\limits_{i=1}^{n} X_i\right)}{\sqrt{D\left(\sum\limits_{i=1}^{n} X_i\right)}} = \frac{\sum\limits_{i=1}^{n} X_i - n\mu}{\sqrt{n\sigma^2}}$$

的分布函数 $F_n(y)$ 满足对任意实数 y 有

$$\lim_{n \to \infty} F_n(y) = \lim_{n \to \infty} P\left(\frac{\sum\limits_{i=1}^{n} x_i - n\mu}{\sqrt{n\sigma^2}} \leq y\right) = \int_{-\infty}^{y} \frac{1}{\sqrt{2\pi}} \mathrm{e}^{-\frac{x^2}{2}} \mathrm{d}x \tag{5-27}$$

定理 5.3 表明，当 n 充分大时，只要随机变量序列独立同分布，且方差有限不为零，$\sum\limits_{i=1}^{n} X_i$ 经过变换后就近似地服从标准正态分布。由此可见，正态分布在概率统计中具有重要地位。

特别地，当每一个 X_i 服从两点分布 $B(1,p)$ 时，有 $\sum\limits_{i=1}^{n} X_i \sim B(n,p)$，因而有以下定理。

定理 5.4（棣莫弗-拉普拉斯中心极限定理）　设随机变量 $Z_n(n = 1, 2, \cdots)$ 服从参数为 $n, p\,(0 < p < 1)$ 的二项分布，则对任意实数 x，有

$$\lim_{n \to +\infty} P\left(\frac{z_n - np}{\sqrt{np(1-p)}} \leq x\right) = \int_{-\infty}^{x} \frac{1}{\sqrt{2\pi}} \mathrm{e}^{-\frac{t^2}{2}} \mathrm{d}t \tag{5-28}$$

由定理 5.4 可以看出，二项分布的极限分布服从正态分布。若随机变量 $X \sim B(n,p)$，则当 n 充分大时，可以认为 X 近似服从 $N(np, np(1-p))$，因而有

$$P(a < X \leq b) \approx \Phi\left(\frac{b - np}{\sqrt{np(1-p)}}\right) - \Phi\left(\frac{a - np}{\sqrt{np(1-p)}}\right) \tag{5-29}$$

因此，当 n 充分大时，可以用式（5-29）来计算二项分布的概率。

【例 5-12】某药厂研制了一种新药，声称对高血压的治疗有效率达 80%，医院监管部门对 100 个高血压患者进行疗效试验。若这 100 人中至少有 75 人用药有效，就批准此药的生产。如果此药的有效率确实达到 80%，那么此药被批准生产的概率是多少？

解：设 X 表示 100 人中用药有效的人数，则 $X \sim B(100, 80\%)$，由利莫佛-拉普拉斯中心极限定理可知此药被批准的概率为

$$P(75 \leqslant X \leqslant 100) \approx \Phi\left(\frac{100 - np}{\sqrt{np(1-p)}}\right) - \Phi\left(\frac{75 - np}{\sqrt{np(1-p)}}\right)$$

$$= \Phi\left(\frac{100 - 100 \times 0.8}{\sqrt{100 \times 0.8(1-0.8)}}\right) - \Phi\left(\frac{75 - 100 \times 0.8}{\sqrt{100 \times 0.8 \times (1-0.8)}}\right)$$

$$= \Phi(5) - \Phi(-1.25)$$

$$\approx 1 - (1 - \Phi(1.25))$$

$$= 0.894$$

所以，此药被批准生产的概率为 89.4%。若能使此药的治疗有效率提高，则被批准生产的概率将大于 89.4%。

【例 5-13】在一家保险公司里有 10000 人参加寿险保险，每人每年缴纳 12 元保险费。设在一年内一个人死亡的概率为 0.6%，死亡时其家属可向保险公司领取 1000 元，试计算：（1）保险公司亏本的概率；（2）若保险公司一年的利润不少于 60000 元的概率至少为 0.9，那么赔偿金至多可设为多少？

解：设 X 表示一年内死亡的人数，则 $X \sim B(10000, 0.6\%)$；设 Y 表示保险公司一年的利润，则 $Y = 10000 \times 12 - 1000X$。根据中心极限定理，有

（1）$P(Y < 0) = P(10000 \times 12 - 1000X < 0)$

$$= 1 - P(X < 120)$$

$$\approx 1 - \Phi\left(\frac{120 - 10000 \times 0.6\%}{\sqrt{10000 \times 0.6\%(1 - 0.6\%)}}\right)$$

$$= 1 - \Phi(7.75)$$

$$\approx 0$$

（2）设赔偿金为 a 元，则令

$P(Y \geqslant 60000) = P(10000 \times 12 - aX \geqslant 60000)$

$$= P\left(X \leqslant \frac{60000}{a}\right)$$

$$\approx \Phi\left(\frac{60000/a - 10000 \times 0.6\%}{\sqrt{10000 \times 0.6\%(1 - 0.6\%)}}\right) \geqslant 0.9$$

查正态分布表，计算出 $a \leqslant 858$，因此赔偿金至多可设为 858 元。

本章小结

1. 在自然界和现实生活中存在着各种各样的现象，其中有一类现象在一定条件下必然发生；还有一类现象在一定条件下某种结果可能出现也可能不出现。概率论与数理统计就是对

随机现象的统计规律性进行研究的学科，可广泛应用于工业、农业、生物学、医学、经济学等多个领域。

2．统计学中有两种不同性质的分布，一种是个体的分布，即个体对应变量所表现出来的分布，也称作理论分布；另一种是统计量的分布，也称作抽样分布，如 χ^2 分布、t 分布、F 分布等。本章介绍了二项分布、正态分布和抽样分布。

思考与练习

1．普通人群中男女性别比例为 $51:49$，已知男性中有 2% 是色盲患者，女性中有 0.25% 是色盲患者，从人群中随机挑选一人，发现是色盲，问此人是男性的概率是多少？

2．根据资料，8 岁男童身高服从正态分布，现测量 150 名 8 岁男童身高，$\bar{X}=124.4\text{cm}$，$S=38\text{cm}$，试估计该地区身高介于 120cm 到 125cm 范围内的 8 岁男童比例。

3．某小学发现一种非传染性疾病，其发病率是 4‰，该小学有 200 人，问这 200 人中至多有 5 名学生患病的概率是多少？

4．3000 名同年龄段的人参加某人寿保险公司的保险，在一年内人员的死亡率为 0.1%。每个参加保险的人在一年的第 1 天交保险费。若在该年内死亡，则其家属可从保险公司领取赔偿金 1 万元。如果保险公司期望获利不少于 20 万元，那么每个参加保险的人每年交的保险费至少为多少元？

第6章 统计推断

前面介绍了从已知总体中抽样得到样本的性质，并通过样本统计量的抽样分布规律来对总体特性进行研究。然而，在实际工作中需要根据样本提供的信息和抽样分布的规律，以一定的概率推断总体的特征，这个过程称为统计推断（statistical inference）。例如，为了解某地区 7 岁男童的身高均值，可以采用随机抽样的方法随机抽取一部分样本，计算样本均值并估计总体均值，同时计算均值置信限以反映抽样误差的大小；如果已知该地区 7 岁男童的身高均值为 120cm，则为了解随机抽取的 7 岁男童的身高均值是否不等于 120cm，可以考虑使用假设检验方法。统计推断包括两个重要内容：假设检验（hypothesis testing）和参数估计（parameter estimation）。

6.1 假设检验的基本原理

6.1.1 假设检验的基本概念

在实际工作中，当随机抽取的样本所在的总体均值为 μ，其样本均值 $\bar{X}$ 与已知的某个总体均值 μ_0 有差别，或者随机抽取的两个样本均值 $\bar{X}_1$、$\bar{X}_2$ 不相等时，存在两种可能。其一，$\bar{X}$ 确实来自总体均值为 μ_0 的已知总体，或者两个样本均值 $\bar{X}_1$、$\bar{X}_2$ 来自相同总体，即 $\mu_1 = \mu_2$。由于抽样误差的影响，即便样本来自同一个总体，样本均值与总体均值也会存在差别。其二，$\bar{X}$ 本不是来自总体均值为 μ_0 的已知总体，或者 $\bar{X}_1$、$\bar{X}_2$ 代表的是不同的总体，即 $\mu_1 \neq \mu_2$。这种差别是系统误差造成的本质上的差别，进行统计推断的假设检验的目的就是识别 $\mu_1 \neq \mu_2$ 是由哪种可能引起的，即识别研究者设定的研究因素是否是导致差别的决定性因素。

例如，为探讨不同海拔地区儿童生长发育的状况，将儿童按照高海拔和低海拔分为两组，各抽取 100 名儿童，测量身高、体重、月龄等生长发育指标。推断不同海拔对儿童身高的影响，首先计算两组儿童身高的样本均值 $\bar{X}_1$、$\bar{X}_2$，进而根据相应的统计学知识计算并推断两组儿童身高的总体均值 μ_1 与 μ_2 是否有差别。由于抽样误差的影响，即使研究因素（不同的海拔）没有发挥作用，样本统计量与总体参数或者两个样本统计量之间也会存在差别。这种情况下必须通过假设检验来推断个体之间存在的差异，认识和掌握抽样误差的规律。

假设检验也称显著性检验（significance testing），需要借助小概率反证法思想，首先建立一个关于样本统计量与总体参数或者两个样本统计量之间没有差别的原假设（反证法假设），然后考查在假设条件下随机样本的特征信息是否属于小概率事件，若为小概率事件，则可根据反证法思想拒绝原假设，做出统计推论。

6.1.2 假设检验的基本方法

1. 建立假设，确定检验水平

假设是根据统计推断的目的提出的对总体特征的假设，在假设的前提下才有规律可循。

统计学中有两种假设：一是原假设，亦称零假设或无效假设（null hypothesis），记为 H_0；二是与 H_0 相对立的备择假设（alternative hypothesis），亦称对立假设，记为 H_1。H_0 和 H_1 是互斥的，非此即彼。

例如，在单样本均值比较的 u 检验中，样本均值 $\bar{X}$ 所在总体均值为 μ 且已知总体均值为 μ_0。建立 $H_0: \mu = \mu_0$，即样本均值所在总体均值与已知总体均值相等，差别由抽样误差造成；$H_1: \mu \neq \mu_0$，即样本均值所在总体均值与已知总体均值不等，存在本质上的差别。可以看出 H_0 与 H_1 是互斥的，如果拒绝 H_0，则接受 H_1；如果不拒绝 H_0，则 H_1 不成立。

检验水平（level of test）也称显著性水平（significance level），是确定拒绝 H_0 时的最大允许误差的概率，即预先规定的判断小概率事件的概率尺度，记为 α，通常定为 0.05 或 0.01。换言之，如果某个事件发生的概率小于 0.05 或 0.01，就称为小概率事件。α 是拒绝实际上成立的 H_0 的概率。习惯上，常用的检验水平 α 为 0.05，其意义是，在所设 H_0 的总体中随机抽取一个样本，其均值比手头样本均值偏离总体均值的概率不超过 5%。事实上，根据不同的研究目的，α 也可以设为 0.20、0.10，但不能根据试验结果事后设定。

2. 计算相应的检验统计量

检验统计量（test statistic）是衡量样本与总体间差别或偏离程度的一个统计指标。各种检验方法大多将服从不同分布类型的样本统计量与假定参数的差别转换为服从特定分布的标准值，因此需按相应的公式计算检验统计量，如 u 值（标准正态离差）、t 值、F 值、χ^2 值等。检验统计量的选择主要根据资料类型和假设检验方法要求的条件，一般不同的假设检验方法选择不同的检验统计量。有时，同样的检验目的也可以选择不同的检验统计量。

3. 确定 P 值并做出推断

P 值指在零假设成立的条件下，出现统计量目前值及更不利于零假设数值的概率，在实际工作中 P 值是基于检验统计量在 H_0 成立情况下的概率分布计算得到的，并基于 P 值与 α 比较的结果进行统计推断。如果一次试验（观察）的结果 $P \leqslant \alpha$，则拒绝 H_0，接受 H_1，可以认为样本与总体的差别不仅是由抽样误差造成的，还可能存在本质上的差别。反之，如果 $P > \alpha$，则不拒绝 H_0，可以认为样本与总体间的差别尚不能排除纯粹由抽样误差造成。拒绝 H_0 时的统计结论为"差别有统计学意义"；不拒绝 H_0 的统计结论为"差别没有统计学意义"。

确定 P 值的方法有两种。一种是查界值表（如 u 界值表、t 界值表等），依据检验统计量的自由度 ν 和检验水平 α 来查检验统计量，通过检验界值，如 $u_{\alpha/2}$、$t_{\alpha/2,\nu}$，得到与检验统计量相对应的 P 值范围，如 $P(|u| \geqslant u_{0.05/2} = 1.96) = 0.05$。另一种方法是，利用统计软件直接计算精确 P 值，如 $P = 0.035$，现在提倡用精确 P 值。对于常见检验统计量的检验界值，如 u 界值、t 界值、F 界值、χ^2 界值，检验统计量绝对值对应的检验界值越大，P 值越小，拒绝 H_0 的统计学依据越充分，但不能理解为 P 值越小试验（观察）结果本身越有意义。

6.1.3 双侧检验与单侧检验

在绝大多数情况下，假设检验只关心总体间有无差别，而不考虑差别的方向，如零假设 $H_0: \mu_1 = \mu_2$ 和 $H_1: \mu_1 \neq \mu_2$，当 $P \leqslant \alpha$ 时，结论为"拒绝 H_0，接受 H_1"。这里的备择假设 $H_1: \mu_1 \neq \mu_2$ 显然包括 $\mu_1 > \mu_2$ 和 $\mu_1 < \mu_2$ 两部分，因此，u 检验或 t 检验的检验水平取双侧概率 $\alpha/2$，u 检验或 t 检验的检验界值定为 $u_{\alpha/2}$ 或 $t_{\alpha/2,\nu}$。检验统计量 u 值或 t 值无论是正值还是负值，只要 $|u|$ 大于

$u_{\alpha/2}$ 或 $t \geq t_{\alpha/2,v}$，就拒绝 H_0，接受 H_1。这种只检验差别不考虑差别方向的双向检验，在统计学上被称为双侧检验（two-sided test）。前面讲述的几种 t 检验或 u 检验都用了双侧检验。如果在试验设计时有充分的专业理由认为，由于某特定因素（如环境因素、干预因素）的作用，当前样本代表的总体均值 μ_2 必定大于（或小于）已知总体均值 μ_1，则仅取其中之一侧检验，即单侧检验（one-sided test），其检验假设如下。

$$① \begin{cases} H_0 : \mu_1 = \mu_2 \\ H_1 : \mu_1 > \mu_2 \end{cases} 或 ② \begin{cases} H_0 : \mu_1 = \mu_2 \\ H_1 : \mu_1 < \mu_2 \end{cases}$$

可以看出，单侧检验比双侧检验有更严格的专业要求，原则上单侧检验是依据资料性质和试验设计规定选择的，一般不轻易使用。只有在根据专业知识有充分理由排除某一侧时，才可以使用。不能为了得出"有差别"的结论，就根据观察（试验）结果的样本信息把双侧检验界值改为单侧检验界值，如把 $u_{0.05/2} = 1.96$ 改为 $u_{0.05} = 1.65$。所以，两个均值或两个率的比较一般采用双侧检验，除非有充分的专业依据。统计量的计算和推断为双侧检验，查界值表时选择单侧界值。

6.1.4 假设检验的两类错误

假设检验的核心是推断 H_0，并以概率 P 值作为检验依据，因此，拒绝原假设 H_0，接受备择假设时，H_1 存在出现错误的可能，即当 H_0 为真时，由于抽样误差的原因，拒绝了 H_0、接受了 H_1。这种原假设为真而被拒绝的错误称为第一类错误，也称为 I 型错误（type I error）、假阳性错误或弃真错误。当原假设 H_0 不为真而 H_1 为真时，假设检验结论接受了 H_0、拒绝了 H_1。这种原假设不为真而被接受的错误称为第二类错误，也称为 II 型错误（type II error）、假阴性错误或存伪错误。所以假设检验结论可以有 4 种情况（见表 6-1）。

表 6-1 假设检验结论（概率）

客 观 实 际	假设检验结论	
	拒绝 H_0	接受 H_0
H_0 为真	I 型错误（α）	推断正确（$1-\alpha$）
H_0 不为真	推断正确（$1-\beta$）	II 型错误（β）

图 6-1 是以样本均值与总体均值比较的 t 检验为例来说明两类错误的概率 α 和 β 的。设 $H_0: \mu=\mu_0$，$H_1: \mu>\mu_0$。假设 H_0 为真，由于抽样误差得到了较大的样本均值，计算得到的检验统计量大于相应的界值，即 $t > t_{\alpha/2,v}$，按 $\alpha = 0.05$ 的检验水平，拒绝 H_0，接受 H_1，结论为 $\mu > \mu_0$，这样的推断犯了 I 型错误。同理，假设 H_0 不为真，H_1 为真，由于抽样的偶然性得到了较小的样本均值，计算的检验统计量小于相应的界值，即 $t < t_{\alpha/2,v}$，按 $\alpha = 0.05$ 的检验水平，不拒绝 H_0，这样的推断犯了 II 型错误。

从图 6-1 中可以发现，α 设置得愈小，β 愈大；相反，α 设置得愈大，β 愈小；所以 α 和 β 是相互制约的，可以根据研究要求适当控制。若要同时减小 I 型错误的概率 α 和 II 型错误的概率 β，就必须设置较小的 α 并且通过增加样本量 n 减小 II 型错误的概率。图 6-1 中的 $1-\beta$ 称为检验效能或把握度（power of a test），即两个总体确有差别，按 α 检验水平能发现它们有差别的能力。例如，$1-\beta = 0.8$ 表示若两个总体确有差别，则理论上进行 100 次抽样研究时，有 80 次能得出有差别的结论。应当注意的是，拒绝 H_0，只可能犯 I 型错误，不可能犯 II 型错误；不拒绝 H_0，只可能犯 II 型错误，不可能犯 I 型错误。

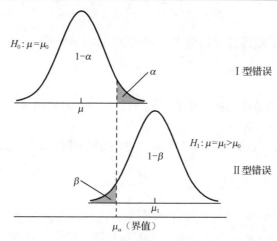

图 6-1　Ⅰ、Ⅱ型错误示意图（以单侧 t 检验为例）

6.2　参数的区间估计

医学研究的目的之一是研究有关的总体参数特性，即对未知的总体参数进行估计。由样本信息估计总体参数称为参数估计，它包括两种：点估计（point estimation）和区间估计（interval estimation）。点估计直接用样本统计量作为总体参数的估计值。点估计方法简单，但未考虑抽样误差，然而要使得参数估计可信，就必须考虑抽样误差。区间估计是按一定的概率或可信度（$1-\alpha$）用一个区间范围来估计总体参数的，这个范围称作可信度为 $1-\alpha$ 的可信区间（confidence interval，CI）。可信区间估计的理论基础是抽样分布规律。

6.2.1　总体均值的置信限

1. 样本均值的分布

（1）来自同一正态总体的样本均值的分布。

设 X 服从正态分布，即 $X \sim N(\mu, \sigma^2)$，从该总体中随机抽取样本量为 n 的样本，虽然样本均值 $\bar{X}$ 的大小不等，但各样本均值 $\bar{X}$ 同样服从正态分布，即 $\bar{X} \sim N(\mu, \sigma^2/n)$。

（2）来自同一非正态总体的样本均值的分布。

当 X 不服从正态分布，且样本量 n 很小时，各样本均值 $\bar{X}$ 的抽样分布也不服从正态分布，但随着样本量 n 的增大，样本均值 $\bar{X}$ 的对称性逐渐改善，$\bar{X}$ 的抽样分布接近于正态分布。由中心极限定理（central limit theorem）可知：无论 X 服从何种分布，只要它存在总体均值 μ 和方差 σ^2，当 n 足够大时，比如 $n \geqslant 60$，$\bar{X}$ 的抽样分布近似正态分布 $N(\mu, \sigma^2/n)$。这个定理在实际工作中具有很高的实用价值，在医学研究中，对许多研究总体，我们并不知道它的确切分布，而有了中心极限定理后，我们就可以据此对其特征进行统计推断。

2. 均值的估计

统计推断的一个重要方面是，根据随机抽样得到的样本统计量信息对相应的总体参数的值做出推断，如用样本均值 $\bar{X}$ 估计总体均值 μ，用样本标准差 S 估计总体标准差 σ 等，即参数估计。

（1）点估计。

总体均值的点估计就是用样本均值来直接估计总体均值，即 $\hat{\mu} = \bar{X}$。这种方法比较简单，由于没有考虑到抽样误差，只适合大样本资料的统计推断。

（2）区间估计。

总体均值的区间估计是利用样本信息给出一个区间，并给出重复试验时该区间包含总体均值的概率。具体计算方法如下。

① 当 σ 未知时，用样本标准差 S 作为 σ 的估计值计算标准误 $S_{\bar{X}}$，按 t 分布原理，有

$$P\left(-t_{\alpha/2,v} < \frac{\bar{X} - \mu}{S_{\bar{X}}} < t_{\alpha/2,v}\right) = 1 - \alpha \qquad (6\text{-}1)$$

式中，$1-\alpha$ 为可信度（置信概率），根据 t 分布原理，$t_{\alpha/2,v}$ 是自由度为 $v = n-1$、双侧尾部面积为 α 的 t 界值。在式（6-1）中，只有 μ 为未知参数，稍做变换即可得到满足式（6-1）总体均值 μ 可信区间的下限值和上限值。

$$\bar{X} - t_{\alpha/2,v}S_{\bar{X}} < \mu < \bar{X} + t_{\alpha/2,v}S_{\bar{X}} \qquad (6\text{-}2)$$

或缩写为 $\bar{X} \pm t_{\alpha/2,v}S_{\bar{X}}$。

当 $\alpha = 0.05$ 时，可信度为 $100 \times (1-\alpha)\% = 95\%$，式（6-2）为总体均值 μ 的 95% 的可信区间。当 $\alpha = 0.01$ 时，可信度为 $100 \times (1-\alpha)\% = 99\%$，式（6-2）为总体均值 μ 的 99% 的可信区间。

【例 6-1】2005 年的一项研究中，我们随机抽取了某地区 9 名 7 岁男童的身高数据，$\bar{X} = 121.44$，$S = 5.75$，计算总体均值的 95% 的可信区间（身高单位为 cm）。

解：由 $n = 9$，$v = 9 - 1 = 8$，$\alpha = 0.05$（双侧），得 $t_{0.05/2,8} = 2.306$，代入式（6-2），有

$$121.44 - 2.306 \times \frac{5.75}{\sqrt{9}} < \mu < 121.44 + 2.306 \times \frac{5.75}{\sqrt{9}}$$

计算结果为 $117.01 < \mu < 125.87$，即总体均值的 95% 的可信区间为 $117.01 \sim 125.87$（cm）。

② 当 σ 已知，或者 σ 未知但 n 足够大时，分两种情况考虑。

如果 σ 已知，则按正态分布原理，有

$$P\left(-u_{\alpha/2} < \frac{\bar{X} - \mu}{\sigma/\sqrt{n}} < u_{\alpha/2}\right) = 1 - \alpha \qquad (6\text{-}3)$$

满足式（6-3）的总体均值 μ 的可信区间为

$$\bar{X} - u_{\alpha/2}\sigma/\sqrt{n} < \mu < \bar{X} + u_{\alpha/2}\sigma/\sqrt{n} \quad (\text{或 } \bar{X} \pm u_{\alpha/2}\sigma/\sqrt{n}) \qquad (6\text{-}4)$$

如果 σ 未知，但样本量 n 足够大，则 t 分布近似标准正态分布，有

$$P\left(-u_{\alpha/2} < \frac{\bar{X} - \mu}{S/\sqrt{n}} < u_{\alpha/2}\right) \approx 1 - \alpha$$

$$\bar{X} - u_{\alpha/2}S/\sqrt{n} < \mu < \bar{X} + u_{\alpha/2}S/\sqrt{n} \quad (\text{或 } \bar{X} \pm u_{\alpha/2}S/\sqrt{n}) \qquad (6\text{-}5)$$

式（6-4）与式（6-5）的区别在于：式（6-4）为 σ 已知时的精确公式；而式（6-5）为大样本时，用 S 作为 σ 估计值的式（6-4）的近似公式。

【例 6-2】本例我们随机抽取了某地区 110 名 7 岁男童的身高数据，$\bar{X} = 121.72$，$S = 4.74$，计算总体均值的 95% 的可信区间（身高单位为 cm）。

解：因 $n = 110 > 100$，故可以用标准正态分布代替 t 分布进行计算，查标准正态分布表，知 $u_{0.25} = 1.96$，则

$$\overline{X}-u_{0.05}\times S_{\overline{X}}=121.72-1.96\times 4.74/\sqrt{110}=120.83（\text{cm}）$$

$$\overline{X}+u_{0.05}\times S_{\overline{X}}=121.72+1.96\times 4.74/\sqrt{110}=122.61（\text{cm}）$$

根据计算，可推断出该地区 7 岁男童平均身高的 95% 的可信区间为 120.83～122.61（cm），可认为该地区 7 岁男童平均身高为 120.83～122.61（cm）。

6.2.2　两个总体均值之差的置信限

在实际工作中，我们常常会碰到下列问题：正常成年男女的红细胞数之差是多少？高血压患者经服用某药治疗后，试验组的血压比对照组平均降低多少？等等。我们常常需要估计两个总体均值之差 $\mu_1-\mu_2$。我们可以用两个样本均值之差 $\overline{X}_1-\overline{X}_2$ 作为两个总体均值之差 $\mu_1-\mu_2$ 的点估计，但点估计没有考虑抽样误差的大小，故需估计两个总体均值之差的可信区间。

1．两个样本均值之差的分布及标准误

假定两个样本 $X_1\sim N(\mu_1,\sigma_1^2)$、$X_2\sim N(\mu_2,\sigma_2^2)$，由数理统计相关知识可证明 $X=X_1-X_2$ 也服从正态分布，且 $X\sim N(\mu_1-\mu_2,\sigma_1^2+\sigma_2^2)$，由 $\overline{X}_1\sim N(\mu_1,\sigma_1^2/n)$、$\overline{X}_2\sim N(\mu_2,\sigma_2^2/n)$，可得

$$\overline{X}_1-\overline{X}_2\sim N(\mu_1-\mu_2,\sigma_1^2/n_1+\sigma_2^2/n_2) \tag{6-6}$$

但在实际中，σ_1 与 σ_2 往往未知，常用 S_1 与 S_2 估计，所以 $\overline{X}_1-\overline{X}_2$ 的标准误由式（6-7）计算。

$$S_{\overline{X}_1-\overline{X}_2}=\sqrt{S_c^2\left(\frac{1}{n_1}+\frac{1}{n_2}\right)} \tag{6-7}$$

其中，$S_c^2=\dfrac{(n_1-1)S_1^2+(n_2-1)S_2^2}{n_1+n_2-2}$。

当 n_1 与 n_2 较大，或者大致相等时，标准误可用式（6-8）来计算。

$$S_{\overline{X}_1-\overline{X}_2}=\sqrt{\frac{S_1^2}{n_1}+\frac{S_2^2}{n_2}} \tag{6-8}$$

2．两个总体均值之差的估计

（1）点估计。

当把 $\mu_1-\mu_2$ 看成一个数值时，我们可以参照样本均值对总体均值进行估计的方法，对两个总体均值之差的均值进行估计。

$$\hat{\mu}=\hat{\mu}_1-\hat{\mu}_2=\overline{X}_1-\overline{X}_2 \tag{6-9}$$

（2）区间估计。

$$(\overline{X}_1-\overline{X}_2)-t_{\alpha/2,v}S_{\overline{X}_1-\overline{X}_2}<\mu_1-\mu_2<(\overline{X}_1-\overline{X}_2)+t_{\alpha/2,v}S_{\overline{X}_1-\overline{X}_2}$$

或
$$(\overline{X}_1-\overline{X}_2)\pm t_{\alpha/2,v}S_{\overline{X}_1-\overline{X}_2} \tag{6-10}$$

当 n_1 与 n_2 均较大时，可用式（6-11）来计算可信区间。

$$(\overline{X}_1-\overline{X}_2)-u_{\alpha/2}S_{\overline{X}_1-\overline{X}_2}<\mu_1-\mu_2<(\overline{X}_1-\overline{X}_2)+u_{\alpha/2}S_{\overline{X}_1-\overline{X}_2}$$

或
$$(\overline{X}_1-\overline{X}_2)\pm u_{\alpha/2}S_{\overline{X}_1-\overline{X}_2} \tag{6-11}$$

【例 6-3】某地区抽样调查了部分健康成年人的红细胞数（10^{12}/L），结果如表 6-2 所示。试估计该地区男、女红细胞数之差的 95% 的可信区间。

表 6-2 部分健康成年人的红细胞数测定值

性　　别	n	$\bar{X}$	S
男	360	4.66	0.57
女	255	4.18	0.29

解：由表 6-2 可知，$n_1 = 360, \bar{X}_1 = 4.66, S_1 = 0.57$，以及 $n_2 = 255, \bar{X}_2 = 4.18, S_2 = 0.29$。作为大样本数据，用式（6-8）计算两个样本均值之差的标准误。

$$S_{\bar{X}_1 - \bar{X}_2} = \sqrt{\frac{S_1^2}{n_1} + \frac{S_2^2}{n_2}} = \sqrt{\frac{0.57^2}{360} + \frac{0.29^2}{255}} = 0.032 \ (10^{12}/\text{L})$$

该地区男、女红细胞数之差表示为 $\bar{X}_1 - \bar{X}_2 = 4.66 - 4.18 = 0.48$（$10^{12}/\text{L}$）。

用式（6-11）计算 $\mu_1 - \mu_2$ 的 95%的可信区间，$0.48 \pm 1.96 \times 0.032$，即 $0.417 \sim 0.543$（$10^{12}/\text{L}$）。

由于 $\mu_1 - \mu_2$ 的 95%的可信区间是对总体均值而言的，所以根据 $0.417 \sim 0.543$（$10^{12}/\text{L}$）这个区间可以做出以下两个简单推断：①该区间下限值大于 0，即没有包括 $\mu_1 - \mu_2 = 0$，所以男性红细胞数多于女性红细胞数；②该区间上限值为 0.543（$10^{12}/\text{L}$），下限值为 0.417（$10^{12}/\text{L}$），说明男性红细胞数平均比女性红细胞数最多多 0.543（$10^{12}/\text{L}$），最少多 0.417（$10^{12}/\text{L}$）。

【例 6-4】测得某地区 10 名正常人和 10 名病毒性肝炎患者血清转铁蛋白的含量（g/L），结果如表 6-3 所示，试估计该地区正常人和病毒性肝炎患者血清转铁蛋白总体均值之差的 95%的可信区间。

表 6-3 血清转铁蛋白含量（g/L）

正常人	2.65	2.72	2.85	2.91	2.55	2.76	2.82	2.69	2.64	2.73
病毒性肝炎患者	2.36	2.15	2.52	2.25	2.28	2.31	2.53	2.19	2.34	2.31

根据资料计算样本均值和样本标准差，如表 6-4 所示。

表 6-4 样本均值和样本标准差

正常人	$\bar{X}_1 = 2.732$	$S_1 = 0.108$	$n_1 = 10$
病毒性肝炎患者	$\bar{X}_2 = 2.324$	$S_2 = 0.124$	$n_2 = 10$

得：$$S_c^2 = \frac{(n_1 - 1)S_1^2 + (n_2 - 1)S_2^2}{n_1 + n_2 - 2} = \frac{(10-1) \times 0.108^2 + (10-1) \times 0.124^2}{10 + 10 - 2} = 0.0135$$

$$S_{\bar{X}_1 - \bar{X}_2} = \sqrt{S_c^2 \times \left(\frac{1}{n_1} + \frac{1}{n_2}\right)} = \sqrt{0.0135 \times \left(\frac{1}{10} + \frac{1}{10}\right)} = 0.0519$$

自由度 $\nu = n_1 + n_2 - 2 = 10 + 10 - 2 = 18$，$\alpha = 0.05$ 的 t 界值为 $t_{0.025,18} = 2.101$，则两组均值之差的 95%的可信区间为

$$(2.732 - 2.324) \pm 2.101 \times 0.0519, \quad 即 \ 0.30 \sim 0.52$$

可以认为正常人的血清转铁蛋白较病毒性肝炎患者的血清转铁蛋白平均高 0.408（g/L），其 95%的可信区间为 $0.30 \sim 0.52$（g/L）。

3．关于可信区间

（1）可信区间的含义。

95%的可信区间的含义是：如果重复 100 次样本量相同的抽样，每个样本均按同一个方法构建 95%的可信区间，则理论上有 95 个可信区间包含了总体均值，还有 5 个可信区间未包含总体均值。

在区间估计中，总体参数虽未知，但却是固定值，而不是随机变量值，其大小与抽样无关。因此，95%的可信区间不能理解为总体参数有 95%的可能落在该区间内；更不能理解为有 95%的总体参数在该区间内，而 5%的参数不在该区间内，因为相应的总体参数只有一个。所谓 95%的可信度指的是可信区间的构建方法，理论上用该方法建立的 95%的可信区间能包含总体参数的概率为 95%。

（2）可信区间的两个要素。

可信区间的第一个要素是准确性，又称可靠性，反映为可信度 $1-\alpha$ 的大小，显然可信度越接近 1 越好。准确性常根据研究目的和实际问题的背景由研究者自行决定，常用的可信度为 90%、95% 和 99%，但并不以此为限。

可信区间的第二个要素是精确性，常用可信区间的长度 $C_U - C_L$ 衡量，当然长度越小越好。精确性与变量的变异度大小、样本例数和 $1-\alpha$ 取值有关。在 $1-\alpha$ 确定后，可信区间的长度受制于个体变异和样本量：个体变异越大，区间越宽；样本量越少，区间越宽；反之，区间越窄。在样本量确定后，准确性和精确性是相互牵制的：若要提高可信度，则可取较小的 α 值，势必使区间变宽，精确性下降。故不能笼统地认为 99%的可信区间比 95%的可信区间好。在实际工作中人们一般常 95%的可信区间，认为它能较好地兼顾准确性和精确性。

6.2.3　二项总体百分率 p 的置信限

二项总体百分率的点估计就是，将随机样本的百分率 p 直接作为总体百分率 π 的点估计值。例如，2005 年的一项研究，我们从我国西部地区随机抽取 10000 名 3 岁以下的婴幼儿，其中两周内发生腹泻的人数为 737 人，则样本婴幼儿两周内腹泻患病率为 $p = 737 / 10000 = 7.37\%$，可作为我国西部地区 2005 年 3 岁以下婴幼儿两周内腹泻患病率的点估计值。与总体均值的点估计同理，总体率的点估计未考虑样本率的抽样误差。因此，若能结合区间估计，就可得到较为完整的估计信息。根据样本量和样本率的大小，总体率的区间估计可分别采用以下两种常用方法。

1．查表法

在样本例数较小且样本率接近 1 或 0 时，即阳性事件发生率很高或很低时，可按照二项分布原理确定总体率的可信区间，但计算过程较为烦琐。为便于实际应用，统计学家根据二项分布原理，编制了样本例数为 n 且 $n \leq 50$、阳性例数为 X 时的总体率的 95% 和 99% 可信区间表——百分率可信区间表。

【例 6-5】 采用某新疗法治疗患某病的 28 人，对 10 人有效，估计该疗法有效率的 95% 可信区间。

查表，在行 $n = 28$ 和列 $X = 10$ 的交叉处，有两组数值，上行对应 95% 可信区间，其数值为 19～56，即该疗法有效率的 95% 可信区间为 (19%, 56%)。

应该注意的是，表中 X 值只列出了 $X \leq n/2$ 的部分。当 $X > n/2$ 时，可用 $n - X$ 值查表，所得可信区间为总体阴性率可信区间，用 1 减去总体阴性率可信区间，即为总体阳性率的可信区间。

【例6-6】某新疗法治疗某病 10 人，7 人有效，估计该疗法有效率的 95%可信区间。

解：本例 $n = 10$，有效数 $= 7 > 5$。先以 $n = 10$ 和无效数 $X = 3$ 查表，得总体无效率 95% 的可信区间为(7%, 65%)，用 1 减去此区间的上、下限，即得总体有效率的 95%可信区间为 (1-65%, 1-7%) = (35%, 93%)。

2．正态近似法

当 n 较大，p 和 $1-p$ 均不太小时，如 np 与 $n(1-p)$ 均大于 5 时，根据中心极限定理，样本率 p 的抽样分布近似正态分布，因此可按正态近似法用式（6-12）求总体率（$1-\alpha$）的可信区间。

$$p \pm z_{\alpha/2}S_p \tag{6-12}$$

式中，p 为样本率，S_p 为率的标准误。$z_{\alpha/2}$ 为标准正态分布 α 检验水平的双侧临界值，即 $\alpha = 0.05$ 时，$z_{0.05/2} = 1.96$；$\alpha = 0.01$ 时，$z_{0.01/2} = 2.58$。

【例6-7】为了解某地区孕妇贫血患病情况，在该地区随机抽查了 106 人，其中贫血患者 73 人，试估计该地区孕妇贫血患病率的 95%可信区间。

本例 $n = 106$，$X = 73$，样本率 $p = \dfrac{73}{106} = 0.689 = 68.9\%$，按式（5-5），率的标准误的估计值为

$$S_p = \sqrt{\frac{p(1-p)}{n}} = \sqrt{\frac{68.9\%(1-68.9\%)}{106}} = 4.5\%$$

$np = 73$ 与 $n(1-p) = 33$ 均大于 5，由式（6-12）得

置信限下限：68.9%-1.96×4.5% = 60.1%。

置信限上限：68.9%+1.96×4.5% = 77.7%。

即：该地区孕妇贫血患病率的 95%可信区间为(60.1%，77.7%)。

6.2.4　两个二项总体百分率之差（p_1-p_2）的置信限

类似地，可用两个样本百分率之差 $p_1 - p_2$ 作为两个总体百分率之差 $\pi_1 - \pi_2$ 的点估计，但点估计没有考虑抽样误差的大小，因此需估计两个总体百分率之差的可信区间。

设两个独立样本百分率分别为 p_1 和 p_2，当 n_1 与 n_2 均较大，且 p_1、$1-p_1$ 与 p_2、$1-p_2$ 均不小时，一般认为，当 n_1p_1、$n_1(1-p_1)$、n_2p_2、$n_2(1-p_2)$ 均大于 5 时，样本百分率的分布近似正态分布，可采用正态近似法按式（6-13）对两个总体百分率的差做出区间估计。

$$((p_1 - p_2) - z_{\alpha/2}S_{p_1-p_2}, (p_1 - p_2) + z_{\alpha/2}S_{p_1-p_2}) \tag{6-13}$$

$$S_{p_1-p_2} = \sqrt{\frac{p_1(1-p_1)}{n_1} + \frac{p_2(1-p_2)}{n_2}} \tag{6-14}$$

式中，$S_{p_1-p_2}$ 为百分率之差的标准误。

【例6-8】某医师观察甲、乙两种药治疗肺炎的疗效，将某时间段内入院的肺炎患者随机分为两组，每组均为 100 人。甲药对 80 位患者有效，乙药对 50 位患者有效，试估计两种药有效率之差的 95%可信区间。

将甲、乙两药治疗组的患者数、治疗有效数分别以 n_1、X_1 和 n_2、X_2 表示,则 n_1p_1、$n_1(1-p_1)$、n_2p_2、$n_2(1-p_2)$ 均大于 5, $p_1=80/100=80\%$, $p_2=50/100=50\%$。由式(6-14),得

$$S_{p_1-p_2}=\sqrt{\frac{0.8(1-0.8)}{100}+\frac{0.5(1-0.5)}{100}}=0.064$$

由式(6-13),得

$$((0.8-0.5)-1.96\times0.064,\ (0.8-0.5)+1.96\times0.064)$$

即:两种药治疗肺炎有效率之差的 95%可信区间为(0.1745, 0.4255)或(17.45%, 42.55%)。

6.2.5　区间估计与假设检验

进行假设检验与估计可信区间是具有两个不同目标并密切关联的分析方法。就同一个资料而言,当假设检验结果为 $P<\alpha$,得出拒绝 H_0 而接受 H_1 的结论时,其 $100(1-\alpha)\%$可信区间必定不包括 H_0($\mu_1-\mu_2=0$);反之亦然。可见,可信区间也可以回答假设检验的问题,假设检验与可信区间的作用是相辅的,结论的含义是一致的,基础都建立于抽样误差理论。

对于例 6-2,随机抽取某地区 110 名 7 岁男童的身高数据,其中 $\bar{X}=121.72$(cm)、$S=4.74$(cm),已知该地区 7 岁男童身高总体均值为 121.45(cm),分别用区间估计和假设检验分析。

区间估计:根据该样本计算,可推断该市 7 岁男童平均身高的 95%可信区间为 120.83～122.61(cm),可认为该市 7 岁男童平均身高为 120.83～122.61(cm),该区间显然包括了总体均值 121.45(cm)在内($\mu-\mu_0=0$)。而单样本均值比较的 u 检验结论是 $P=0.48$,其差别无统计学意义。两个结论是一致的。

如果假设检验的结果拒绝 H_0,则相应的可信区间必定不包含 H_0 所假设的参数值。这一结果说明假设检验与可信区间的分析具有相同的量化判定,它们的结论仅是对同一个问题的不同描述,效果是等价的,不同的是假设检验能够获得较为确切的 P 值,而可信区间能提示差别有无专业意义,故将两者结合起来使用时分析就更加完整。

6.3　均值的假设检验

在计量资料的假设检验中,最基本的方法是 u 检验(u-test,亦称 z-test)和 t 检验(t-test,亦称 Student's t-test)。在实际应用时,当样本量 n 较大,或者 n 虽小但总体标准差已知时,理论上适合用 u 检验;当样本随机地取自正态总体,样本量 n 较小时,理论上适合用 t 检验。

根据试验设计,u 检验可分为大样本均值与总体均值比较的 u 检验和两个大样本均值比较的 u 检验。

6.3.1　单个样本均值的假设检验(样本均值与总体均值的比较)

该检验方法适用于随机抽取的样本所在总体均值 μ 与已知总体均值 μ_0 的比较。设样本数据 $X_1,X_2,\cdots,X_n$ 服从正态分布 $N(\mu,\sigma_0^2)$,当样本所在总体均值 μ 与已知总体均值 μ_0 比较的原假设 $H_0:\mu=\mu_0$ 成立时,样本均值 $\bar{X}$ 服从正态分布 $N(\mu_0,\sigma_0^2/n)$,这里的总体均值 μ_0 一般是指已知的理论值、标准值或经过大量观察所得到的稳定值,σ_0^2 为已知的总体方差,则检验统计量为

$$u = \frac{\bar{X} - \mu_0}{\sigma_0/\sqrt{n}} \qquad (6-15)$$

当总体的标准差 σ_0 未知且 $n \geq 60$ 时，可用样本标准差 S 作为 σ_0 的估计值，即 $\hat{\sigma}_0 = S$。

【例6-9】一般地区成年男性血红蛋白的均值为 140g/L，某研究者随机抽取 250 名高原地区成年男性进行检查，得到血红蛋白样本均值为 155g/L，样本标准差为 20g/L，试问高原地区成年男性的血红蛋白是否不同于一般地区成年男性？

解：已知一般地区成年男性血红蛋白的均值 140g/L 为假定的已知总体均值（$\mu_0 = 140$），样本均值（$\bar{X} = 155$）与已知总体均值 μ_0 不等有两种可能：①高原地区成年男性的血红蛋白总体均值与一般地区成年男性的均值不同，抽样误差导致差别；②由于社会、经济、环境等因素的影响，高原地区成年男性的血红蛋白总体均值 μ 不同于一般地区成年男性的均值而导致的差别。本例调查的样本量较大（$n = 250$），用样本标准差作为总体标准差的估计值，即 $\hat{\sigma}_0 = S = 20$，可用 u 检验推断是否由于社会、经济、环境等因素的影响，高原地区成年男性的总体特征具有自身特点，使高原地区成年男性的血红蛋白总体均值 μ 不同于一般地区成年男性的总体均值 μ_0。

（1）建立假设，确定检验水平 α。

H_0: $\mu = 155$（高原地区成年男性的血红蛋白的总体均值与一般地区成年男性的总体均值相同）；

H_1: $\mu \neq 155$（高原地区成年男性的血红蛋白的总体均值与一般地区成年男性的总体均值不同）；

$\alpha = 0.05$。

（2）用式（6-15）计算检验统计量 u 值。

$$u = \frac{\bar{X} - \mu_0}{\sigma_0/\sqrt{n}} = \frac{155 - 140}{20/\sqrt{250}} = 11.85$$

（3）确定 P 值，得出结论。

查正态分布表，检验界值 $u_{0.05/2} = 1.96$，$u > u_{0.05/2}$，得 $P < 0.05$。这是一个小概率事件，根据反证法思想，按预先设定的 $\alpha = 0.05$ 的检验水平，拒绝 H_0，接受 H_1，统计结论为差别有统计学意义，可以认为高原地区成年男性的血红蛋白总体均值与一般地区成年男性的均值不同。

6.3.2 两个样本均值的假设检验

该检验方法适用于完全随机设计中两组计量资料差别的比较。假设从两个正态总体 (μ_1, σ_1^2) 和 (μ_2, σ_2^2) 中独立地抽取两个容量分别为 n_1 和 n_2 的样本。首先建立零假设 H_0: $\mu_1 = \mu_2$，或 $\mu_1 - \mu_2 = 0$；在 H_0 成立的假定下，n_1 和 n_2 均较大时，两个样本均值 $\bar{X}_1$ 和 $\bar{X}_2$ 的差值 $\bar{X}_1 - \bar{X}_2$ 服从正态分布 $N(0, \sigma_{\bar{X}_1 - \bar{X}_2}^2)$，其中 $\sigma_{\bar{X}_1 - \bar{X}_2}^2$ 为统计量 $\bar{X}_1 - \bar{X}_2$ 的方差。为了检验零假设的统计量，有

$$\mu = \frac{\bar{X}_1 - \bar{X}_2}{\sigma_{\bar{X}_1 - \bar{X}_2}} \qquad (6-16)$$

式中，$\sigma_{\bar{X}_1 - \bar{X}_2}$ 为两个均值之差的标准误，计算公式为

$$\sigma_{\bar{X}_1 - \bar{X}_2} = \sqrt{\sigma_{\bar{X}_1}^2 + \sigma_{\bar{X}_2}^2} = \sqrt{\sigma_1^2/n_1 + \sigma_2^2/n_2} \qquad (6-17)$$

当总体标准差 σ_1、σ_2 未知，两组样本量基本相等，且 $n_1 + n_2 \geq 60$ 时，可用式（6-18）得到 $\sigma_{\bar{X}_1 - \bar{X}_2}$ 的估计值

$$\hat{\sigma}_{\bar{X}_1 - \bar{X}_2} = \sqrt{S_{\bar{X}_1}^2 + S_{\bar{X}_2}^2} = \sqrt{S_1^2/n_1 + S_2^2/n_2} \tag{6-18}$$

【例 6-10】 为研究孕妇孕期多维营养素补充对胎儿生长发育的影响，将 1000 名孕妇随机分为试验组和对照组，一组在孕期不同时间按要求补充多维营养素，另一组为对照组，观察两组孕妇所生新生儿出生时的体重有无不同。例数、均值、标准差数据：在多维营养素组中，$n_1 = 140$，$\bar{X}_1 = 3197.9$，$S_1 = 438.0$；在对照组中，$n_2 = 154$，$\bar{X}_2 = 3153.7\text{g}$，$S_2 = 444.9\text{g}$。问补充多维营养素对新生儿出生时的体重有无影响（体重单位为 g）？

解： 本例是两个样本的计量资料，每组样本量都超过 30，可通过两个样本均值推断总体均值是否相同，可使用两个大样本均值比较的 u 检验。检验步骤如下。

（1）建立假设，确定检验水平 α。

$H_0: \mu_1 = \mu_2$（两组新生儿出生时的体重的总体均值相等，补充多维营养素对新生儿出生时的体重没有影响）；

$H_1: \mu_1 \neq \mu_2$（两组新生儿出生时的体重的总体均值不相等，补充多维营养素对新生儿出生时的体重有影响）；

$\alpha = 0.05$。

（2）计算检验统计量 u 值。

用式（6-18）计算两个均值之差标准误的估计值：

$$\hat{\sigma}_{\bar{X}_1 - \bar{X}_2} = \sqrt{S_1^2/n_1 + S_2^2/n_2} = \sqrt{438.0^2/140 + 444.9^2/154} = 51.53$$

用式（6-16）计算 u 值：

$$u = \frac{\bar{X}_1 - \bar{X}_2}{\sigma_{\bar{X}_1 - \bar{X}_2}} = \frac{3197.9 - 3153.7}{51.53} = 0.86$$

（3）确定 P 值，得出结论。

$z < z_{0.05/2} = 1.96$，$P > 0.05$，按 $\alpha = 0.05$ 的检验水平，接受 H_0，拒绝 H_1，两组间差别没有统计学意义，根据本试验结果尚不能认为补充多维营养素对新生儿出生时的体重有影响。

6.4 二项资料的率的假设检验

在生物学试验中经常会遇到这样一些问题：检验两批种子发芽率是否相同；检验两种杀虫剂造成的死亡率是否相同；检验两批产品合格率是否相同等。根据中心极限定理，样本量较大的样本率近似服从正态分布。因此，单个样本或两个样本的率的假设检验可以利用 u 统计量。例如，当样本所在总体的总体率 π 等于已知总体率 π_0 时，样本率检验统计量 u 近似服从标准正态分布，$|z| > 1.96$ 的概率小于或等于 5%，在一次随机抽样中一般是不会发生的。反之，当样本所在总体的总体率 π 不等于已知总体率 π_0 时，样本率检验统计量 u 的绝对值$|z|$往往较大或很大，$|z| > 1.96$ 的概率较大或很大，远远超过 5%，故可以推断样本所在总体的总体率 π 不等已知总体率 π_0。综上所述，率的 u 检验对统计量要求可简单概括为：

（1）如果样本率 p 为 0.1～0.9，则每组例数大于 60 例；

（2）当样本率 p 在 0.1～0.9 以外时，np 或 $n(1-p)$ 的最小值大于 5。例如，$p = 0.06$ 时，n

至少等于 84；$p = 0.03$ 时，n 至少等于 167。

6.4.1 单个样本率（成数）的假设检验

单个样本率的假设检验的实质是推断该样本所代表的未知总体率是否等于已知的总体率 π_0（一般为理论值、标准值或经大量观察所得的稳定值等）。如前所述，当 n 较大时，样本率 p 的抽样分布近似正态分布，可利用正态分布的原理进行假设检验。检验统计量 u 值的计算公式如下：

$$u = \frac{p - \pi_0}{\sqrt{\pi_0(1 - \pi_0)/n}} \qquad (6-19)$$

式中，p 为样本率，π_0 为已知总体率，n 为样本例数。

【例 6-11】用常规疗法治疗流行性出血热的病死率为 15%，现用某新疗法治疗 50 名患者，死亡 6 例，问新疗法治疗流行性出血热的病死率是否不等于常规疗法。

解：首先建立假设，确定检验水平 α。

H_0：新疗法和常规疗法治疗流行性出血热的病死率相等，即 $\pi = \pi_0$；

H_1：新疗法和常规疗法治疗流行性出血热的病死率不相等，即 $\pi \neq \pi_0$；

$\alpha = 0.05$。

本例中，$n = 50$，$p = 6/50 = 0.12$，$\pi_0 = 0.15$，代入式（6-19），得

$$u = \frac{0.12 - 0.15}{\sqrt{0.15(1 - 0.15)/50}} = -0.59$$

查 u 界值表，$u_{0.05/2} = 1.96$，得 $p > 0.05$，在双侧 $\alpha = 0.05$ 的检验水平上，不拒绝 H_0，尚不能认为新疗法治疗流行性出血热的病死率不等于常规疗法。

【例 6-12】已知 A 药物治疗幽门螺杆菌感染的治愈率为 60%。现拟用 B 药物治疗，根据临床药理知识，B 药物疗效不会低于 A 药物。现用 B 药物治疗幽门螺杆菌感染患者 10 人，其中 9 人治愈。问 B 药物治疗幽门螺杆菌感染的治愈率是否高于 60%。

解：首先建立假设，确定检验水平 α。

H_0：B 药物的幽门螺杆菌感染治愈率 $\pi = 60\%$；

H_1：B 药物的幽门螺杆菌感染治愈率 $\pi > 60\%$；

单侧检验 $\alpha = 0.05$。

本例中，$n = 10$，$\pi_0 = 60\%$，$n(1 - \pi_0) = 10 \times 40\% = 4 < 5$，不宜用正态近似的 u 检验进行统计分析，应采用确切概率法进行检验。假设检验的 P 值定义为在 H_0 成立的总体中那些极端事件的累积概率，它反映了根据现有样本信息来拒绝 H_0 所冒的风险，如果此风险很小（小于检验水平 α），则有理由拒绝 H_0。此例中的极端事件是不支持 H_0 而支持 H_1 的那些事件，也就是计算 H_0 成立的总体中（$\pi = 60\%$）幽门螺杆菌感染治愈人数等于现有样本值 $X = 9$ 或更大的累积概率。

解：根据二项分布概率函数 $P(X) = \binom{n}{x} \pi^x (1 - \pi)^{n-x}$，计算

$$P(X \geq 9) = P(9) + P(10) = \binom{10}{9} 0.6^9 (1 - 0.6) + 0.6^{10} = 0.0403 + 0.0061 = 0.0464 < 0.05$$

因此，差别具有统计学意义，可以认为 B 药物疗效优于 A 药物。

如果研究前并不知道 B 药物疗效不低于 A 药物的信息，则此例问题可改为 B 药物治疗幽门螺杆菌感染的治愈率与 A 药物治愈率（60%）是否有差别。此时应采用双侧检验（H_0: $\pi = 0.6$；H_1: $\pi \neq 0.6$），可首先计算 H_0 成立时总体中出现现有样本 $X = 9$ 的概率：

$$P(X = 9) = \binom{10}{9} 0.6^9 (1 - 0.6) = 0.0403$$

然后计算总体中 X 取其他值的概率，并将其中小于或等于现有样本概率的概率值相加，即为 P 值（见表 6-5）。

表 6-5　$n = 10$，$\pi = 0.6$ 二项分布的概率分布

X	0	1	2	3	4	5	6	7	8	9	10
$P(X)$	0.0001	0.0016	0.0106	0.0425	0.1115	0.2007	0.2508	0.2150	0.1209	0.0403	0.006
累积概率	0.0001	0.0017	0.0123	0.0548	0.1662	0.3669	0.6177	0.8327	0.9536	0.9940	1.000

现有样本值 $X = 9$，其概率 $P(9) = 0.0403$，比 $P(9)$ 更小的还有 X 为 10、0、1、2 的概率，故 $P = P(9) + P(10) + P(0) + P(1) + P(2) = 0.0403 + 0.0061 + 0.0001 + 0.0016 + 0.0106 = 0.0587 > 0.05$，因此，按检验水平 $\alpha = 0.05$，不拒绝 H_0，尚不能认为 A、B 两药物的治愈率不同。

6.4.2　两个样本率（成数）的假设检验

将研究对象随机分配到两组，分别给予不同处理，观测试验措施的结果在两组中的分布情况。如果试验措施的结果为两分类变量，如生与死、患病与未患病、有效与无效、阳性与阴性、检出与未检出等，则此为成组设计的两个样本率比较，或者称为两个独立样本率的比较。两个样本率比较的原理是，假设从两个总体中各随机抽取样本量为 n_1、n_2 的样本，其中有指定特性的个数为 x_1、x_2，则有 $\hat{p}_1 = \dfrac{x_1}{n_1}$、$\hat{p}_2 = \dfrac{x_2}{n_2}$。现欲检验 H_0: $p_1 = p_2$，由于 $\hat{p}_1$、$\hat{p}_2$ 实际是样本均值，若 n_1、n_2 足够大，则由中心极限定理，它们均应近似服从正态分布。若 H_0 成立，它们总体的期望、方差都相等，实际上可视为同一个总体。因此有 $\hat{p}_1 - \hat{p}_2$ 近似服从 $N\left(0, pq\left(\dfrac{1}{n_1} + \dfrac{1}{n_2}\right)\right)$，且 $\hat{p} = \dfrac{x_1 + x_2}{n_1 + n_2}$，$\hat{q} = 1 - \hat{p}$。在大样本下有统计量

$$u = \frac{\hat{p}_1 - \hat{p}_2}{\sqrt{\hat{p}\hat{q}\left(\dfrac{1}{n_1} + \dfrac{1}{n_2}\right)}} \tag{6-20}$$

近似服从 $N(0,1)$。

一般认为，当 $n_1 p_1$、$n_1(1 - p_1)$、$n_2 p_2$、$n_2(1 - p_2)$ 均大于 5 时，可用 u 检验。

【例 6-13】1982 年随机抽取某农村地区成年男性 3730 名，查出高血压患者 651 例，患病率（$\hat{p}_1$）为 18.4%；2010 年随机抽取该地成年男性 2476 名，查出高血压患者 916 例，患病率（$\hat{p}_2$）为 30.5%。问 2010 年该地区成年男性高血压患病率是否比 1982 年有升高？

解：$n_1 = 3730$，$n_1 p_1 = 651$，$n_1(1 - p_1) = 3079$；$n_2 = 2476$，$n_2 p_2 = 916$，$n_2(1 - p_2) = 1560$。符合两个样本率 u 检验条件。检验步骤如下。

（1）建立假设，确定检验水平。

$H_0: \pi_1 = \pi_2$（2010 年该地区成年男性高血压患病率与 1982 年的相等）；

$H_1: \pi_1 \neq \pi_2$（2010 年该地区成年男性高血压患病率与 1982 年的不相等）；

$\alpha = 0.05$。

$$\hat{p}_1 = \frac{651}{3730} = 0.184 , \quad \hat{p}_2 = \frac{916}{2476} = 0.305 ,$$

$$\hat{p} = \frac{651+916}{3730+2476} = 0.252, \quad \hat{q} = 1 - \hat{p} = 0.748 ,$$

$$u = \frac{\hat{p}_1 - \hat{p}_2}{\sqrt{\hat{p}\hat{q}\left(\dfrac{1}{n_1} + \dfrac{1}{n_2}\right)}} = \frac{0.184 - 0.305}{\sqrt{0.252 \times 0.748 \times \left(\dfrac{1}{3730} + \dfrac{1}{2476}\right)}} = -24.6653$$

查 u 界值表，$u_{0.05/2} = 1.96$，得 $p > 0.05$，在双侧 $\alpha = 0.05$ 的检验水平上，拒绝 H_0，2010 年该地区成年男性高血压患病率与 1982 年的不相等，即 2010 年该地区成年男性高血压患病率比 1982 年的有升高。

当两个样本的例数 n_1 与 n_2 均较大时，可用正态近似原理的 u 检验对相应的两个总体率做出统计推断。一般认为，当 $n_1 p_1$、$n_1(1-p_1)$、$n_2 p_2$、$n_2(1-p_2)$ 均大于 5 时可用 u 检验。

（2）检验统计量 u 的计算公式为

$$u = \frac{p_1 - p_2}{S_{p_1 - p_2}} \tag{6-21}$$

其中，

$$S_{p_1 - p_2} = \sqrt{\frac{X_1 + X_2}{n_1 + n_2}\left(1 - \frac{X_1 + X_2}{n_1 + n_2}\right)\left(\frac{1}{n_1} + \frac{1}{n_2}\right)}$$

当样本量较小时，可用其校正公式：

$$u_c = \frac{\left| p_1 - p_2 \right| - \dfrac{1}{2}\left(\dfrac{1}{n_1} + \dfrac{1}{n_2}\right)}{S_{p_1 - p_2}} \tag{6-22}$$

但当 n 很小时（$n \leq 40$），必须用确切概率法。

本章小结

1. 假设检验是统计推断的主要内容之一，假设检验的基本思想是，在零假设 H_0 成立的前提下，计算出现现有样本统计量及更极端情况的可能性（P 值）。如果 P 值很小，小于或等于事先规定的检验水平 α，如 0.05，则结论是，拒绝零假设 H_0，接受 H_1，认为总体参数之间存在差异。如果 P 值大于 α，就不能拒绝 H_0，尚不能认为总体参数之间存在差异。

2. 进行假设检验时有可能犯错误：拒绝了实际上成立的 H_0 时所犯的错误称为 I 型错误，其概率大小用 α 表示；不拒绝实际上不成立的 H_0 时所犯的错误称为 II 型错误，其概率大小用 β 表示。如果两个总体参数间确实存在差异，假设检验方法能够发现这种差异（即拒绝 H_0）的能力被称为检验效能，记为 $1 - \beta$。

3. 假设检验的常见注意事项：数据应该来自设计科学严密的试验或调查；数据应该满足假设检验方法的条件；正确理解假设检验中 P 值的含义；结论不能绝对化；注意区分统计学

意义与实际意义。

4. 假设检验与区间估计的联系：可信区间估计与假设检验都属于统计推断的范畴，作用是相辅的，若两者结合起来，可以提供更为全面的统计推断信息。因此建议在报告假设检验结果时，加上相应的区间估计结果。

思考与练习

1. 解释零假设与备择假设的含义。
2. 简述假设检验的基本步骤。
3. 比较双侧检验与单侧检验的区别。
4. 比较假设检验的两类错误。

第7章　方差分析

方差分析（analysis of variance，ANOVA）是20世纪20年代发展起来的一种统计方法，它是英国统计学家费希尔（Fisher）在进行试验设计时为解释试验数据而首先引入的，用于两个及两个以上样本均值差异的显著性检验。目前，方差分析方法广泛应用于心理学、生物学、工程和医药研制等众多领域的数据分析。从形式上看，方差分析用于比较多个总体的均值是否相等，但本质上它研究的是变量之间的关系，这与回归分析方法有许多相同之处，但又有本质的区别。另外，不同于 u 检验和 t 检验用于判断两组数据均值的差异的显著性，方差分析可以同时判断多组数据均值之间的差异的显著性。在研究一个（或多个）分类型自变量与因变量之间的关系时，方差分析是一种主要方法。本章包括单因素方差分析、多因素方差分析及试验设计的基本知识。

7.1　方差分析的基本原理、基本思想和应用条件

方差分析，又称"变异数分析"，是英国统计学家 R. A. Fisher 首创的，为纪念 Fisher，方差分析又称为 F 检验（F-test）。受各种因素的影响，试验数据往往呈现波动状。造成波动的原因可分成两类，一类是不可控的随机因素，另一类是研究中施加的对结果形成影响的可控因素。方差分析的基本思想是，通过分析不同来源的变异对总变异贡献的大小，来确定可控因素对研究结果影响力的大小。方差分析的主要用途有：均值差异的显著性检验，分离各有关因素并估计该因素对总变异的作用，分析因素间的交互作用和方差齐性检验等。

在方差分析中，所要检验的对象称为因素或因子（factor）。当只考虑一个因素时，称相应的方差分析为单因素方差分析；当考虑两个因素时，称相应的方差分析为双因素方差分析；当考虑更多个因素时，称相应的方差分析为多因素方差分析。因素的不同表现称为水平或处理（treatment）。每个水平下得到的样本数据称为观测值。水平及观测值的对应关系如表 7-1 所示。

表 7-1　水平及观测值的对应关系

水　平	观　测　值				
A_1	x_{11}	x_{12}	x_{13}	$\cdots$	x_{1n_1}
A_2	x_{21}	x_{22}	x_{23}	$\cdots$	x_{2n_2}
$\vdots$	$\vdots$	$\vdots$	$\vdots$	$\vdots$	$\vdots$
A_k	x_{k1}	x_{k2}	x_{k3}	$\cdots$	x_{kn_k}

在表 7-1 中，k 表示一共有 k 个水平，x_{ij} 为第 i 个水平下的第 j 个样本。为了更好地理解方差分析，先通过一个例子来说明方差分析的有关概念及方差分析所要解决的问题。

【例 7-1】为研究不同配比的 4 种饲料对某一品种鱼的饲喂效果，选取条件基本相同的 20 尾鱼，随机分成 4 组，每组分别投喂一种饲料，经过相同的时间后，测量各组鱼的增重结果

并列于表 7-2 中。

表 7-2　四种饲料与鱼的增重情况统计

饲　　料	鱼的增重（x_{ij}）				
A_1	32.6	27.8	32.1	29.1	35.6
A_2	25.1	25.6	26.4	27.8	25.8
A_3	21.9	23.5	27.2	24.7	25.6
A_4	27.1	29.8	30.2	25.1	28.7

在例 7-1 中，饲料即要检验的对象，被称为因素或因子；4 种不同配比的饲料是饲料这一因素的具体表现，称为水平或处理；不同饲料饲喂的鱼的增重称为观测值。此例仅研究饲料一个因素，因此可以称为单因素 4 水平的试验。

在只有一个因素的单因素方差分析中，涉及两个变量：一个是分类型自变量，另一个是数值型因变量。在上面的例子中，要研究不同饲料的饲喂效果，这里的饲料就是自变量，它是一个分类型变量，具体为某种饲料就是该自变量的取值，称为饲料这个因素的水平或处理。鱼的增重是因变量，它是一个数值型变量。本例要研究的是不同饲料对鱼的增重是否有显著影响。

方差分析是关于 $k(k \geqslant 3)$ 个样本均值的假设检验方法，其将总变异按照来源分为处理效应和试验误差，并做出数量估计，从而发现各变异原因在总变异中的相对重要程度。总变异分解为组间变异和组内变异。组内变异由个体差异所致，是抽样误差。组间变异可能由两种原因导致，一是存在抽样误差，二是处理不同。在抽样研究中抽样误差是不可避免的，故导致组间变异的第一种原因肯定存在；第二种原因是否存在，需通过假设检验做出推断。

方差分析的应用前提有三个基本假定。

（1）每个总体都应服从正态分布。对于因素的每一个水平，其观测值是来自正态分布总体的简单随机样本。例如，在案例 7-1 中，要求每种饲料饲喂下鱼的增重必须服从正态分布。

（2）各个总体的方差 σ^2 必须相同。各组观测值是从具有相同方差的正态总体中抽取的。例如，在案例 7-1 中，要求每种饲料饲喂下鱼增重的方差都相同。

（3）观测值都是独立的。例如，在案例 7-1 中，要求不同饲料喂养下鱼的增重间独立。

在上述假定成立的前提下，要分析自变量对因变量是否有影响，形式上也就转化为检验自变量的各个水平（总体）的均值是否相等。

方差分析建立在线性可加模型的基础上，即每个观测值可按其变异的原因分解成总体均值、因素主效应、随机误差三部分，这些组成部分必须以叠加的方式综合起来，即每一个观测值都可视为这些组成部分的累加和，即

$$x_{ij} = \mu + \alpha_i + \varepsilon_{ij} \tag{7-1}$$

式（7-1）是方差分析的基础，其中 x_{ij} 是第 i 个水平得到的第 j 次观测值，μ 为总体均值，α_i 为第 i 个水平的效应，ε_{ij} 为随机误差。

设因素有 k 个水平，每个水平的均值分别用 $\mu_1, \mu_2, \cdots, \mu_k$ 表示，要检验 k 个水平（总体）的均值是否相等，需要提出如下假设：

$H_0: \mu_1 = \mu_2 = \cdots = \mu_k$，自变量对因变量没有显著影响；

$H_1: \mu_1, \mu_2, \cdots, \mu_k$，不全相等，自变量对因变量有显著影响。

尽管不知道每个水平的均值，但可以用样本数据来检验它们是否相等。如果各水平总体均值相等，则可以期望它们的样本均值很接近。事实上，各水平的样本均值越接近，推断各总体均值相等的证据也就越充分；反之，样本均值越不同，推断总体均值不等的证据就越充分。换句话说，样本均值变动越小，越支持 H_0；样本均值变动越大，越支持 H_1。

如果原假设 $H_0 : \mu_1 = \mu_2 = \cdots = \mu_i = \cdots = \mu_k$ 为真，则意味着每个样本都来自均值为 μ、方差为 σ^2 的同一个正态总体。由样本均值的抽样分布可知，来自正态总体的一个简单随机样本的均值 $\bar{x}$ 服从均值为 μ、方差为 σ^2/n 的正态分布。

7.2 方差分析的基本步骤

根据方差分析的基本原理和思想，方差分析的基本步骤如下。

总平方和=组间平方和+组内平方和，即

$$SS_{总} = SS_{组间} + SS_{组内} \tag{7-2}$$

（1）求平方和。

① 总平方和是所有观测值与总均值离差的平方总和。

$$SS_{总} = \sum_{i=1}^{k}\sum_{j=1}^{n_i}(x_{ij} - \bar{\bar{x}})^2 \tag{7-3}$$

式中，$\bar{\bar{x}}$ 为全部观测值的总均值，它是全部观测值的总和除以观测值的总个数。即

$$\bar{\bar{x}} = \frac{\sum_{i=1}^{k}\sum_{j=1}^{n_i} x_{ij}}{n} = \frac{\sum_{i=1}^{k} n_i \bar{x}_i}{n} \tag{7-4}$$

$\bar{x}_i$ 为因素各水平（总体）的均值。假定从 i 个总体中抽取一个容量为 n_i 的简单随机样本，令 $\bar{x}_i$ 为第 i 个总体的样本均值，则有

$$\bar{x}_i = \frac{\sum_{j=1}^{n_i} x_{ij}}{n_i} \quad (i = 1, 2, \cdots, k) \tag{7-5}$$

式中，n_i 为第 i 个总体的样本观测值个数；x_{ij} 为第 i 个总体的第 j 个观测值。

② 组间平方和是每组均值与总均值离差的平方再与该组样本个数的乘积总和，那么

$$SS_{组间} = \sum_{i=1}^{k}\sum_{j=1}^{n_i}(\bar{x}_i - \bar{\bar{x}})^2 = \sum_{i=1}^{k} n_i(\bar{x}_i - \bar{\bar{x}})^2 \tag{7-6}$$

③ 组内平方和是各样本数值与组内均值离差的平方总和。

$$SS_{组内} = \sum_{i=1}^{k}\sum_{j=1}^{n_i}(x_{ij} - \bar{x}_i)^2 \tag{7-7}$$

（2）计算自由度。

总自由度=组间自由度+组内自由度，即

$$df_{总} = df_{组间} + df_{组内}$$
$$df_{总} = nk - 1$$
$$df_{组间} = k - 1 \tag{7-8}$$
$$df_{组内} = df_{总} - df_{组间} = k(n-1)$$

（3）计算均方。

组间均方为

$$s^2_{组间} = \frac{SS_{组间}}{df_{组间}} \tag{7-9}$$

组内均方为

$$s^2_{组内} = \frac{SS_{组内}}{df_{组内}} \tag{7-10}$$

（4）计算 F 值。

$$F = \frac{s^2_{组间}}{s^2_{组内}} \tag{7-11}$$

（5）查 F 值表进行 F 检验并做出判断。
（6）陈列方差分析表。

7.3 单因素方差分析

在方差分析中只涉及一个分类型自变量时，称其为单因素方差分析（one-way analysis of variation）。

例如，检验不同饲料使鱼增重的均值是否相等只涉及"饲料"一个因素（例 7-1），即单因素方差分析，它所研究的是一个分类型自变量对一个数值型因变量的影响。

进行单因素方差分析时，需要得到数据结构，如表 7-3 所示。

表 7-3　单因素方差分析的数据结构

观测值（j）	因素（i）			
	A_1	A_2	$\cdots$	A_k
1	x_{11}	x_{21}	$\cdots$	x_{k1}
2	x_{12}	x_{22}	$\cdots$	x_{k2}
$\vdots$	$\vdots$	$\vdots$	$\vdots$	$\vdots$
n	x_{1n}	x_{2n}	$\cdots$	x_{kn}

为叙述方便，在单因素方差分析中，我们用 A 表示因素，因素的 k 个水平（总体）分别用 $A_1, A_2, \cdots, A_k$ 表示，每个观测值用 x_{ij}（$i = 1, 2, \cdots, k$；$j = 1, 2, \cdots, n$）表示，即 x_{ij} 表示第 i 个水平（总体）的第 j 个的观测值。例如，x_{21} 表示第 2 个水平的第 1 个观测值。其中，从不同水平中所抽取的样本量可以相等，也可以不相等。

7.3.1　单因素方差分析的基本步骤

为检验自变量对因变量是否有显著影响，首先需要提出"两个变量在总体中没有关系"的一个原假设，然后构造一个用于检验的统计量，最后检验这一假设是否成立。具体来说，方差分析包括提出假设、确定检验的统计量、统计决策、列出方差分析表等步骤。

1. 提出假设

在方差分析中，原假设所描述的是，在按照自变量的值分成的类中因变量的均值是否相等。因此，检验因素的 k 个水平（总体）的均值是否相等，需要提出如下形式的假设。

$H_0 : \mu_1 = \mu_2 = \cdots = \mu_i = \cdots = \mu_k$，自变量对因变量没有显著影响；

$H_1 : \mu_i (i = 1, 2, \cdots, k)$，不完全相等自变量对因变量有显著影响。

式中，μ_i 为第 i 个总体的均值。

如果原假设 H_0 成立，则意味着自变量对因变量没有显著影响，也就是说自变量与因变量之间没有关系；如果原假设不成立，则意味着自变量对因变量有显著影响，也就是说自变量与因变量之间有关系。需要注意的是，拒绝原假设 H_0 时，只是表明至少有两个总体的均值不相等，并不意味着所有总体的均值都不相等。

2. 确定检验的统计量

为检验 H_0 是否成立，需要确定检验的统计量，如何构造这一统计量呢？我们结合表 7-3 的数据结构来说明计算过程。

（1）计算因素各水平（总体）的均值。假定从 i 个总体中抽取一个容量为 n_i 的简单随机样本，令 x_i 为第 i 个总体的样本均值，则有

$$\overline{x_i} = \frac{\sum_{j=1}^{n_i} x_{ij}}{n_i} \quad (i = 1, 2, \cdots, k) \tag{7-12}$$

式中，n_i 为第 i 个总体的样本观测值个数；x_{ij} 为第 i 个总体的第 j 个观测值。

例如，根据表 7-2 中的数据，计算饲料 A_1 的样本均值为

$$\overline{x_1} = \frac{\sum_{j=1}^{n_i} x_{1j}}{n_i} = \frac{32.6 + 27.8 + 32.1 + 29.1 + 35.6}{5} = 31.44$$

同样可以得到饲料 A_2、A_3、A_4 的样本均值，结果如表 7-4 所示。

表 7-4 抽查饲料使鱼增重的均值

观测值（j）	因素（i）			
	A_1	A_2	A_3	A_4
1	32.6	25.1	21.9	27.1
2	27.8	25.6	23.5	29.8
3	32.1	26.4	27.2	30.2
4	29.1	27.8	24.7	25.1
5	35.6	25.8	25.6	28.7
样本均值	$\overline{x_1} = 31.44$	$\overline{x_2} = 26.14$	$\overline{x_3} = 24.58$	$\overline{x_4} = 28.18$
样本量	5	5	5	5
总均值	$\overline{\overline{x}} = \dfrac{32.6 + 27.8 + \cdots + 25.1 + 28.7}{20} = 27.585$			

（2）计算全部观测值的总均值。它是全部观测值的总和除以观测值的总个数，令总均值

为 $\overline{x}$ ，则有

$$\overline{\overline{x}} = \frac{\sum_{i=1}^{k}\sum_{j=1}^{n_i} x_{ij}}{n} = \frac{\sum_{i=1}^{k} n_i \overline{x}_i}{n} \tag{7-13}$$

式中， $n = n_1 + n_2 + \cdots + n_k$ 。根据表 7-2 中的数据，计算的总均值如表 7-4 所示。

（3）计算误差平方和。为构造检验的统计量，在方差分析中，需要计算 3 个误差平方和，它们是总误差平方和、水平项误差平方和误差项平方和。

① 总误差平方和（sum of squares for total），简记为 $\mathrm{SS}_{总}$ 。它是全部观测值 x_{ij} 与总均值 $\overline{\overline{x}}$ 的误差平方和，反映了全部观测值的离散状况。计算公式为

$$\mathrm{SS}_{总} = \sum_{i=1}^{k}\sum_{j=1}^{n_i}(x_{ij} - \overline{\overline{x}})^2 \tag{7-14}$$

就例 7-1 来说，我们已经计算出

$$\overline{\overline{x}} = \frac{32.6 + 27.8 + \cdots + 25.1 + 28.7}{20} = 27.585$$

则总误差平方和为

$$\mathrm{SS}_{总} = (32.6 - 27.585)^2 + \cdots + (28.7 - 27.585)^2 = 228.2120292$$

它反映了全部 20 个观测值与这 20 个观测值均值之间的差异。

② 水平项误差平方和（sum of squares for factor），简记为 $\mathrm{SS}_{组间}$ ，它是各组均值 $\overline{x}_i$（ $i = 1,2,\cdots,k$ ）与总均值 $\overline{\overline{x}}$ 的误差平方和，反映各总体的样本均值之间的差异程度，因此又称为组间平方和。计算公式为

$$\mathrm{SS}_{组间} = \sum_{i=1}^{k}\sum_{j=1}^{n_i}(\overline{x}_i - \overline{\overline{x}})^2 = \sum_{i=1}^{k} n_i(\overline{x}_i - \overline{\overline{x}})^2 \tag{7-15}$$

根据例 7-1 的计算，得

$$\begin{aligned}
\mathrm{SS}_{组间} &= \sum_{i=1}^{4} n_i(\overline{x}_i - \overline{\overline{x}})^2 \\
&= 5 \times (31.44 - 27.585)^2 + 5 \times (26.14 - 27.585)^2 + \\
&\quad 5 \times (24.58 - 27.585)^2 + 5 \times (28.18 - 27.585)^2 \\
&= 131.6655
\end{aligned}$$

③ 误差项平方和（sum of squares for error），简记为 $\mathrm{SS}_{组内}$ ，它是每个水平或组的各样本数据与其组均值的误差平方和，反映了每个样本各观测值的离散状况，因此又称为组内平方和或残差平方和。前面已经提到，该平方和实际上反映的是随机误差的大小。计算公式为

$$\mathrm{SS}_{组内} = \sum_{i=1}^{k}\sum_{j=1}^{n_i}(x_{ij} - \overline{x}_i)^2 \tag{7-16}$$

我们先求出每种饲料带来的增重与其均值的误差平方和，然后将 4 种饲料的误差平方和相加，即 $\mathrm{SS}_{组内}$ 。计算 4 种饲料的误差项平方和。

A_1 的误差平方和为

$$\sum_{j=1}^{5}(x_{1j} - \overline{x}_1)^2 = (32.6 - 31.44)^2 + (29.1 - 31.44)^2 + \cdots + (35.6 - 31.44)^2 = 37.812$$

A_2 的误差平方和为

$$\sum_{j=1}^{5}(x_{2j}-\bar{x}_2)^2 = (25.1-26.14)^2 + (25.6-26.14)^2 + \cdots + (25.8-26.14)^2 = 4.312$$

A_3 的误差平方和为

$$\sum_{j=1}^{5}(x_{3j}-\bar{x}_3)^2 = (21.9-24.58)^2 + (23.5-24.58)^2 + \cdots + (25.6-24.58)^2 = 16.268$$

A_4 的误差平方和为

$$\sum_{j=1}^{5}(x_{4j}-\bar{x}_4)^2 = (27.1-28.18)^2 + (29.8-28.18)^2 + \cdots + (28.7-28.18)^2 = 17.628$$

相加可以得到：$\mathrm{SS}_{组内} = 38.1464 + 4.312 + 16.268 + 17.628 = 76.02$

上述三个平方和之间的关系为

$$\sum_{i=1}^{k}\sum_{j=1}^{n_i}(x_{ij}-\bar{\bar{x}}_i)^2 = \sum_{i=1}^{k}n_i(\bar{x}_i-\bar{\bar{x}})^2 + \sum_{i=1}^{k}\sum_{j=1}^{n_i}(x_{ij}-\bar{x}_i)^2 \tag{7-17}$$

即

$$\mathrm{SS}_{总} = \mathrm{SS}_{组间} + \mathrm{SS}_{组内}$$

上面的计算结果符合这一关系。

$$207.6855 = 131.6655 + 76.02$$

从上述三种误差平方和可以看出，$\mathrm{SS}_{组间}$ 是对随机误差和系统误差大小的度量，它反映了自变量对因变量的影响，也称为自变量效应或因子效应；$\mathrm{SS}_{组内}$ 是对随机误差大小的度量，它反映了除自变量对因变量的影响之外，其他因素对因变量的影响，因此 $\mathrm{SS}_{组内}$ 也被称为残差变量，它所引起的误差也称为残差效应；$\mathrm{SS}_{总}$ 是全部数据总误差大小的度量，它反映了自变量和残差变量的共同影响，因此它等于自变量效应加残差效应。

如果原假设成立，即 $H_0: \mu_1 = \mu_2 = \cdots = \mu_i = \cdots = \mu_k$ 为真，则表明没有系统误差，组间平方和 $\mathrm{SS}_{组间}$ 除以对应的自由度得到的均方与组内平方和 $\mathrm{SS}_{组内}$ 除以对应的自由度得到的均方差异不会太大；如果组间均方显著地大于组内均方，则说明各水平（总体）之间的差异显然不仅有随机误差，还有系统误差。就例 7-1 来说，如果饲料对鱼增重没有影响，那么 4 种饲料使鱼增重的均值之间的差异与每个行业被投诉次数的内部差异就不会相差很大；反之，则意味着饲料对鱼增重有影响。可见，我们判断因素的水平是否对其观测值有影响，实际上就是比较组间方差与组内方差之间差异的大小。那么，它们之间的差异大到何种程度才能表明系统误差存在呢？要检验这种差异，需要构造一个用于检验的统计量。

（4）计算统计量。我们知道，各误差平方和的大小与观测值的多少有关，为了消除观测值多少对误差平方和大小的影响，需要将误差平方和平均，也就是用各平方和除以对应的自由度，结果称为均方（mean square）。三种误差平方和对应的自由度如下。

$\mathrm{SS}_{总}$ 的自由度为 $n-1$，其中 n 为全部观测值的个数。

$\mathrm{SS}_{组间}$ 的自由度为 $k-1$，其中 k 为因素水平（总体）的个数。

$\mathrm{SS}_{组内}$ 的自由度为 $n-k$。

由于我们主要比较组间均方和组内均方之间的差异，所以通常只计算 $\mathrm{SS}_{组间}$ 的均方和 $\mathrm{SS}_{组内}$ 的均方。$\mathrm{SS}_{组间}$ 的均方（组间均方）记为 MSA，计算公式为

$$\text{MSA} = \frac{\text{组间平方和}}{\text{自由度}} = \frac{\text{SS}_{\text{组间}}}{k-1} \qquad (7\text{-}18)$$

例如，计算例 7-1 的 MSA 为

$$\text{MSA} = \frac{\text{SS}_{\text{A}}}{k-1} = \frac{131.6655}{4-1} = 43.8885$$

$\text{SS}_{\text{组内}}$ 的均方（组内均方）记为 MSE，计算公式为

$$\text{MSE} = \frac{\text{组内平方和}}{\text{自由度}} = \frac{\text{SS}_{\text{组内}}}{n-k} \qquad (7\text{-}19)$$

例如，计算例 7-1 的 MSE 为

$$\text{MSE} = \frac{\text{SS}_{\text{组内}}}{n-k} = \frac{76.02}{20-4} = 4.75125$$

将 MSA 和 MSE 进行对比，即得到所需要的检验统计量 F。当 H_0 为真时，二者的比值服从分子自由度为 $k-1$、分母自由度为 $n-k$ 的 F 分布，即

$$F = \frac{\text{MSA}}{\text{MSE}} \sim F(k-1, n-k)$$

例如，根据上述例子，得

$$F = \frac{\text{MSA}}{\text{MSE}} = \frac{43.8885}{4.75125} = 9.237253354$$

3. 统计决策

计算出检验的统计量，将统计量的值 F 与给定的显著性水平 α 的临界值 F_α 进行比较，从而做出对原假设 H_0 的决策。图 7-1 描述了统计量 F 的抽样分布及在显著性水平 α 下的拒绝域。

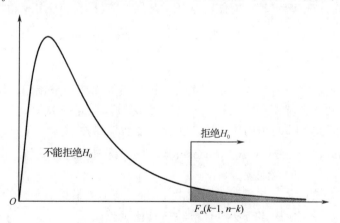

图 7-1 统计量 F 的抽样分布

根据显著性水平 α，在 F 分布表中查找与分子自由度 $\text{df}_1 = k-1$、分母自由度 $\text{df}_2 = n-k$ 相对应的临界值 $F_\alpha(k-1, n-k)$。

若 $F > F_\alpha$，则拒绝原假设 H_0，即 $\mu_1 = \mu_2 = \cdots = \mu_k$ 不成立，表明 μ_i（$i=1,2,\cdots,k$）之间的差异显著。也就是说，所检验的因素（饲料）对观测值（鱼的增重）有显著影响。

若 $F < F_\alpha$，则不能拒绝原假设 H_0，不能认为 μ_i（$i=1,2,\cdots,k$）之间有显著差异，也就是说，我们可以认为所检验的因素（饲料）对观测值（鱼的增重）没有显著影响。

例如，根据上面的计算结果，计算出的 $F = 9.237253354$。假定我们取显著性水平

$\alpha = 0.05$，根据分子 $\mathrm{df}_1 = k-1 = 4-1 = 3$ 和分母 $\mathrm{df}_2 = n-k = 20-4 = 16$，查 F 分布得到的临界值 $F_{0.05}(3,16) = 3.24$。由于 $F > F_\alpha$，拒绝原假设 H_0，即 $\mu_1 = \mu_2 = \mu_3 = \mu_4$ 不成立，表明 $\mu_1, \mu_2, \mu_3, \mu_4$ 之间有显著的差异。也就是说，我们可以认为饲料对鱼的增重有显著影响。

需要注意的是，拒绝 H_0 并不意味着饲料对鱼的增重有显著影响，只是在样本数据的范围内，所提供的证据表明它们之间的关系显著，因而拒绝原假设。

4．列出方差分析表（analysis of variance table）

上面详细介绍了方差分析的计算步骤，为了使计算过程更加清晰，我们通常将上述过程列在一张表内，即方差分析表，如表 7-5 所示。

表 7-5　方差分析表

	A	B	C	D	E	F	G
1	误差来源	平方和 SS	自由度 df	均方 MS	F 值	P 值	F 临界值
2	组间（因素影响）	SS_A	$k-1$	MSA	MSA/MSE	—	—
3	组内（误差）	SS_E	$n-k$	MSE	—	—	—
4	总和	SS_T	$n-1$				

7.3.2　方差齐性检验

方差齐性检验（homogeneity of variance test）是数理统计学中检查不同样本总体方差是否相同的一种方法。其基本原理是，先对总体特征做出某种假设，然后通过抽样研究的统计推理，对此假设应该被拒绝还是接受做出推断。常用的方法有：Hartley 检验、Bartlett 检验、修正的 Bartlett 检验。

7.3.3　多重比较检验

通过以上分析我们得出的结论是不同饲料使鱼增重的均值不全相同。但究竟哪些均值不相等呢？这种差异到底出现在哪些饲料之间呢？即 μ_1 与 μ_2、μ_1 与 μ_3、μ_1 与 μ_4、μ_2 与 μ_3、μ_2 与 μ_4、μ_3 与 μ_4 之间究竟哪两个均值不同。这就需要我们做进一步的分析，所使用的方法就是多重比较方法（multiple comparison procedures），它是通过对总体均值之间的配对比较来进一步检验到底哪些均值之间存在差异。

多重比较检验方法很多，这里我们介绍由 Fisher 提出的最小显著差异（least significant difference，LSD）方法。使用该方法进行检验的具体步骤如下。

第 1 步，提出假设：$H_0 : \mu_i = \mu_j$，　$H_1 : \mu_i \neq \mu_j$。

第 2 步，计算检验统计量：$\bar{x}_i - \bar{x}_j$。

第 3 步，计算 LSD：计算公式为

$$\mathrm{LSD} = t_{\alpha/2} \sqrt{\mathrm{MSE}\left(\frac{1}{n_i} + \frac{1}{n_j}\right)} \tag{7-20}$$

式中，$t_{\alpha/2}$ 为 t 分布的临界值，通过查 t 分布表得知，其自由度为 $n-k$，这里的 k 是因素中水平的个数。MSE 为组内均方。n_i 和 n_j 是第 i 个样本和第 j 个样本的容量。

第 4 步，根据显著性水平 α 做出决策：如果 $|\bar{x}_i - \bar{x}_j| > \text{LSD}$，则拒绝 H_0；如果 $|\bar{x}_i - \bar{x}_j| < \text{LSD}$，则不拒绝 H_0。

【例 7-2】根据表 7-4 中的输出结果，对 4 种饲料使鱼增重的均值做多重比较（$\alpha = 0.05$）。

解：第 1 步，提出如下假设。

检验 1：$H_0 : \mu_1 = \mu_2$，$H_1 : \mu_1 \neq \mu_2$；

检验 2：$H_0 : \mu_1 = \mu_3$，$H_1 : \mu_1 \neq \mu_3$；

检验 3：$H_0 : \mu_1 = \mu_4$，$H_1 : \mu_1 \neq \mu_4$；

检验 4：$H_0 : \mu_2 = \mu_3$，$H_1 : \mu_2 \neq \mu_3$；

检验 5：$H_0 : \mu_2 = \mu_4$，$H_1 : \mu_2 \neq \mu_4$；

检验 6：$H_0 : \mu_3 = \mu_4$，$H_1 : \mu_3 \neq \mu_4$。

第 2 步，计算检验统计量。

$$|\bar{x}_1 - \bar{x}_2| = |31.44 - 26.14| = 5.30$$
$$|\bar{x}_1 - \bar{x}_3| = |31.44 - 24.58| = 6.86$$
$$|\bar{x}_1 - \bar{x}_4| = |31.44 - 28.18| = 3.26$$
$$|\bar{x}_2 - \bar{x}_3| = |26.14 - 24.58| = 1.56$$
$$|\bar{x}_2 - \bar{x}_4| = |26.14 - 28.18| = 2.04$$
$$|\bar{x}_3 - \bar{x}_4| = |24.58 - 28.18| = 3.60$$

第 3 步，计算 LSD。$\text{MSE} = 4.75125$。由于 4 种饲料喂养的鱼的样本量相等，则各假设下的 LSD 相等。根据自由度 $= n - k = 20 - 4 = 16$，查 t 分布表得 $t_{\alpha/2} = t_{0.025} = 2.1199$。LSD 如下：

$$\text{LSD} = 2.1199 \times \sqrt{4.75125 \times \left(\frac{1}{5} + \frac{1}{5} \right)} = 2.9225$$

第 4 步，做出决策。

$|\bar{x}_1 - \bar{x}_2| = 5.30 > 2.9225$，拒绝 H_0，饲料 A_1 与饲料 A_2 对鱼的增重两者之间有显著差异。

$|\bar{x}_1 - \bar{x}_3| = 6.86 > 2.9225$，拒绝 H_0，饲料 A_1 与饲料 A_3 对鱼的增重两者之间有显著差异。

$|\bar{x}_1 - \bar{x}_4| = 3.26 > 2.9225$，拒绝 H_0，饲料 A_1 与饲料 A_4 对鱼的增重两者之间有显著差异。

$|\bar{x}_2 - \bar{x}_3| = 1.56 < 2.9225$，不拒绝 H_0，饲料 A_2 与饲料 A_3 对鱼的增重两者之间没有显著差异。

$|\bar{x}_2 - \bar{x}_4| = 2.04 < 2.9225$，不拒绝 H_0，饲料 A_2 与饲料 A_4 对鱼的增重两者之间没有显著差异。

$|\bar{x}_3 - \bar{x}_4| = 3.60 > 2.9225$，拒绝 H_0，饲料 A_3 与饲料 A_4 对鱼的增重两者之间有显著差异。

7.4　多因素方差分析

多因素方差分析研究两个及两个以上控制变量是否对观测变量产生显著影响，既可以分析多个控制变量单独作用对观测变量的影响（称为主效应），也可以分析多个控制因素的交互作用对观测变量的影响（称为交互效应），还可以考虑其他随机变量对结果产生的影响，进而找到利于观测变量的最优组合。

根据观测变量（因变量）的数目，可以把多因素方差分析分为单变量多因素方差分析（即一元多因素方差分析）与多变量多因素方差分析（即多元多因素方差分析）。

其中，一元多因素方差分析只针对一个因变量，考察多个自变量对该因变量的影响。例如，在分析不同配比、不同饲喂量对鱼增重的影响时，可将鱼增重作为观测变量，将饲料品种和饲喂量作为控制变量。利用多因素方差分析方法，研究不同品种、不同饲喂量是如何影响鱼增重的，并进一步研究哪种品种饲料与哪种水平的饲喂量是提高鱼增重的最优组合。

多元多因素方差分析是一元多因素方差分析的扩展，不仅需要检验自变量在不同水平上因变量的均值是否存在差异，而且要检验各因变量之间的均值是否存在差异。例如，用 4 个不同品种的鱼用不同饲料、不同饲喂量进行试验，除了要考虑因变量饲料和饲喂量的情况，还要考虑 4 种鱼的生长差异。

多因素方差分析通过计算 F 统计量，进行 F 检验。F 统计量是平均组间平方和与平均组内平方和的比。

这里，把总的影响平方和记为 $SS_{总}$，它分为两个部分，一部分是由控制变量引起的离差，记为 $SS_{组间}$（组间离差平方和），另一部分是由随机变量引起的 $SS_{组内}$（组内离差平方和），即 $SS_{总} = SS_{组间} + SS_{组内}$。组间离差平方和 $SS_{组间}$ 是各水平均值和总体均值离差的平方和，反映了控制变量的影响。组内离差平方和 $SS_{组内}$ 是每个数据与本水平组内均值离差的平方和，反映了数据抽样误差的大小程度。

通过 F 值可以看出，如果控制变量的不同水平对观测变量有显著影响，那么观测变量的组间离差平方和就大，F 值也大；相反，如果控制变量的不同水平没有对观测变量造成显著影响，那么组内离差平方和就比较大，F 值就比较小。

同时，SPSS 还会依据 F 分布表给出相伴概率值（sig）。如果 sig 值小于显著性水平（一般显著性水平设为 0.05、0.01 或 0.001），则认为控制变量不同水平下各总体均值有显著差异，反之则不然。一般地，F 值越大，sig 值越小。

7.5 方差分析的基本假定和变量转换

7.1 节中指出方差分析的应用前提是满足正态分布、等方差、独立 3 个基本假定，若对不能满足条件的数据直接做方差分析，则往往会导致错误的结论。因此，必须采取适当的变量转换以使得变换后的数值能满足上述条件，继而进行方差分析。本节主要介绍 3 种常用的转换方法：对数转换、倒数转换、平方根转换。

（1）对数转换。

适用于总体标准差与均值成正比的情况，各样本方差的差异较大，而变异系数相近。

$$Y = \log X \text{ 或 } Y = \log(X + 1) \tag{7-21}$$

（2）倒数转换。

适用于总体标准差与均值的平方成正比的情况，常用于以反映时间为指标的数据。

$$Y = \frac{1}{X} \tag{7-22}$$

（3）平方根变换。

适用于总体方差与均值成正比的情况，如 Poisson 分布的数据。

$$\text{设 } Y = \sqrt{X} \text{ 、 } Y = \sqrt{X+1} \text{ 或 } Y = \sqrt{X} + \sqrt{X+1} \tag{7-23}$$

本章小结

1. 方差分析，又称"变异数分析"，是用于两个及两个以上样本均值差别的显著性检验，其基本思想是，通过分析不同来源的变异对总变异的贡献大小，来确定可控因素对研究结果影响力的大小。方差分析的主要用途有均值差别的显著性检验、分离各有关因素并估计其对总变异的作用、分析因素间的交互作用和方差齐性检验等。

2. 多因素方差分析研究两个及两个以上控制变量是否对观测变量产生显著影响，既可以分析多个控制变量单独作用对观测变量的影响（称为主效应），也可以分析多个控制因素的交互作用对观测变量的影响（称为交互效应），还可以考虑其他随机变量是否对结果产生影响，进而找到利于观测变量的最优组合。

3. 协方差分析把线性回归分析与方差分析结合起来，将那些难以控制的随机变量作为协变量，在分析中将其排除，然后分析控制变量对观察变量的影响，从而实现对控制变量效果的准确评价。

4. 方差分析的应用前提是满足正态分布、等方差、独立 3 个基本假定，若对不能满足条件的数据直接做方差分析，则往往会导致错误的结论。因此，必须采取适当的变量转换以使得变换后的数值能满足上述条件，继而进行方差分析。3 种常用的转换方法为对数转换、倒数转换、平方根转换。

思考与练习

1. 1977 年，美国的某项调查从 3 种不同学历的女性中分别抽取 50 位全日制工作的女性样本，她们的年收入（千美元）数据整理后归纳如表 7-6 所示，试检验不同学历的女性收入是否存在差异。

表 7-6　各学历女性的年收入

完成的学历年数	收入均值 $\bar{X}(\bar{x}_j)$	$\sum(X-\bar{X})^2$
初中（8 年）X_1	7.8	1835
高中（12 年）X_2	9.7	2442
大学（16 年）X_3	14.0	4707

2. 比较 4 种肥料 A_1、A_2、A_3、A_4 对作物产量的影响，对每一种肥料做 5 次试验，得产量（kg/小区）如表 7-7 所示，试检验 4 种肥料对产量的影响有无显著差异。

表 7-7　4 种肥料下作物的产量

A_1	A_2	A_3	A_4
5.5	6.5	8.0	5.5
5.0	6.0	6.5	6.5
6.0	7.0	7.5	6.0
4.5	6.5	7.0	5.0
7.0	5.5	6.0	5.5

3．取 4 个种系未成年雌性大白鼠各 3 只，每只注射一种剂量的雌性激素，一个月后解剖称其子宫质量，结果如表 7-8 所示，试检验不同剂量雌性激素和不同种系对子宫质量有无显著影响。

表 7-8　不同剂量雌性激素和不同种系的子宫质量

种　　系	剂　　量		
	0.2	0.4	0.8
A_1	106	116	145
A_2	42	68	115
A_3	70	111	133
A_4	42	63	87

第8章　卡方检验

卡方（χ^2）检验以 χ^2 分布为理论依据，是一种用途很广的假设检验方法。本章主要介绍它在计数资料中的应用，包括卡方检验的定义和卡方分布、卡方检验的差异性分析、确切概率法、拟合优度检验、线性趋势检验等内容。

8.1　卡方检验的定义和卡方分布

8.1.1　卡方检验的定义

研究中常常需要进行以下假设检验：已知随机变量 X 的独立同分布样本 $X_1, \cdots, X_n$，检验 X 的分布是否与已知分布 F 相符。如果分布 F 是根据某项理论或模型得到的结果，则检验是否成立意味着对该理论或模型进行实际的检验；如果分布 F 是推测的结果，则检验是否成立意味着对推测进行验证。

这种假设检验的总体思想是：使用一个量来刻画实际数据 $X_1, \cdots, X_n$ 与理论分布 F 的偏差。如果偏差超过某一限度，则认为实际数据与理论分布 F 不符，从而否定原假设。在实际使用中，实际数据与理论分布不可能完全相符，也不会完全不符，可以通过一个数字来刻画符合程度，该数字称为"拟合优度"，而该假设检验称为"拟合优度检验"（goodness of fit test）。1900 年，K. Pearson 提出了一个能够刻画样本 $X_1, \cdots, X_n$ 与理论分布 F 的偏差的量，并给出了相关的分布规律，该量称为 χ^2 统计量，基于这个统计量的拟合优度检验称为 χ^2 检验。

设 X 的样本空间属于 k 个互不相交的集合 S_i（$i = 1, \cdots, k$）的并集，当样本量 n 较大时，实际观察到 X 落入 S_i 的频数为 O_i，并且由分布函数 F 可知 X 属于 S_i 集合的概率为 p_i，则理论频数 $T_i = np_i$，实际频数 O_i 与相应的理论频数 T_i 构成的统计量 χ^2 为

$$\chi^2 = \sum_{i=1}^{k} \frac{(O_i - T_i)^2}{T_i} = \sum_{i=1}^{k} \frac{(O_i - np_i)^2}{np_i} \tag{8-1}$$

其渐近分布是自由度为 $k-a-1$ 的 χ^2 分布，其中 a 是分布函数 F 中被估参数的个数。卡方检验就是统计样本的实际观测值与理论推断值之间的偏离程度，实际观测值与理论推断值之间的偏离程度决定了卡方值的大小，卡方值越大，两者越不相符；卡方值越小，偏差越小，两者越相符；当两个值完全相等时，卡方值为 0，表明两者完全相符。因而卡方检验均为单侧检验。

8.1.2　卡方分布

卡方分布（chi-square distribution）是一种连续型分布，其密度函数为

$$f_v(\chi^2) = \begin{cases} \dfrac{1}{2^{\frac{v}{2}} \Gamma\left(\dfrac{v}{2}\right)} (\chi^2)^{\frac{v}{2}-1} \mathrm{e}^{-\frac{\chi^2}{2}} & \chi^2 > 0 \\ \\ 0 & \chi^2 \leqslant 0 \end{cases} \tag{8-2}$$

式中，Γ是伽马函数；e 为自然对数的底；χ^2 分布只有一个参数，即自由度 υ。以 χ^2 为横轴、$f_\upsilon(\chi^2)$ 为纵轴，可绘制 χ^2 分布的图形，图 8-1 显示了不同自由度下的 χ^2 分布，当自由度 υ 为 1 和 2 时，曲线呈 L 形；当 υ 较小时，曲线右倾；随着 υ 的增加，曲线逐渐趋于对称，趋于正态分布。在 χ^2 分布曲线下，尾部的面积就是假设检验对应的 P 值，χ^2 值越大，P 值越小，如果 P 值很小，则拒绝原假设，接受备择假设，差异具有统计学意义；否则不拒绝原假设。χ^2 分布具有可加性，即如果随机变量 X_1 和 X_2 相互独立，且服从自由度 υ_1 和 υ_2 的 χ^2 分布，那么它们的和 X_1+X_2 服从自由度为 $\upsilon_1+\upsilon_2$ 的分布。

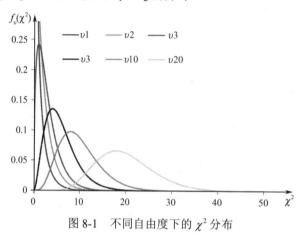

图 8-1　不同自由度下的 χ^2 分布

8.2　卡方检验的差异性分析

8.2.1　四格表资料的卡方检验

现以两个样本率比较的 χ^2 检验为例，介绍 χ^2 检验的基本步骤。

【例 8-1】某医院用 A、B 两种药物治疗肺部感染，将患者随机分成两组：A 药物治疗组与 B 药物治疗组，结果如表 8-1 所示，问：两种药物治疗有效率有无差别？

表 8-1　A、B 两种药物治疗肺部感染的结果

		有　　效	无　　效	合　　计	有效率/%
药物	A	55（a）	46（b）	101（a+b）	54.46（a/(a+b)）
	B	62（c）	33（d）	95（c+d）	65.26（c/(c+d)）
合计		117（a+c）	79（b+d）	196（n）	59.69（(a+c)/n）

表中的 4 个数值为基本数据，其他数据都可以由此推算出来，样本量 $n=a+b+c+d$，该表格称为 2×2 列联表，也称为四格表。

使用式（8-1）计算统计量 χ^2。四格表中对应的理论频数（T_i）根据原假设计算，即 A 药物和 B 药物的有效率相同，等于 59.69%。在此假设下，A 药物有效的理论频数为 $101\times117/196$（$(a+b)\times(a+c)/n$），无效的理论频数为 $101\times79/196$；B 药物有效的理论频数为 $95\times117/196$（$(c+d)\times a+c)/n$），无效的理论频数为 $95\times79/196$。计算 χ^2 为 2.377。理论频数可以表示为

$$T_{ij} = \frac{(i\text{行总数}) \times (j\text{列总数})}{\text{总频数}} \tag{8-3}$$

式中，T_{ij} 为第 i 行第 j 列对应的理论频数。

χ^2 检验的自由度 υ 为(行数-1)×(列数-1)，即等于 1。事实上，在合计数确定的情况下，四格表中的 1 个理论频数确定后，其他 3 个理论频数可用周边合计数减去该理论频数得到。

进行 χ^2 检验时，根据自由度 υ 查 χ^2 界值表。设定检验水平（显著性水平）为 α，当 $\chi^2 \geq \chi^2_{\alpha,\upsilon}$ 时，结果落在拒绝域，拒绝原假设，接受备择假设；当 $\chi^2 < \chi^2_{\alpha,\upsilon}$ 时，结果落在接受域，接受原假设。本例中设定检验水平 $\alpha = 0.05$，查表知 $\chi^2_{0.05,1} = 3.842$，$\chi^2 < \chi^2_{0.05,1}$，接受原假设，即 A 药物和 B 药物的有效率相同。

综上所述，χ^2 检验的基本流程如下。

（1）建立原假设，设定检验水平。

H_0: $\pi_1 = \pi_2$，两种药物的有效率相同，等于平均有效率；

H_1: $\pi_1 \neq \pi_2$，两种药的有效率有差别；

$\alpha = 0.05$。

（2）计算理论频数 T 和 χ^2 统计量。

由式（8-3）计算：$T_{11} = 101 \times 117/196 = 60.291$；$T_{12} = 101 - 60.291 = 40.709$；$T_{21} = 117 - 60.291 = 56.709$；$T_{22} = 79 - 40.709 = 38.291$。

$$\chi^2 = \frac{(55 - 60.291)^2}{60.291} + \frac{(46 - 40.709)^2}{40.709} + \frac{(62 - 56.709)^2}{56.709} + \frac{(33 - 38.291)^2}{38.291} = 2.377$$

（3）确定界值，做出推断。

由行数 $R = 2$，列数 $C = 2$，知自由度 $\upsilon = (R-1) \times (C-1) = 1$，查表得界值 $\chi^2_{0.05,1} = 3.842$，$\chi^2 < \chi^2_{0.05,1}$，接受原假设。

除了式（8-1），四格表资料还可以用由式（8-1）推导出来的公式直接进行计算：

$$\chi^2 = \frac{(ad - bc)^2 n}{(a+b)(c+d)(a+c)(b+d)} \tag{8-4}$$

a、b、c、d 取表 8-1 中的数值，则 χ^2 统计量为

$$\chi^2 = \frac{(55 \times 33 - 46 \times 62)^2 \times 196}{101 \times 95 \times 117 \times 79} = 2.377$$

需要说明的是，使用式（8-1）的前提是最小的理论频数 T 不小于 5，且总例数 n 大于或等于 40，当有一个理论频数小于 5 时，应将相邻组合并，直到所有理论频数大于或等于 5 为止。

$$\chi^2 = \sum_{i=1}^{k} \frac{(|O_i - T_i| - 0.5)^2}{T_i} \tag{8-5}$$

这是因为 χ^2 分布是一种连续型分布，而四格表中的数值属于离散型分布，为了改善 χ^2 统计量的连续性，需要进行连续性校正。

还可以用由式（8-4）推导出来的公式直接计算四格表统计量：

$$\chi^2 = \frac{\left(|ad - bc| - \dfrac{n}{2}\right)^2 n}{(a+b)(c+d)(a+c)(b+d)} \tag{8-6}$$

【例8-2】实验室使用两种药物进行灭菌实验，结果如表8-2所示，问：两种药物灭菌效果是否有差异？

表8-2　A和B两种药物的灭菌实验

		有　　效	无　　效	合　　计	有效率/%
药物	A	20	3	23	86.96
	B	14	4	18	77.78
合计		34	7	41	82.93

（1）建立原假设，设定检验水平。

$H_0: \pi_1 = \pi_2$，两种药物灭菌效果相同，等于平均有效率；

$H_1: \pi_1 \neq \pi_2$，两种药物灭菌效果不同；

$\alpha = 0.05$。

（2）计算理论频数 T 和 χ^2 统计量。

根据式（8-4）计算发现，A 药物和 B 药物无效的理论频数分别为 3.927 和 3.073，均小于 5，因此需要进行连续性校正。

$$\chi^2 = \frac{\left(\left|20 \times 4 - 3 \times 14\right| - \frac{41}{2}\right)^2 \times 41}{23 \times 18 \times 34 \times 7} = 0.127$$

（3）确定界值，做出推断。

行数 $R = 2$，列数 $C = 2$，自由度 $v = (R-1) \times (C-1) = 1$，查表得界值 $\chi^2_{0.05,1} = 3.842$，$\chi^2 < \chi^2_{0.05,1}$，接受原假设，两种药物灭菌效果相同。

8.2.2　配对设计四格表资料的卡方检验

对同一批观察单位或样品采用两种方法进行处理，结果以相互对立的形式出现，如阳性与阴性、生存与死亡、有效与无效、患病与未患病等，则同样可以整理成四格表，但是需要采用配对设计四格表资料的 χ^2 检验。

【例8-3】用两种不同的方法检测患者是否患高血压，得到的结果如表8-3所示，问：两种方法的检测结果有无差别？

表8-3　A和B两种方法检测高血压的结果

		B方法		合　　计
		+	−	
A方法	+	100（a）	50（b）	150
	−	20（c）	140（d）	160
合　　计		120	190	310

从表 8-3 中可以看出，结果共有 4 种情形，即两种方法检测结果均为阳性（A+、B+），都检测出高血压；两种方法检测结果均为阴性（A−、B−），两种方法都未检测出高血压；一种方法检测结果为阳性而另一种方法检测结果为阴性（A+B−；A−B+），一种方法检测出高血压，有 2 种情形。a、d 为两法检测结果一致；b、c 为两法检测结果不一致。为了比较两种检

测方法有无差异，假设 A 方法和 B 方法检测结果一致，由于 a、d 的实际检测结果是一致的，只需比较检测结果不一致的 b 与 c，且理论频数为 $(b+c)/2$，有

$$\chi^2 = \frac{(a-a)^2}{a} + \frac{\left(b-\dfrac{b+c}{2}\right)^2}{\dfrac{b+c}{2}} + \frac{\left(c-\dfrac{b+c}{2}\right)^2}{\dfrac{b+c}{2}} + \frac{(d-d)^2}{d}$$

$$= \frac{\left(b-\dfrac{b+c}{2}\right)^2}{\dfrac{b+c}{2}} + \frac{\left(c-\dfrac{b+c}{2}\right)^2}{\dfrac{b+c}{2}} = \frac{(b-c)^2}{b+c}$$

(8-7)

如果 $b+c \leqslant 40$，则根据连续校正公式式（8-5）直接推导配对四格表资料的校正 χ^2 统计量：

$$\chi^2 = \frac{(|b-c|-1)^2}{b+c}$$

(8-8)

例 8-3 的检验过程如下。

（1）建立原假设，设定检验水平。

$H_0: \pi_1 = \pi_2$，两种检测方法效果相同；

$H_1: \pi_1 \neq \pi_2$，两种检测方法效果不同；

$\alpha = 0.05$。

（2）计算 χ^2 统计量。

$$\chi^2 = \frac{(50-20)^2}{50+20} = 12.857$$

（3）确定界值，做出推断。

行数 $R=2$，列数 $C=2$，自由度 $\upsilon = (R-1)\times(C-1) = 1$，查表得界值 $\chi^2_{0.05,1} = 3.842$，$\chi^2 > \chi^2_{0.05,1}$，拒绝原假设，接受备择假设，认为从统计学的角度看，两种检测方法的效果是不同的。

需要说明的是，由于检验过程中仅仅使用了检测结果不一致的数据，而未使用检测结果一致的数据，当 b 和 c 很大时，检测结果较为准确，当 b 和 c 相对较小时，检测结果的实际意义不大。

8.2.3　行×列表资料的卡方检验

前面已经介绍了四格表资料的 χ^2 检验，检验中还会使用 $R(R \geqslant 2)$ 行 $C(C \geqslant 2)$ 列表，根据行变量和列变量是无序还是有序可分为双向有序、单向有序和双向无序 3 种情况，若资料为双向无序分类资料，则仍然可以使用 χ^2 检验。双向无序资料的基本数据有 3 种情况：多个样本率比较时，有 R 行 2 列，称为 $R \times 2$ 表；两个样本率比较时，有 2 行 C 列，称为 $2 \times C$ 表；多个样本率的多重比较时，有 R 行 C 列，称为 $R \times C$ 表。$R \times C$ 表检验过程与四格表类似，由于有多个组进行比较，如果比较结果差异有统计学意义，则往往还要进行两两比较。下面我们以具体例子进行说明。

1. 多个样本率的比较

【例 8-4】医院用三种方案治疗急性病毒性肝炎，表 8-4 为整理出的治疗结果，分析三种治疗方案对急性病毒性肝炎的治疗有效率是否有差异？

表 8-4 三种方案治疗急性病毒性肝炎的结果

		有 效	无 效	合 计	有效率/%
药物	A	56	50	106	52.83
	B	37	45	82	45.12
	AB组合	60	10	70	85.71
合计		153	105	258	59.30

检验过程如下。

（1）建立原假设，设定检验水平。

$H_0: \pi_1 = \pi_2$，三种治疗方案效果相同；

$H_1: \pi_1 \neq \pi_2$，三种治疗方案效果不同；

$\alpha = 0.05$。

（2）计算 χ^2 统计量。

除使用式（8-3）计算理论频数，并代入式（8-1）计算 χ^2 统计量外，还可以用其推导公式直接计算：

$$\chi^2 = n\left(\sum \frac{O_{ij}^2}{(i \text{行总数})(j \text{列总数})} - 1 \right) \tag{8-9}$$

$$\chi^2 = 258 \times \left(\frac{56^2}{106 \times 153} + \frac{50^2}{106 \times 105} + \frac{37^2}{82 \times 153} + \frac{45^2}{82 \times 105} + \frac{60^2}{70 \times 153} + \frac{10^2}{70 \times 105} - 1 \right) = 28.905$$

（3）确定界值，做出推断。

行数 $R = 3$，列数 $C = 2$，自由度 $v = (R-1) \times (C-1) = 2$，查表得界值 $\chi^2_{0.05,2} = 5.992$，$\chi^2 > \chi^2_{0.05,2}$，拒绝原假设，接受备择假设，认为从统计学的角度看，三种方案治疗效果是不同的。

2．两个样本率的比较

【例 8-5】某医院调查肺癌患者和健康人与吸烟习惯的关系，得到如表 8-5 所示的数据，试分析两组人吸烟习惯是否有差别。

表 8-5 肺癌患者和健康人的吸烟习惯

		经 常	偶 尔	从 不	合 计
组别	肺癌患者组	550	150	60	760
	健康人组	50	100	430	580
合计		600	250	490	1340

检验过程如下。

（1）建立原假设，设定检验水平。

$H_0: \pi_1 = \pi_2$，两组人吸烟习惯没有差别；

$H_1: \pi_1 \neq \pi_2$，两组人吸烟习惯有差别；

$\alpha = 0.001$。

（2）计算 χ^2 统计量。

$$\chi^2 = 1340 \times \left(\frac{550^2}{600 \times 760} + \frac{150^2}{250 \times 760} + \frac{60^2}{490 \times 760} + \frac{50^2}{600 \times 580} + \right.$$

$$\left. \frac{100^2}{250 \times 580} + \frac{430^2}{490 \times 580} - 1 \right) = 694.405$$

（3）确定界值，做出推断。

行数 $R=3$，列数 $C=2$，自由度 $v=(R-1)\times(C-1)=2$，查表得界值 $\chi^2_{0.001,2}=13.816$，$\chi^2 > \chi^2_{0.001,2}$，拒绝原假设，接受备择假设，认为从统计学的角度看，两组人吸烟习惯有差别，且差异极显著。

3. 多个样本率的多重比较

多个样本率比较后，如果接受备择假设，则表明至少有两个样本率之间有差别，但不能说明任意两个样本率之间有差别。与方差分析的道理类似，如果想推断出哪两个样本率之间有差别，则需要将四格表资料的 χ^2 检验进行多重比较，这会增加犯 I 型错误的概率。多个样本率的多重比较方法较多，有 χ^2 分割法、Scheffe 置信区间法、SNK 法、Bonferroni 法等。这里只介绍 Bonferroni 法。首先将行×列表资料分割成多个四格表，计算每个四格表的 χ^2 统计量，计算校正的检验水平 $\alpha' = \dfrac{\alpha}{比较次数}$，比较 χ^2 值与界值的大小，得出结论。对于多组间的两两比较，比较次数为 $\dfrac{k \times (k-1)}{2}$，其中 k 为样本组数；对于试验组与同一对照组的比较，比较次数为 $k-1$。

【例 8-6】以例 8-4 中的数据为例，分析有效率的两两比较。首先将表分割为如表 8-6～表 8-8 所示的 3 个四格表，计算相应的 χ^2 统计量。

表 8-6　分割的四格表 1

药物		有　　效	无　　效	合　　计	有效率/%
药物	A	56	50	106	52.83
	B	37	45	82	45.12
合计		93	95	188	49.47

表 8-7　分割的四格表 2

药物		有　　效	无　　效	合　　计	有效率/%
药物	A	56	50	106	52.83
	AB 组合	60	10	70	85.71
合计		116	60	176	65.91

表 8-8　分割的四格表 3

药物		有　　效	无　　效	合　　计	有效率/%
药物	B	37	45	82	45.12
	AB 组合	60	10	70	85.71
合计		97	55	152	63.82

（1）建立原假设，确定检验水平。

$H_0: \pi_1 = \pi_2$，任意两种治疗方案的效果相同；

$H_1: \pi_1 \neq \pi_2$，任意两种治疗方案的效果不同；

$\alpha = 0.05$，计算校正的检验水平为

$$\alpha' = \frac{\alpha}{3 \times (3-1)/2} = 0.0167$$

（2）计算 χ^2 统计量。

使用式（8-4）计算出不同组两两比较的 χ^2 统计量，$\chi^2_{A-B} = 1.098$，$\chi^2_{A-AB} = 20.290$，$\chi^2_{B-AB} = 26.947$

（3）确定界值，做出推断。

查表得界值 $\chi^2_{0.0167,1} = 5.728$，$\chi^2_{A-B} < \chi^2_{0.0167,1}$，$\chi^2_{A-AB} > \chi^2_{0.0167,1}$，$\chi^2_{B-AB} > \chi^2_{0.0167,1}$。因此，从统计学的角度看，A 方案与 B 方案没有统计学差异，而 A 方案与 AB 组合方案及 B 方案与 AB 组合方案具有统计学差异。

8.3　确切概率法

当四格表资料总例数 $n<40$ 或理论频数 $T_i<1$ 时，χ^2 检验的结果可能会有偏性，这时应采用 Fisher 确切概率法检验，尽管该法不属于 χ^2 检验，但这是 χ^2 检验的重要补充，因此本章简要介绍相关的内容。Fisher 确切概率法的基本步骤如下。

（1）列出所有可能的四格表。在周边合计数保持不变的条件下，改变表格中的实际频数 a、b、c、d，得到所有可能的四格表。四格表个数为周边合计数中的最小者加 1。

（2）计算每种四格表的概率。各种四格表符合超几何概率分布。

$$P = \frac{(a+b)!(c+d)!(a+c)!(b+d)!}{a!b!c!d!n!} \tag{8-10}$$

式中，$n!$ 为阶乘，$n! = 1 \times 2 \times \cdots \times n$；$a$、$b$、$c$、$d$ 为四格表中的 4 个基本数据；n 为总例数。

（3）确定检验 P 值，做出推断。设原样本四格表概率为 P_0，进行双侧检验时，将所有小于或等于 P_0 的四格表概率值相加，得到检验 P 值；进行单侧检验时，原样本及其左侧所有四格表概率之和为左侧概率，原样本及其右侧所有四格表概率之和为右侧概率，左侧概率与右侧概率中较小值为单侧检验 P 值。

【例 8-7】在 A 和 B 两种条件下饲养白兔，一周后测量体重，相关数据如表 8-9 所示，试分析 A 和 B 条件下饲养白兔的增重效果是否有差异。

表 8-9　两种饲养条件下白兔的增重效果

		增　重	未　增　重	合　计
饲养条件	A	2	6	8
	B	4	3	7
合计		6	9	15

（1）建立原假设，确定检验水平。

$H_0: \pi_1 = \pi_2$，两种饲养条件下增重效果相同；

$H_1: \pi_1 \neq \pi_2$，两种饲养条件下增重效果不相同；

$\alpha = 0.05$。

（2）列出所有可能的四格表，并计算每种四格表的概率。

本例中 $n=15 <40$，使用 Fisher 确切概率法。所有可能的四格表如表 8-10 所示。

表 8-10　所有可能的四格表

1		2		3		4		5		6		7	
0	8	1	7	2	6	3	5	4	4	5	3	6	2
6	1	5	2	4	3	3	4	2	5	1	6	0	7
$P_1 = 0.001399$		$P_2 = 0.033570$		$P_3 = 0.195800$		$P_4 = 0.391600$		$P_5 = 0.293700$		$P_6 = 0.078320$		$P_7 = 0.005594$	

表 8-10 中已使用式（8-10）计算出了各组合四格表的超几何分布概率 $P_i(i=1,2,\cdots,7)$。实测数据的序号为 3，概率为 0.1958。

（3）确定检验 P 值，做出推断。

进行双侧检验时，$P_i \leqslant P_3$ 的所有四格表的 P_i 值之和为 $P = P_1 + P_2 + P_3 + P_6 + P_7 = 0.3147$，小于 α，接受 H_1，认为两种饲养条件下增重效果不相同。若进行单侧检验，左侧 $P_{左} = P_1 + P_2 + P_3 = 0.2308$，右侧 $P_{右} = P_3 + P_4 + P_5 + P_6 + P_7 = 0.9650$，取两者中的较小值，即 $P = 0.2308$，从统计学上看，仍然可以得出两种饲养条件下增重效果不相同。

8.4　拟合优度检验

在前面的内容中，我们通过假设理论分布为均匀分布来计算理论频数，从而计算 χ^2 统计量。事实上，推断频数分布是否符合某一理论分布也是需要研究的，即进行拟合优度的 χ^2 检验。拟合优度检验具有较广泛的应用，可以用于正态分布、二项分布、泊松分布等的检验。现以二项分布为例，介绍频数分布拟合优度检验步骤。

【例 8-8】纯合的黄圆豌豆与绿皱豌豆杂交，得到的 F1 代自交，F2 代的性状统计如表 8-11 所示，试分析该数据是否符合自由组合律。

表 8-11　F2 代的性状统计

黄　　圆	黄　　皱	绿　　圆	绿　　皱	合　　计
625	205	208	65	1103

（1）建立原假设，确定检验水平。

H_0: 该数据符合自由组合律；

H_1: 该数据不符合自由组合律；

$\alpha = 0.05$。

（2）计算 χ^2 统计量。

豌豆黄色（Y）对绿色（y）呈显性，圆粒（R）对皱粒（r）呈显性，因此 F1 代豌豆性状均为黄圆，根据自由组合律，F2 代豌豆性状规律由二项分布给出，其中显性性状出现的概率是 3/4，隐性性状出现的概率是 1/4，因此理论上黄圆（p_1）、黄皱（p_2）、绿圆（p_3）、绿皱（p_4）的概率分别为 9/16、3/16、3/16、1/16。使用式（8-1）计算，$\chi^2 = 0.2812$。

（3）确定界值，做出推断。

因为二项分布的参数已知（$a=0$），因此根据式 $v=k-a-1$，可得自由度为 3，查表得界值 $\chi^2_{0.05,3}=7.8147$，$\chi^2<\chi^2_{0.05,3}$，因此从统计学的角度看，该数据符合自由组合律。

8.5 线性趋势检验

双向有序分类表资料可通过 χ^2 分解推断两个分类变量是否线性相关。首先计算表资料的总 χ^2 值，然后分别为两个分类变量顺序赋值，计算线性回归分量 $\chi^2_{线}$，以及偏离线性回归分量 $\chi^2_{偏}=\chi^2-\chi^2_{线}$。根据显著性水平进行判断，如果线性回归分量有统计学意义，偏离线性回归分量无统计学意义，则说明两个分类变量存在线性关系；如果两个分量均有统计学意义，则说明两个分类变量存在相关关系，但不是线性关系。

【例 8-9】某医院欲研究年龄与腹主动脉瘤等级之间的关系，通过 CT 测量腹主动脉瘤的直径得到如表 8-12 所示的数据，试分析年龄与腹主动脉瘤等级之间是否存在线性关系。

表 8-12　年龄与腹主动脉瘤等级

		腹主动脉瘤等级（Y）				合　计
		A	B	C	D	
年龄 （X）/岁	50～59	80	45	25	13	163
	60～69	63	38	27	15	143
	70～79	48	50	47	20	165
	80及以上	30	55	58	44	187
合计		221	188	157	92	658

（1）建立原假设，确定检验水平。

H_0:年龄与腹主动脉瘤等级之间无线性关系；

H_1:年龄与腹主动脉瘤等级之间存在线性关系；

$\alpha=0.05$。

（2）计算 χ^2 统计量。

使用式（8-1）计算表资料的总 χ^2 值，$\chi^2=722.91$。对年龄变量 X 等级从 50～59 岁到 80 岁以上分别赋值为 1、2、3、4；对腹主动脉瘤等级 Y 由最轻微的 A 级别到最严重的 D 级别分别赋值为 1、2、3、4。线性回归分量 $\chi^2_{线}$ 计算如下。

$$\chi^2_{线}=\frac{b^2}{S_b^2} \tag{8-11}$$

式中，b 为回归系数，$b=\dfrac{l_{XY}}{l_{XX}}$；S_b^2 为 b 的方差，$S_b^2=\dfrac{l_{YY}}{nl_{XX}}$。其中，$l_{XX}$、$l_{YY}$ 分别是 X、Y 变量的离均差平方和，l_{XY} 为 X、Y 变量的离均差积和。

$$l_{XX} = \sum(X-\bar{X})^2 = \sum X^2 - \frac{\left(\sum X\right)^2}{n}$$

$$= (1^2 \times 163 + 2^2 \times 143 + 3^2 \times 165 + 4^2 \times 187) - \frac{(1 \times 163 + 2 \times 143 + 3 \times 165 + 4 \times 187)^2}{658}$$

$$= 861.1429$$

$$l_{YY} = \sum(Y-\bar{Y})^2 = \sum Y^2 - \frac{\left(\sum Y\right)^2}{n}$$

$$= (1^2 \times 221 + 2^2 \times 188 + 3^2 \times 157 + 4^2 \times 92) - \frac{(1 \times 221 + 2 \times 188 + 3 \times 157 + 4 \times 92)^2}{658}$$

$$= 724.1155$$

$$l_{XY} = \sum(X-\bar{X})(Y-\bar{Y}) = \sum XY - \frac{\left(\sum X\right)\left(\sum Y\right)}{n}$$

$$= (1 \times 1 \times 80 + 1 \times 2 \times 45 + \cdots + 4 \times 4 \times 44) - \frac{(1 \times 163 + \cdots)(1 \times 221 + \cdots)}{658}$$

$$= 231.4286$$

$$\chi^2_{\text{线}} = \frac{b^2}{S_b^2} = \frac{l_{XY}^2 n}{l_{XX} l_{YY}} = 56.5167$$

（3）确定界值，做出推断。

行数 $R = 4$，列数 $C = 4$，总的自由度 $v = (R-1) \times (C-1) = 9$。线性回归的自由度为 1，则偏离线性回归的自由度为 8，且 $\chi^2_{\text{偏}} = \chi^2 - \chi^2_{\text{线}} = 666.3933$，查表得界值 $\chi^2_{0.05,1} = 3.842$、$\chi^2_{0.05,8} = 15.507$，线性回归分量和偏离线性回归分量都有统计学意义，因此年龄与腹主动脉瘤之间存在相关关系，但不为线性关系。

本章小结

1．χ^2 检验以 χ^2 分布为理论依据，是一种用途很广的假设检验方法。本章主要介绍它在计数资料中的应用，包括卡方检验的定义和分布、卡方检验的差异性分析、确切概率法、拟合优度检验、线性趋势检验等内容。

2．使用 χ^2 检验时应注意理论频数不能太小。一般要求不能有 1/5 以上格子的理论频数小于 5，或者有 1 个格子的理论频数小于 1。对于理论频数太小的情形，最好增大样本量，以增大理论频数；也可使用确切概率法进行统计推断。对于行或列数大于 2 的列联表，也可以将理论频数太小的行（列）与邻近的行（列）合并，以增大理论频数，或者删除理论频数太小的格子所对应的行或列，但这两种做法都会损失信息。对于独立样本的四格表，当 $n \geqslant 40$，且有 $1 \leqslant T < 5$ 时，可计算校正 χ^2 值，或者用四格表的确切概率法；当 $n < 40$ 或 $T < 1$ 时，应当用四格表的确切概率法。配对四格表在检验两类处理有无差别时，当 $b + c < 40$ 时计算校正 χ^2 值。

3．多个样本率比较后，如果接受备择假设，则表明至少某两个样本率之间有差异，但不能说明任意两个样本率之间有差别。

4．拟合优度检验根据样本的频数分布检验其总体分布是否服从某特定的理论分布，要求样本量充分大，每个组段的理论频数不能太小。

思考与练习

1. χ^2检验的基本思想是什么？可以用于解决哪些问题？

2. χ^2检验的应用条件包括哪些？

3. 多个样本率的多重比较方法有哪些？

第9章 秩和检验

t 检验和 F 检验均是对正态总体均值进行假设检验，即总体分布为已知的数学形式，这类检验被统一称为参数检验（parameter test）。但当数据资料属于下列情形时，就不能对其总体均值进行 t 检验或 F 检验了。①不满足正态性和方差齐性条件的小样本资料；②分布不明的小样本资料；③一端或两端出现不确定数值，如端头数据>5。要对上述数据进行统计检验，有两种方式：一是尝试变量变换使其满足参数检验条件；二是采用非参数检验（nonparameter test）。非参数检验的优点是它不受总体分布的限制，适用范围广。

本章将介绍非参数检验常用的秩和检验方法。秩和检验的思想是，先将数值变量从小到大或者等级资料从弱到强排列，再转换成秩，最后计算检验统计量。特点是假设检验的结果对总体分布的形状差别不敏感，只对总体分布的位置差别敏感。因此，秩和检验用于推断一个样本总体中位数 M（非参数）和已知总体中位数 M_0 是否有差别，或者推断两个或多个样本总体中位数之间是否有差别。另外需要注意，如果已知数据资料满足（或近似满足）t 检验或 F 检验条件，则首选 t 检验或 F 检验，选秩和检验将会降低检验效能。

9.1 单样本符号秩和检验

本节将介绍单样本中位数和总体中位数的比较，采用 Wilcoxon 符号秩和检验（Wilcoxon signed-rank sum test）方法，目的是推断该样本所在总体的中位数 M 和某个已知总体的中位数 M_0 是否有差别。

9.1.1 Wilcoxon 符号秩和检验原理

我们将结合具体数据阐述 Wilcoxon 符号秩和检验的原理及计算步骤。

【例 9-1】表 9-1 列出了 8 名自闭症儿童被试在 1 秒时间内自由观看一张图片的平均眼动次数，数据已按照大小排列整齐。已知正常儿童眼动次数的中位数为 2，问：自闭症儿童的眼动次数是否高于正常儿童？

表 9-1 8 名自闭症儿童被试的眼动次数

编号 （1）	眼动次数 （2）	（2）−2 （3）	正秩 （4）	负秩 （5）
1	1	−1		1.5
2	2	0		
3	2	0		
4	3	1	1.5	
5	4	2	4.5	
6	4	2	4.5	
7	4	2	4.5	

续表

编号 （1）	眼动次数 （2）	（2）−2 （3）	正秩 （4）	负秩 （5）
8	4	2	4.5	
合计	—	—	19.5	1.5

解： 本例样本资料经正态性检验，推断出总体不服从正态分布（$P = 0.041$）的结论，因此采用 Wilcoxon 符号秩和检验方法。

（1）提出假设。

H_0: 自闭症儿童眼动次数的总体中位数 $M = 2$；

H_1: $M > 2$；

$\alpha = 0.05$。

（2）求检验统计量秩和 T 值。

用表 9-1 中的（2）列数据减去 2，可获得（3）列数据，不考虑所有差值为零的样本，这时候实际有效样本量为 $n = 6$；按 6 个差值的绝对值从小到大编为正秩和负秩，遇差值的绝对值相等者取平均秩，称为相同秩（应提高测量精度，尽量避免出现较多的相同秩），表 9-1（3）列中差值的绝对值为 1 的有 2 个，其秩依次为 1、2，取平均秩为 1.5，见表 9-1 的（4）、（5）列；任取正秩和或负秩和为 T，本例取正秩和 $T = 19.5$。从表的（4）、（5）列中，我们容易推出正秩+负秩的总和是固定的，即 19.5+1.5 = 21，因而统计推断时采用正秩和或负秩和的结果是一致的。

（3）确定 P 值，做出统计推断。

由于本案例 $n \leqslant 50$，可以查 T 界值表（见表 9-2）。查表时，自第一列找到 $n = 6$ 对应的行数据，将检验统计量 $T = 19.5$ 与相邻一列的界值 2～19 相比：若 T 值在上、下界值范围内，则其 P 值大于表上方相应的概率水平；若 T 值恰好等于界值，则其 P 值等于（一般是近似等于）相应概率水平；若 T 值在上、下界值范围外，则其 P 值小于相应概率水平，可右移一列，再与界值相比。因而本例需要右移一列，与界值 0～21 相比，T 值在这个范围内，因此得双侧 $0.05 < P <$ 0.10。按 $\alpha = 0.05$ 显著性水平，不拒绝 H_0，也不能认为自闭症儿童的眼动次数高于正常儿童。

表 9-2　T 界值表，n 为有效样本量（单样本或配对比较符号秩和检验使用）

n	单侧：0.05 双侧：0.10	0.025 0.05	0.01 0.02	0.005 0.010
5	0～15	.～.	.～.	.～.
6	2～19	0～21	.～.	.～.
7	3～25	2～26	0～28	.～.
8	5～31	3～33	1～35	0～36
9	8～37	5～40	3～42	1～44
10	10～45	8～47	5～50	3～52
11	13～53	10～56	7～59	5～61
12	17～61	13～65	9～69	7～71
13	21～70	17～74	12～79	9～82
14	25～80	21～84	15～90	12～93

n	单侧: 0.05 双侧: 0.10	0.025 0.05	0.01 0.02	0.005 0.010
15	30～90	25～95	19～101	15～105
16	35～101	29～107	23～113	19～117
17	41～112	34～119	27～126	23～130
18	47～124	40～131	32～139	27～144
19	53～137	46～144	37～153	32～158
20	60～150	52～158	43～167	37～173
21	67～164	58～173	49～182	42～189
22	75～178	65～188	55～198	48～205
23	83～193	73～203	62～214	54～222
24	91～209	81～219	69～231	61～239
25	100～225	89～236	76～249	68～257
26	110～241	98～253	84～267	75～276
27	119～259	107～271	92～286	83～295
28	130～276	116～290	101～305	91～315
29	140～295	126～309	110～325	100～335
30	151～314	137～328	120～345	109～356
31	163～333	147～349	130～366	118～378
32	175～353	159～369	140～388	128～400
33	187～374	170～391	151～410	138～423
34	200～395	182～413	162～433	148～447
35	213～417	195～435	173～457	159～471
36	227～439	208～458	185～481	171～495
37	241～462	221～482	198～505	182～521
38	256～485	235～506	211～530	194～547
39	271～509	249～531	224～556	207～573
40	286～534	264～556	238～582	220～600
41	302～559	279～582	252～609	233～628
42	319～584	294～609	266～637	247～656
43	336～610	310～636	281～665	261～685
44	353～637	327～663	296～694	276～714
45	371～664	343～692	312～723	291～744
46	389～692	361～720	328～753	307～774
47	407～721	378～750	345～783	322～806
48	426～750	396～780	362～814	339～837
49	446～779	415～810	379～846	355～870
50	466～809	434～841	397～878	373～902

在例 9-1 的检验过程中，有一个重要的步骤就是查 T 界值表，该表的制作原理如下。假设有效样本量 $n = 6$，总体秩为 1、2、3、4、5、6，正秩（或负秩）从总体中取，可取 0、1、2、3、4、5、6 个，取秩的所有可能组合如表 9-3 所示，所有可能的组合个数为 $C_6^0 + C_6^1 + C_6^2 + C_6^3 + C_6^4 + C_6^5 + C_6^6 = 1 + 6 + 15 + 20 + 15 + 6 + 1 = 64$，因而每种组合情况所对应的 T 取值的概率为 $1/64 = 0.015625$，T 最小值为 0，最大值为 21（$n(n+1)/2$）。根据表 9-3 把 T 值相同的归为一组，则 T 取值概率为这些单样本取值概率的和，归纳成 $n = 6$ 时 T 的概率分布，如表 9-4 所示。

表 9-3　$n = 6$ 时取正秩（或负秩）的可能组合及秩和 T 值

取秩	—	1	2	3	4	5	6	1,2	1,3	1,4	1,5
T	0	1	2	3	4	5	6	3	4	5	6
取秩	1,6	2,3	2,4	2,5	2,6	3,4	3,5	3,6	4,5	4,6	5,6
T	7	5	6	7	8	7	8	9	9	10	11
取秩	1,2,3	1,2,4	1,2,5	1,2,6	1,3,4	1,3,5	1,3,6	1,4,5	1,4,6	1,5,6	2,3,4
T	6	7	8	9	8	9	10	10	11	12	9
取秩	2,3,5	2,3,6	2,4,5	2,4,6	2,5,6	3,4,5	3,4,6	3,5,6	4,5,6	1,2,3,4	1,2,3,5
T	10	11	11	12	13	12	13	14	15	10	11
取秩	1,2,3,6	1,2,4,5	1,2,4,6	1,2,5,6	1,3,4,5	1,3,4,6	1,3,5,6	1,4,5,6	2,3,4,5	2,3,4,6	2,3,5,6
T	12	12	13	14	13	14	15	16	14	15	16
取秩	2,4,5,6	3,4,5,6	1,2,3,4,5	1,2,3,4,6	1,2,3,5,6	1,2,4,5,6	1,3,4,5,6	2,3,4,5,6	1,2,3,4,5,6		
T	17	18	15	16	17	18	19	20	21		

表 9-4　$n = 6$ 时 T 值对应的组合个数和概率

T	0	1	2	3	4	5	6	7
组合个数	1	1	1	2	2	3	4	4
概率	0.015625	0.015625	0.015625	0.03125	0.03125	0.046875	0.0625	0.0625
T	8	9	10	11	12	13	14	15
组合个数	4	5	5	5	5	4	4	4
概率	0.0625	0.078125	0.078125	0.078125	0.078125	0.0625	0.0625	0.0625
T	16	17	18	19	20	21		
组合个数	3	2	2	1	1	1		
概率	0.046875	0.03125	0.03125	0.015625	0.015625	0.015625		

T 的概率分布是对称的非连续分布，根据表 9-4 可制作 $n = 6$ 时的 T 界值表。T 的下侧界值与上侧界值之和为 $n(n+1)/2 = 21$。观察可知，$T = 3$ 的单侧累积概率为 0.0781（前 4 个概率相加），双侧累积概率为 0.1562，因此 T 界值为 3～18 时，单侧累积概率大于 0.05，双侧累积概率大于 0.1；$T = 2$ 的单侧累积概率为 0.0469（前 4 个概率相加），双侧累积概率为 0.0938，因此 T 界值为 2～19 时，单侧累积概率为 0.0469，双侧累积概率为 0.0938。同理，T 界值为 1～20 时，单侧累积概率为 0.0313，双侧累积概率为 0.0616；T 界值为 0～21 时单侧累积概

率为 0.015625，双侧累积概率为 0.03125。综合起来，概率值朝 0.05、0.025 这样的数据进行"四舍五入"，则有 T 界值为 2～19 时，单侧累积概率大于或等于 0.05，双侧累积概率大于或等于 0.1，列入表 9-2 第二列。当 T 界值为 1～20 和 0～21 时，单侧累积概率均大于或等于 0.025，双侧累积概率大于或等于 0.05，因而两个界值就只需要将一个列入表 9-2 第 3 列。可以看到，当 $n = 6$ 时，无论如何双侧概率统计下 P 值都大于 0.05，因而有效样本量不能太少。无论 n 有多大，T 界值的制作步骤和 $n = 6$ 时相同。由于 $n = 4$ 时最小单侧累积概率大于 0.05，故表 9-2 的 n 从 5 起。

在例 9-1 中，有效样本量 $n = 6$，由于有相同的秩，总体秩不再是 1、2、3、4、5、6，而是两个 1.5、4 个 4.5，这时正秩（或负秩）从总体中取秩，可取的所有组合如表 9-5 所示，所有可能的组合个数为：选 0 个（1）+选 1 个（2）+选 2 个（3）+选 3 个（3）+选 4 个（3）+选 5 个（2）+选 6 个（1）= 15，因而每种组合情况所对应的 T 取值的概率 $1/15 = 0.067$。T 最小值为 0，最大值为 21（$n(n+1)/2$），以 1.5 为间隔，这 15 种组合的 T 值均不等，当 $T = 0$ 时单侧累积概率为 0.067，双侧累积概率为 0.13。因此，在本例中无论 T 值多大，都达不到统计显著性。在实际测量中一定要提高测量精度，减少相同秩的个数，查表可以获得比较准确的结果，否则就会存在较大误差。

表 9-5　$n = 6$ 时，有相同秩的情况下可能的组合及秩和 T 值

取秩	—	1.5	4.5	1.5,1.5	1.5,4.5	4.5,4.5	1.5,1.5,4.5	1.5,4.5,4.5
T	0	1.5	4.5	3	6	9	7.5	10.5

取秩	4.5,4.5,4.5	1.5,1.5,4.5,4.5	1.5,4.5,4.5,4.5	4.5,4.5,4.5,4.5	1.5,1.5,4.5,4.5,4.5	1.5,4.5,4.5,4.5,4.5	1.5,1.5,4.5,4.5,4.5,4.5	
T	13.5	12	15	18	16.5	19.5	21	

9.1.2　大样本秩和统计检验原理

观察表 9-2，$n > 50$ 时超出表格范围，根据中心极限定理，当 n 很大时，t 分布近似正态分布，可用正态近似法进行统计，u 统计量为

$$u = (T - \mu_T)/\sigma_T$$

现需要求出 T 的均值和标准差，设总体有 n 个秩，令 $i = 1, 2, \cdots, n$，若 H_0 成立，则正秩（或负秩）不取每个 i（相当于取零）和取每个 i 的概率都为 $1/2$（0.5），其均值为 $0.5 \times 0 + 0.5 \times i = i/2$，方差为 $0.5 \times (0 - i/2)^2 + 0.5 \times (i - i/2)^2 = i^2/4$。因而秩和 T 的均值为

$$\mu_T = \sum_{i=1}^{n} i/2 = n(n+1)/4$$

秩和 T 的方差为

$$\sigma_T^2 = \sum_{i=1}^{n} i^2/4 = n(n+1)(2n+1)/24$$

因此，统计量为

$$u = \frac{T - \dfrac{n(n+1)}{4}}{\sqrt{\dfrac{n(n+1)(2n+1)}{24}}}$$

若 n 个秩中有相同秩，μ_T 不变，则方差将变小，可证明 $\sigma_T^2 = n(n+1)(2n+1)/24 - \sum(t_j^3 - t_j)/48$。所以统计量计算公式为

$$u = \frac{T - \dfrac{n(n+1)}{4}}{\sqrt{\dfrac{n(n+1)(2n+1)}{24} - \dfrac{\sum(t_j^3 - t_j)}{48}}}\tag{9-1}$$

式中，t_j $(j = 1, 2, \cdots)$ 为第 j 个相同秩的个数，假定相同秩（即平均秩）中有 3 个 2、2 个 4.5、5 个 8，则 $t_1 = 3$、$t_2 = 2$、$t_3 = 5$，$\sum(t_j^3 - t_j) = (3^3 - 3) + (2^3 - 2) + (5^3 - 5) = 150$。计算出 u 统计量后查正态分布 u 值表可确定统计显著性水平。

9.2 配对设计的秩和检验

配对设计的秩和检验与前一节的单样本符号秩和检验原理基本一致，只需要用配对样本差值的中位数和 0 进行比较，就能把配对设计转为单样本设计的符号秩和检验。还是使用 Wilcoxon 符号秩和检验推断配对的两个相关样本各自所在的两个总体的中位数是否有差别。方法步骤通过例 9-2 介绍。

【例 9-2】对 20 名健康被试进行目标检测时间测量，每个被试对目标 1 和目标 2 的检测时间分别列入表 9-6 中的（2）、（3）列。问：对这两个目标检测的时间有无差别？

表 9-6　20 名被试的目标检测时间　（单位：ms）

编号 （1）	目标 1 （2）	目标 2 （3）	差值 （4）＝（2）－（3）	正秩 （5）	负秩 （6）
1	450.52	377.95	72.57	20	
2	434.62	376.48	58.14	13	
3	364.59	321.00	43.59	7	
4	422.22	365.42	56.80	10	
5	252.25	277.72	-25.47		5
6	328.46	307.69	20.77	4	
7	327.54	311.60	15.94	2	
8	366.69	335.06	31.63	6	
9	457.70	396.74	60.96	15	
10	443.75	385.72	58.03	12	
11	420.38	353.44	66.94	18	
12	369.25	349.80	19.45	3	
13	413.75	360.50	53.25	9	
14	418.55	358.96	59.59	14	
15	439.85	373.50	66.35	16	
16	423.19	360.57	62.62	16	
17	412.96	355.86	57.10	11	

续表

编号 （1）	目标 1 （2）	目标 2 （3）	差值 （4）=（2）－（3）	正秩 （5）	负秩 （6）
18	416.44	365.67	50.77	8	
19	451.53	382.81	68.72	19	
20	322.81	318.49	4.32	1	
T				205	5

解：把对目标 1 和目标 2 检测的时间相减获得差值，对差值样本资料进行正态性检验，推断得出总体不服从正态分布（$P = 0.004$），因此本案例采用 Wilcoxon 符号秩和检验。

（1）提出假设。

H_0: 差值的总体中位数 $M = 0$；

H_1: $M \neq 0$；

$\alpha = 0.05$。

（2）求检验统计量秩和 T 值。

用表 9-6 中的（2）列数据减去（3）列数据，将获得的差值填入表 9-6 中的（4）列，再将差值按绝对值的大小排序，填入（5）、（6）列；任取正秩和或负秩和为 T，本例取正秩和 $T = 205$。

（3）确定 P 值，做出统计推断。

由于本例中 $n \leqslant 50$，可以查 T 界值表（见表 9-2）。查表时，自第一列找到 $n = 20$ 对应的行数据，即使将检验统计量 $T = 205$ 与这一行最右边一列的界值相比也在该范围外，因此得双侧 $P < 0.010$。按 $\alpha = 0.05$ 的显著性水平，拒绝 H_0，对这两个目标的检测时间有显著性差别，即对目标 1 的检测时间长于对目标 2 的检测时间。

【例 9-3】将例 9-2 中的样本量扩大到 60 名，同样进行对目标 1 和目标 2 的检测时间测量，计算出它们的差值总体不服从正态分布，求得秩和 T 为 1200。问：对这两个目标进行检测的时间有无差别？

解：由于本例样本 $n > 50$，本例采用 Wilcoxon 符号秩和检验公式（9-1）求 u 统计量。

（1）提出假设。

H_0: 差值的总体中位数 $M = 0$；

H_1: $M \neq 0$；

$\alpha = 0.05$。

（2）求 u 统计量。

$$u = \frac{T - \dfrac{n(n+1)}{4}}{\sqrt{\dfrac{n(n+1)(2n+1)}{24}}} = \frac{1200 - 60 \times 61/4}{\sqrt{60 \times 61 \times 121/24}} = 2.1$$

（3）确定 P 值，做出统计推断。

查 u 值表，$0.01 < P < 0.05$。按 $\alpha = 0.05$ 的显著性水平，拒绝 H_0，说明对这两个目标检测的时间有显著性差别。

9.3　两个独立样本比较的秩和检验

本节将介绍两个独立样本比较的 Wilcoxon 秩和检验（Wilcoxon rank sum test）方法，目的是推断两个独立样本各自所在总体的分布位置是否有差别。前面学过的 t 检验或 F 检验均是在总体分布一致的假设上统计均值是否有差别的，当两个独立样本来自方差不等，即总体分布不同的两个正态分布时，可用秩和检验来推断两个总体分布位置是否有差别。例如，在推断两个不同人群的目标检测反应时间是否有差别时，可用该指标值分布的位置差别来反映，而不关心该指标值分布的形状有无差别。

9.3.1　Wilcoxon 秩和检验原理

我们将结合具体数据阐述 Wilcoxon 秩和检验的原理及计算步骤。

【例 9-4】对 11 名年轻健康者和 9 名老年健康者进行目标检测反应时间测量，将结果分别列入表 9-7 中。问：年轻人的目标检测反应时间是否快于老年人？

表 9-7　年轻人和老年人的目标检测反应时间　　　　　　　　（单位：ms）

年　轻　人		老　年　人	
反　应　时　间	秩	反　应　时　间	秩
465.38	12	478.29	13
465.06	11	498.41	16
371.48	2	480.25	14
433.94	8	602.18	18
403.56	4	411.12	5
415.75	6	516.86	17
491.84	15	392.28	3
362.44	1	602.20	19
435.31	9	712.86	20
418.63	7		
439.09	10		

解： 本例样本资料经方差齐性检验（Levene 检验）后，推断出两个总体方差不等（$P = 0.022$），因此采用 Wilcoxon 秩和检验。

（1）提出假设。

H_0：年轻人和老年人的目标检测反应时间总体分布位置相同；

H_1：年轻人的目标检测反应时间快于老年人；

$\alpha = 0.05$。

（2）求检验统计量秩和 T 值。

把两个样本的数据混合起来从小到大编秩，遇数据相等者取平均秩；以样本例数小者为 n_1，其秩和（T_1）为 T，若两个样本例数相等，则可任取一个样本的秩和（T_1 或 T_2）为 T，本例中 $n_1 = 9$，$T = 125$。易推出 $T_1 + T_2$ 的总和是固定的，等于 1 到 20 的求和，即 $85 + 125 = 210$。

（3）确定 P 值，做出统计推断。

在小样本且两个样本例数差异不大的情况下，即当 $n_1 \le 10$ 且 $n_2 - n_1 \le 10$ 时，可以查 T 界值表（见表 9-8）。表格头部左侧显示 4 行对应的 P 值，右侧则显示求秩和 T 的过程。查表时，在第一列找到 $n_1 = 9$、$n_2 - n_1 = 2$ 所对应的 4 行数据，再逐行将检验统计量 T 值与界值相比。若 T 值在第 1 行界值范围内，则其 P 值大于相应概率水平（即单侧 $P > 0.05$ 或双侧 $P > 0.1$）；若 T 值恰好等于界值，则其 P 值近似等于相应概率水平；若 T 值在界值范围外，则其 P 值小于相应概率水平，可向下移一行，再与界值相比，以此类推。将检验统计量 $T = 125$ 与第一行界值 $72 \sim 117$ 相比，T 值在界值范围外，需要向下移一行；与界值 $68 \sim 121$ 相比，T 值在这个范围外，再下移一行；与界值 $63 \sim 126$ 相比，T 值在此范围内，因此得双侧 $0.02 < P < 0.05$。按 $\alpha = 0.05$ 的显著性水平，拒绝 H_0，统计结果显示年轻人的目标检测反应时间快于老年人。

在例 9-4 的检验过程中，有一个重要的步骤就是查 T 界值表，该表的制作原理如下。假设 $n_1 = 3$，$n_2 = 4$，则 $n_2 - n_1 = 1$，这时总样本例数 N 为 7，总体秩为 1、2、3、4、5、6、7，因为最少样本例数为 3，所以列出从总体秩中取 3 个秩的所有可能组合，如表 9-9 所示，组合个数为 $C_7^3 = 35$，因而每种组合情况对应的 T 取值的概率为 $1/35 = 0.029$，T 最小值为 6（前 n_1 个秩相加，从 1 加到 n_1，即 $\dfrac{n_1(n_1+1)}{2}$），最大值为 18（最后 n_1 个秩相加，从 $n_2 + 1$ 加到 $n_2 + n_1$，得 $\dfrac{n_1(n_2 + 1 + n_1 + n_2)}{2} = n_1 n_2 + \dfrac{n_1(n_1+1)}{2}$）。根据表 9-9 把 T 值相同的归为一组，则 T 取值概率为这些单个取值概率之和，归纳成 $N = 7$、$n_1 = 3$ 时 T 值对应的组合个数和概率分布，如表 9-10 所示。

表 9-8　T 界值表，n 为有效样本例数（两个样本比较的秩和检验使用）

		单侧	双侧							
	1 行	$P = 0.05$	$P = 0.10$							
	2 行	$P = 0.025$	$P = 0.05$							
	3 行	$P = 0.01$	$P = 0.02$							
	4 行	$P = 0.005$	$P = 0.01$							

n_1（n 较小）	0	1	2	3	4	5	6	7	8	9	10
2				3～13	3～15	3～17	4～18	4～20	4～22	4～24	5～25
							3～19	3～21	3～23	3～25	4～26
3	6～15	6～18	7～20	8～22	8～25	9～27	10～29	10～32	11～34	11～37	12～39
			6～21	7～23	7～26	8～28	8～31	9～33	9～36	10～38	10～41
				6～27	6～30	7～32	7～35	7～38	8～40	8～43
							6～33	6～36	6～39	7～41	7～44
4	11～25	12～28	13～31	14～34	15～37	16～40	17～43	18～46	19～49	20～52	21～55
	10～26	11～29	12～32	13～35	14～38	14～42	15～45	16～48	17～51	18～54	19～57
		10～30	11～33	11～37	12～40	13～43	13～47	14～50	15～53	15～57	16～60
			10～34	10～38	11～41	11～45	12～48	12～52	13～55	13～59	14～62
5	19～36	20～40	21～44	23～47	24～51	26～54	27～58	28～62	30～65	31～69	33～72
	17～38	18～42	20～45	21～49	22～53	23～57	24～61	26～64	27～68	28～72	29～76

n_1 （n较小）	0	1	2	3	4	5	6	7	8	9	10
5	16~39	17~43	18~47	19~51	20~55	21~59	22~63	23~67	24~71	25~75	26~79
	15~40	16~44	16~49	17~53	18~57	19~61	20~65	21~69	22~73	22~78	23~82
6	28~50	29~55	31~59	33~63	35~67	37~71	38~76	40~80	42~84	44~88	46~92
	26~52	27~57	29~61	31~65	32~70	34~74	35~79	37~83	38~88	40~92	42~96
	24~54	25~59	27~63	28~68	29~73	30~78	32~82	33~87	34~92	36~96	37~101
	23~55	24~60	25~65	26~70	27~75	28~80	30~84	31~89	32~94	33~99	34~104
7	39~66	41~71	43~76	45~81	47~86	49~91	52~95	54~100	56~105	58~110	61~114
	36~69	38~74	40~79	42~84	44~89	46~94	48~99	50~104	52~109	54~114	56~119
	34~71	35~77	37~82	39~87	40~93	42~98	44~103	45~109	47~114	49~119	51~124
	32~73	34~78	35~84	37~89	38~95	40~100	41~106	43~111	44~117	45~122	47~128
8	51~85	54~90	56~96	59~101	62~106	64~112	67~117	69~123	72~128	75~133	77~139
	49~87	51~93	53~99	55~105	58~110	60~116	62~122	65~127	67~133	70~138	72~144
	45~91	47~97	49~103	51~109	53~115	56~120	58~126	60~132	62~138	64~144	66~150
	43~93	45~99	47~105	49~111	51~117	53~123	54~130	56~136	58~142	60~148	62~154
9	66~105	69~111	72~117	75~123	78~129	81~135	84~141	87~147	90~153	93~159	96~165
	62~109	65~115	68~121	71~127	73~134	76~140	79~146	82~152	84~159	87~165	90~171
	59~112	61~119	63~126	66~132	68~139	71~145	73~152	76~158	78~165	81~171	83~178
	56~115	58~122	61~128	63~135	65~142	67~149	69~156	72~162	74~169	76~176	78~183
10	82~128	86~134	89~141	92~148	96~154	99~161	103~167	106~174	110~180	113~187	117~193
	78~132	81~139	84~146	88~152	91~159	94~166	97~173	100~180	103~187	107~193	110~200
	74~136	77~143	79~151	82~158	85~165	88~172	91~179	93~187	96~194	99~201	102~208
	71~139	73~147	76~154	79~161	81~169	84~176	86~184	89~191	92~198	94~206	97~213

表9-9 $N=7$、$n_1=3$时取3个秩的组合及秩和T值

取秩	1,2,3	1,2,4	1,2,5	1,2,6	1,2,7	1,3,4	1,3,5	1,3,6	1,3,7	1,4,5	1,4,6	1,4,7
T	6	7	8	9	10	8	9	10	11	10	11	12
取秩	1,5,6	1,5,7	1,6,7	2,3,4	2,3,5	2,3,6	2,3,7	2,4,5	2,4,6	2,4,7	2,5,6	2,5,7
T	12	13	14	9	10	11	12	11	12	13	13	14
取秩	2,6,7	3,4,5	3,4,6	3,4,7	3,5,6	3,5,7	3,6,7	4,5,6	4,5,7	4,6,7	5,6,7	
T	15	12	13	14	14	15	16	15	16	17	18	

表9-10 $N=7$、$n_1=3$时T值对应的组合个数和概率分布

T	6	7	8	9	10	11	12	13	14	15	16	17	18
组合个数	1	1	2	3	4	4	5	4	4	3	2	1	1
概率	0.029	0.029	0.058	0.087	0.116	0.116	0.145	0.116	0.116	0.087	0.058	0.029	0.029

根据表 9-10 可知 T 值的概率分布是对称的非连续分布，观察 $n_1 = 3$、$n_2 - n_1 = 1$ 时的单侧和双侧累积概率，可知 $T = 6$ 的单侧累积概率为 0.029，双侧累积概率为 0.058，概率值朝 0.05、0.025 这样的数据进行"四舍五入"后，当 T 界值为 6～18 时单侧累积概率近似 0.05，双侧累积概率近似 0.1。因此，在本例中无论 T 值为多大，双侧检验都达不到统计显著性。

综合上述推导，可知 T 界值表的制作过程：求出 T 取不同秩和的概率值，计算出最小界值 $\frac{n_1(n_1+1)}{2}$、最大界值 $n_1 n_2 + \frac{n_1(n_1+1)}{2}$，在该范围内查看 T 的累积概率，若在该界值范围内单侧累积概率近似 0.05，则在其他界值范围内单侧累积概率更大，就不需要考虑了，$n_1 = 3$、$n_2 - n_1 = 1$ 时就是这种情况，因而只有 6～18 的界值结果，其他范围更加不显著。对于 $n_1 = 4$、$n_2 - n_1 = 1$ 的情况，对应的界值表的最下一行为 $\frac{n_1(n_1+1)}{2} = 100$，$n_1 n_2 + \frac{n_1(n_1+1)}{2} = 30$，这样找到 10～30 的累积概率填入表中，依次寻找到 11～29、12～28 的累积概率，13～27 的累积概率大于前两个范围的累积概率。

9.3.2　大样本秩和统计检验原理

观察表 9-8，若 $n_1 > 10$ 或 $n_2 - n_1 > 10$ 则将超出表格范围，根据中心极限定理，当 N 较大时（$N = n_1 + n_2 > 20$），秩和 T 的分布近似正态分布，可用正态近似法进行 u 检验，有 u 统计量：$u = (T - \mu_T)/\sigma_T$。现需要求出 T 的均值和标准差，设总体有 N 个秩，令 $i = 1, 2, \cdots, N$，容易估计出 i 的均值为

$$\mu_i = \frac{1}{N}\sum_{i=1}^{N} i = \frac{N+1}{2}$$

i 的方差为 $\sigma_i^2 = \frac{1}{N-1}\sum_{i=1}^{N}(i - \mu_i)^2$

代入均值化简，得

$$\sigma_i^2 = \frac{N(N+1)}{12}$$

从总体中取 n_1 个秩，秩和为 T，因而秩和 T 的均值为 $\mu_T = n_1 \mu_i = \frac{n_1(N+1)}{2}$，方差为 $\sigma_T^2 = \left(1 - \frac{n_1}{N}\right)n_1 \sigma_i^2 = n_1 n_2 (N+1)/12$。因此统计量 u 为

$$u = \left(T - \frac{n_1(N+1)}{2}\right) / \sqrt{n_1 n_2 (N+1)/12}$$

若 N 个秩中有相同秩，μ_T 不变，则方差将变小，可证明 $\sigma_T^2 = (n_1 n_2 (N+1)/12)$ $(1 - \sum(t_j^3 - t_j)/(N^3 - N))$。所以统计量计算公式如下：

$$u = \frac{T - \frac{n_1(N+1)}{2}}{\sqrt{\frac{n_1 n_2 (N+1)}{12}\left(1 - \frac{\sum(t_j^3 - t_j)}{N^3 - N}\right)}} \tag{9-2}$$

式中，t_j（$j = 1, 2, \cdots$）为第 j 个相同秩的个数，假定相同秩（即平均秩）有 3 个 2、2 个 4.5、5 个 8，则 $t_1 = 3$，$t_2 = 2$，$t_3 = 5$，$\sum(t_j^3 - t_j) = (3^3 - 3) + (2^3 - 2) + (5^3 - 5) = 150$。计算出 u 统计

量后查正态分布 u 值表可确定统计显著性水平。

【例 9-5】假设对例 9-4 中的样本进行扩大，测量 29 名老年健康者和 30 名年轻健康者的目标检测反应时间，求得秩和 T 为 1200。问：年轻人的目标检测反应时间是否快于老年人？

解：由于本例样本 $N = n_1 + n_2 = 59 > 20$，$n_1 = 29 > 20$，$n_2 = 30$，且样本资料经方差齐性检验（Levene 检验），推断得两个总体方差不等（$P<0.05$），因此采用式（9-2）Wilcoxon 秩和检验公式求 u 统计量。由于测量精度高，无相同秩。

（1）提出假设。

H_0：年轻人和老年人的目标检测反应时间总体分布位置相同；

H_1：年轻人的目标检测反应时间快于老年人；

$\alpha = 0.05$。

（2）求 u 统计量。

$$u = \frac{T - \dfrac{n_1(N+1)}{2}}{\sqrt{\dfrac{n_1 n_2 (N+1)}{12}}} = \frac{1200 - 29 \times 60/2}{\sqrt{29 \times 30 \times 60/12}} = 5$$

（3）确定 P 值，做出统计推断。

查 u 值表，$P < 0.001$。按 $\alpha = 0.05$ 的显著性水平，拒绝 H_0，统计结果显示年轻人的目标检测反应时间快于老年人。

9.4　随机区组设计的多个相关样本比较的秩和检验

配对设计的 Wilcoxon 符号秩和检验可以推断配对的两个相关样本所来自的两个总体中位数是否有差别。而为了推断随机区组设计的多个相关样本所来自的多个总体分布位置是否有差别，需要采用 Friedman M 检验（Friedman M test）。

9.4.1　Friedman M 检验原理

我们将结合具体数据阐述 Friedman M 检验的原理及计算步骤。

【例 9-6】表 9-11 是 10 名健康被试对 3 种场景目标检测的准确率，问：3 种不同场景下的目标检测率是否有差别？

表 9-11　10 名被试对 3 种场景目标检测的准确率

		场景 1		场景 2		场景 3	
		准　确　率	秩	准　确　率	秩	准　确　率	秩
被试号	1	0.94	2.5	0.94	2.5	0.91	1
	2	0.90	3	0.75	1	0.81	2
	3	0.81	1	0.94	3	0.91	2
	4	0.81	1	0.94	2.5	0.94	2.5
	5	0.94	3	0.81	1	0.88	2
	6	0.81	2	0.88	3	0.59	1

续表

		场景 1		场景 2		场景 3	
		准 确 率	秩	准 确 率	秩	准 确 率	秩
被试号	7	0.88	2	0.75	1	0.97	3
	8	0.97	3	0.72	1	0.84	2
	9	0.91	2	0.84	1	1.00	3
	10	0.97	3	0.72	1	0.91	2
秩和 R_i		—	22.5	—	17.0	—	20.5

解： 本例样本资料经正态性检验，推断得 3 个样本的总体不服从正态分布（在 0.1 的显著性水平下，3 个样本检验 P 值为 0.1、0.09、0.029），因此采用 Friedman M 检验。随机区组设计的区组数用 n 表示，相关样本个数用 g 表示，因此每个样本例数为 n，总例数 $N = ng$。本例中 $n = 10$、$g = 3$、$N = 30$。

（1）提出假设。

H_0: 3 种场景目标检测准确率总体分布位置相同；

H_1: 3 种场景目标检测准确率总体分布位置不全相同；

$\alpha = 0.05$。

（2）求检验统计量 M 值。

将每个区组的数据由小到大分别编秩，即按照表 9-11 的行来比较大小，遇数据相等者取平均秩，然后计算出所有被试在每个区组下的秩和 R_i，分别为 22.5、17.0、20.5。易推导出所有秩的总和为 $10 \times (1 + 2 + 3) = 60$，即总秩和为 $\dfrac{ng(g+1)}{2}$，则 3 个相关样本的平均秩和为 $\bar{R} = n(g+1)/2$，本例为 20。明显地，每个场景下的秩和 R_i 与平均秩和 $\bar{R}$ 的差异越大，3 个相关样本的分布位置就越不一致，因此 M 统计量就定义为每个水平下的秩和 R_i 与平均秩和 $\bar{R}$ 差异的平方和，即 M 值与 R_i 的方差大小成正比。按式（9-3）求 M 值。

$$M = \sum (R_i - \bar{R})^2 = \sum R_i^2 - n^2 g(g+1)^2/4 \qquad (9\text{-}3)$$

本例中，M 为

$$M = 22.5^2 + 17^2 + 20.5^2 - 10^2 \times 3 \times \frac{4^2}{4} = 15.5$$

（3）确定 P 值，做出统计推断。

由于 $n = 10$ 和 $g = 3$，可以查 M 界值表（见表 9-12），查表得出对应行、列处的 M 界值为 62，而本例中 M 等于 15.5，小于界值，因此 $P > 0.05$，按 $\alpha = 0.05$ 的显著性水平，不拒绝 H_0，即不能认为 3 种场景目标检测准确率总体分布位置不同。

表 9-12 M 界值表（随机区组设计的相关样本比较的秩和检验使用，$P = 0.05$）

区组数	相关样本数（g）													
（n）	2	3	4	5	6	7	8	9	10	11	12	13	14	15
2	—	—	20	38	64	96	138	192	258	336	429	538	664	808
3	—	18	37	64	104	158	225	311	416	542	691	865	1063	1292

续表

区组数 (n)	相关样本数（g）													
	2	3	4	5	6	7	8	9	10	11	12	13	14	15
4	—	26	52	89	144	217	311	429	574	747	950	1189	1460	1770
5	—	32	65	113	183	277	396	547	731	950	1210	1512	1859	2254
6	18	42	76	137	222	336	482	664	887	1155	1469	1831	2253	2738
7	24.5	50	92	167	272	412	591	815	1086	1410	1791	2233	2740	3316
8	32	50	105	190	310	471	676	931	1241	1612	2047	2552	3131	3790
9	24.5	56	118	214	349	529	760	1047	1396	1813	2302	2871	3523	4264
10	32	62	131	238	388	588	845	1164	1551	2014	2558	3189	3914	4737
11	40.5	66	144	261	427	647	929	1280	1706	2216	2814	3508	4305	5211
12	32	72	157	285	465	706	1013	1396	1862	2417	3070	3827	4697	5685
13	40.5	78	170	309	504	764	1098	1512	2017	2618	3326	4146	5088	6159
14	50	84	183	333	543	823	1182	1629	2172	2820	3581	4465	5479	6632
15	40.5	90	196	356	582	882	1267	1745	2327	3021	3837	4784	5871	7106

在例 9-6 检验过程中，有一个重要的步骤就是查 M 界值表，该表制作原理如下。与前几节原理类似，首先需要计算 M 值的概率分布，为简单起见，假定区组数 $n = 6$，相关样本数 $g = 2$，每个区组的秩为 1、2，则它们取秩的排列组合数为 $2! = 2$ 种（即 12 和 21），因此在所有区组取秩的排列组合数为 $2^6 = 64$，对这 64 种组合分别求两个水平的秩和 R_1、R_2，再利用式（9-3）计算这 64 个 M 值。由于总秩和为 $\dfrac{ng(g+1)}{2} = 18$，$R_1 + R_2 = 18$，则最小的 R_1 为 6，最大的 R_1 为 12，平均秩和 $\bar{R}$ 为 9。为了简化过程，我们整理出 R_1 从最小值到最大值出现的个数及对应的 M 值，如表 9-13 所示。

当 $R_1 = 6$ 时，只有 g_1 水平下每个区组都取秩为 1，且 g_2 水平下每个区组都取秩为 2，因此该情况就只有 1 个组合数，概率为 $1/64 = 0.0156$；当 $R_1 = 7$ 时，g_1 水平下只有 1 个区组取秩为 2，5 个区组取秩为 1，g_2 水平取秩相应改变，则该情况有 6 个组合数，概率为 $6/64 = 0.0938$；当 $R_1 = 8$ 时，有 4 个 1 和 2 个 2 进行排列，则该情况有 15 个组合数，概率为 $15/64 = 0.2344$；当 $R_1 = 9$ 时，有 3 个 1 和 3 个 2 进行排列，则该情况有 20 个组合数，概率为 $20/64 = 0.3125$；由于对称性，可得 R_1 为 10、11、12 时的组合数和概率。M 值采用式（9-3）计算，列入表 9-13 中，如当 $R_1 = 6$ 时，$M = (6-9)^2 + (12-9)^2 = 18$。

根据式（9-3）容易看出，当 $R_i = \bar{R}$ 时，M 最小，等于零，当 R_1 取最小值 n、R_2 取 $2n$、R_g 取 gn 时 M 达到最大，这时有

$$M = \sum_{i=1}^{g} R_i^2 - \frac{n^2 g(g+1)^2}{4} = n^2 + 2^2 n^2 + \cdots + g^2 n^2 - \frac{n^2 g(g+1)^2}{4}$$

$$= n^2 \frac{g(g+1)(2g+1)}{6} - \frac{n^2 g(g+1)^2}{4} = \frac{n^2 g(g^2-1)}{12}$$

表 9-13 $n = 6$、$g = 2$ 时 R_1 组合数、概率及 M 值

R_1	6	7	8	9	10	11	12
组合数	1	6	15	20	15	6	1

概率	0.0156	0.0938	0.2344	0.3125	0.2344	0.0938	0.0156
M 值	18	8	2	0	2	8	18

进一步整理表 9-13，得表 9-14，可知 M 的概率分布是偏态的非连续分布，M 值越大，R_1、R_2 和 R_g 差别越大，因此只需要设置 M 的上侧界值。观察可知，当 $M \geq 18$ 时 $P < 0.05$，当 M 取 8 时 $P > 0.05$，因此将上侧界值设为 18。以此方法制作 M 界值表。

表 9-14 $n = 6$、$g = 2$ 时 M 值及其概率

M	0	2	8	18
概率	0.3125	0.4688	0.1876	0.0312

9.4.2 大样本秩和统计检验原理

观察表 9-12，$n > 15$ 或 $g > 15$ 时将超出表格范围，可用 χ^2 近似法，计算 χ^2 统计量，卡方统计量定义为

$$\chi^2 = \sum (R_i - \bar{R})^2 / \sigma_{R_i}^2$$

假设有 n 个区组，g 个相关样本，则每个区组的秩为 i（$i = 1, 2, \cdots, g$）。容易估计出 i 的均值为 $\mu_i = \frac{1}{g} \sum_{i=1}^{g} i = \frac{g+1}{2}$，$i$ 的方差为 $\sigma_i^2 = \frac{1}{g-1} \sum_{i=1}^{g} (i - \mu_i)^2$，代入均值化简，$\sigma_i^2 = g(g+1)/12$。则每个水平 n 个区组的秩和 R_i 的均值为 $\mu_{R_i} = n\mu_i = n_i(g+1)/2$，方差为 $\sigma_{R_i}^2 = n\sigma_i^2 = ng(g+1)/12$，代入卡方统计量计算公式，则有

$$\chi^2 = \frac{12M}{ng(g+1)} \tag{9-4}$$

若各区组内有相同秩，$\bar{R}$ 不变，则可证明 $\sigma_{R_i}^2 = (ng(g+1)/12) \cdot C$，得校正公式

$$\chi^2 = \frac{12M}{ng(g+1)C}, \quad C = 1 - \frac{\sum (t_j^3 - t_j)}{n(g^3 - g)}, \quad \upsilon = g - 1 \tag{9-5}$$

式中，t_j（$j = 0, 1, 2, \cdots$）为按区组而言的第 j 个相同秩的个数；C 为校正系数。若相同秩个数少，C 近似等于 1，则可以不校正。计算出 χ^2 统计量后查卡方界值表确定统计显著性水平。

【例 9-7】对例 9-6 中的区组数进行扩大，测量 20 名健康被试对 3 种场景目标检测的准确率，M 为 120，无相同秩。问：3 种不同场景下的目标检测准确率是否有差别？

解：本例中 $n = 20$、$g = 3$、$M = 120$，代入式（9-4）计算 χ^2 统计量。

（1）提出假设。

H_0: 3 种场景目标检测准确率总体分布位置相同；

H_1: 3 种场景目标检测准确率总体分布位置不全相同；

$\alpha = 0.05$。

（2）求 χ^2 统计量。

$$\chi^2 = \frac{12M}{ng(g+1)} = 6$$

（3）确定 P 值，做出统计推断。

查 χ^2 界值表，自由度为 $g-1=2$，$P<0.05$。按 $\alpha=0.05$ 的显著性水平，拒绝 H_0，3 种场景目标检测准确率总体分布位置不全相同。

9.5 多个独立样本比较的秩和检验

两个独立样本设计的 Wilcoxon 秩和检验，可以推断两个独立样本所来自的两个总体的分布位置是否有差别。当出现多个独立样本来自方差不等，即总体分布不同的多个正态分布时，可用秩和检验来推断多个独立样本所来自的多个总体的分布位置是否有差别，下面介绍 Kruskal-Wallis H 检验（Kruskal-Wallis H test）。

9.5.1 Kruskal-Wallis H 检验原理

我们将结合具体数据阐述 Kruskal-Wallis H 检验的原理及计算步骤。

【例 9-8】对 10 名健康青少年（平均年龄 15 岁）、11 名健康成年（平均年龄 25 岁）、9 名健康老年（平均年龄 60 岁）进行目标检测的反应时间测量，结果列入表 9-15。问：3 组人群的目标检测反应时间是否有差别？

表 9-15 3 组人群的目标检测反应时间

青 少 年			成 年			老 年		
反应时间/ms		秩	反应时间/ms		秩	反应时间/ms		秩
	377.61	3		362.44	1		392.28	7
	380.25	4		371.48	2		411.12	9
	381.25	5		403.56	8		478.29	23
	384.56	6		415.75	10		480.25	24
	416.72	11		418.63	12		498.41	26
	420.80	13		433.94	18		516.86	27
	424.69	14		435.31	19		602.18	28
	430.06	15		439.09	20		602.20	29
	430.59	16		465.06	21		712.86	30
	432.91	17		465.38	22			
				491.84	25			
R_1	104		R_2	158		R_3	203	
n_1	10		n_2	11		n_3	9	

解：本例中样本资料经方差齐性检验（Levene 检验），推断出 3 组样本总体方差不全相等（$P=0.003$），因此采用 Kruskal-Wallis H 检验。样本量分别为 $n_1=10$、$n_2=11$、$n_3=9$，总例数 $N=n_1+n_2+n_3=30$，独立组数 $g=3$。

（1）提出假设。

H_0: 3 组人群目标检测反应时间总体分布位置相同；

H_1: 3 组人群目标检测反应时间总体分布位置不全相同；

$\alpha=0.05$。

（2）求检验统计量 H 值。

将所有样本数据混合由小到大编秩，遇数据相等者取平均秩，然后计算出 3 组人群的秩和 R_i，分别为 104、158、203。易推导出所有秩的总和为 $1 + 2 + 3 + \cdots + 30 = 465$，即总秩和为 $N(N+1)/2$，则所有样本的平均秩和为 $\bar{R} = (N+1)/2$，本例为 15.5，每组人群的理论秩和为 $n_i \bar{R}$，分别为 155、170.5、139.5；明显地，当每组人群的秩和 R_i 与理论秩和 $T_i = n_i \bar{R} = n_i(N+1)/2$ 的差异越大时，3 个独立样本的分布位置就越不一致，因此 H 统计量同每个独立样本的秩和 R_i 与理论秩和 T_i 差异的平方和有关，类似卡方公式，H 统计量定义如下：

$$
\begin{aligned}
H &= \frac{6}{N} \sum_{i=1}^{g} \frac{(R_i - T_i)^2}{T_i} = \frac{6}{N} \left(\sum_{i=1}^{g} \frac{(R_i)^2}{T_i} - 2 \sum_{i=1}^{g} R_i + \sum_{i=1}^{g} T_i \right) \\
&= \frac{6}{N} \left(\sum_{i=1}^{g} \frac{2 R_i^2}{n_i(N+1)} - 2 \frac{N(N+1)}{2} + \sum_{i=1}^{g} \frac{n_i(N+1)}{2} \right) \\
&= \frac{6}{N} \left(\sum_{i=1}^{g} \frac{2 R_i^2}{n_i(N+1)} - 2 \frac{N(N+1)}{2} + \frac{N(N+1)}{2} \right) \\
&= \frac{6}{N} \left(\sum_{i=1}^{g} \frac{2 R_i^2}{n_i(N+1)} - \frac{N(N+1)}{2} \right) \\
&= \frac{12}{N(N+1)} \sum_{i=1}^{g} \frac{R_i^2}{n_i} - 3(N+1)
\end{aligned}
\tag{9-6}
$$

按式（9-6）计算 H 值为

$$
H = \frac{12}{30(30+1)} \left(\frac{104^2}{10} + \frac{158^2}{11} + \frac{203^2}{9} \right) - 3(30+1) = 9.32
$$

当各样本数据存在相同秩时，按式（9-6）计算的 H 值偏小，则求校正的 H_C 值。

$$
H_C = H/C, \quad C = 1 - \sum (t_j^3 - t_j)/(N^3 - N)
\tag{9-7}
$$

式中，t_j（$j = 0, 1, 2, \cdots$）为按区组而言的第 j 个相同秩的个数；C 为校正系数。若相同秩个数少，C 近似等于 1，则可以不校正。

（3）确定 P 值，做出统计推断。

若 $g = 3$ 且最小样本例数大于 5 或 $g > 3$，则 H 或 H_C 近似服从 $\upsilon = g - 1$ 的 χ^2 分布，本例中所有样本的例数都大于 5，因而查 χ^2 界值表，自由度为 $g - 1 = 2$，$P < 0.01$。按 $\alpha = 0.05$ 的显著性水平，拒绝 H_0，3 组人群目标检测反应时间总体分布位置不全相同。

卡方统计量的推导过程如下：设有 g 个独立样本，每个样本的例数用 n_i 表示，$n_1 + n_2 + \cdots + n_g = N$。每个样本从总体中取 n_i 个秩，其秩和用 R_i 表示，所有秩为 $i = 1, 2, \cdots, N$，容易估计出 i 的均值为 $\mu_i = \frac{1}{N} \sum_{i=1}^{N} i = (N+1)/2$，$i$ 的方差为 $\sigma_i^2 = \frac{1}{N-1} \sum_{i=1}^{N} (i - \mu_i)^2$，代入均值化简，$\sigma_i^2 = N(N+1)/12$。则每个秩和 R_i 的均值为 $\mu_{R_i} = n \mu_i = n_i(N+1)/2$，方差为 $\sigma_{R_i}^2 = n \sigma_i^2 = nN(N+1)/12$。则卡方统计量为

$$
\begin{aligned}
\chi^2 &= \sum_{i=1}^{g} \frac{(R_i - \mu_{R_i})^2}{\sigma_{R_i}^2} = \sum_{i=1}^{g} \frac{(R_i)^2}{\sigma_{R_i}^2} - 2 \sum_{i=1}^{g} \frac{R_i \mu_{R_i}}{\sigma_{R_i}^2} + \sum_{i=1}^{g} \frac{(\mu_{R_i})^2}{\sigma_{R_i}^2} \\
&= \frac{12}{N(N+1)} \sum_{i=1}^{g} \frac{R_i^2}{n_i} - \frac{6}{N} \sum_{i=1}^{g} R_i + \frac{3(N+1)}{N} \sum_{i=1}^{g} n_i
\end{aligned}
$$

$$= \frac{12}{N(N+1)} \sum_{i=1}^{g} \frac{R_i^2}{n_i} - \frac{6}{N} \frac{N(N+1)}{2} + \frac{3(N+1)}{N} N$$

$$= \frac{12}{N(N+1)} \sum_{i=1}^{g} \frac{R_i^2}{n_i} - 3(N+1)$$

与 H 统计量计算公式相比，两者相等，因此当样本例数较多时，H 或 H_C 服从 $\upsilon = g-1$ 的 χ^2 分布。若 N 个秩中有相同秩，μ_{R_i} 不变，则可证明 $\sigma_{R_i}^2 = (n_i N(N+1)/12)(1 - \sum (t_j^3 - t_j)/(N^3 - N))$，故得式（9-7）。计算出 χ^2 统计量后查卡方界值表可确定统计显著性水平。

另外，前面介绍了用 Wilcoxon 秩和检验公式对两独立样本进行比较，大样本时计算的是 u 统计量，自然也可以用本节介绍的式（9-6）或式（9-7），两者的关系类似 F 值与 t 值的关系：$H = u^2$。对于例 9-8，可以对成年人和老年人两个独立样本进行比较，采用 Wilcoxon 秩和检验计算得到 u 值为 2.317，采用 Kruskal-Wallis H 检验得到 H 值为 5.369，两者关系是平方或平方根关系，显著性水平都为 0.02。

9.5.2　H 界值表制作原理

当样本个数 $g = 3$ 和每个样本例数 $n_i \leqslant 5$ 时，可以查 H 界值表（见表 9-16），该表的制作原理如下。首先需要计算 H 值的概率分布，简单起见，假定总样本个数 $N = 5$，$n_1 = 2$、$n_2 = 2$、$n_3 = 1$，总体秩为 1、2、3、4、5；第一个样本从总体 5 个秩中取 2 个秩，第二个样本从总体余下的 3 个秩中取 2 个秩，第三个样本取总体余下的 1 个秩，取秩的可能组合情况有 $C_5^2 C_3^2 C_1^1 = 30$ 种。对每种组合情况，分别求 3 个独立样本的秩和 R_1、R_2、R_3，再用式（9-6）计算这 30 个 H 值。由于总秩和为 $\frac{N(N+1)}{2} = 15$，$R_1 + R_2 + R_3 = 15$，而 R_1 和 R_2 的最小值和最大值分别为 3 和 9，R_3 的最小值和最大值分别为 1 和 5。我们整理出 R_1、R_2、R_3 的所有可能组合如表 9-17 所示。

表 9-16　3 个样本比较的秩和检验 H 界值表

n	n_1	n_2	n_3	P	
				0.05	0.01
7	3	2	2	4.71	
	3	3	1	5.14	
8	3	3	2	5.36	
	4	2	2	5.33	
	4	3	1	5.21	
	5	2	1	5.00	
9	3	3	3	5.60	7.20
	4	3	2	5.44	6.44
	4	4	1	4.97	6.67
	5	2	2	5.16	6.53
	5	3	1	4.96	
10	4	3	3	5.73	6.75

续表

n	n₁	n₂	n₃	P 0.05	P 0.01
	4	4	2	5.45	7.04
10	5	3	2	5.25	6.82
	5	4	1	4.99	6.95
	4	4	3	5.60	7.14
11	5	3	3	5.65	7.08
	5	4	2	5.27	7.12
	5	5	1	5.13	7.31
	4	4	4	5.69	7.65
12	5	4	3	5.63	7.44
	5	5	2	5.34	7.27
13	5	4	4	5.62	7.76
	5	5	3	5.71	7.54
14	5	5	4	5.64	7.79
15	5	5	5	5.78	7.98

表 9-17　$n_1 = 2$、$n_2 = 2$、$n_3 = 1$ 时所有取秩的组合情况及 H 值

R_1 组合秩和	1,2	1,2	1,2	1,3	1,3	1,3	1,4	1,4	1,4	1,5	1,5	1,5	2,3	2,3	2,3
	3	3	3	4	4	4	5	5	5	6	6	6	5	5	5
R_2 组合秩和	3,4	3,5	4,5	2,4	2,5	4,5	2,3	2,5	3,5	2,3	2,4	3,4	1,4	1,5	4,5
	7	8	9	6	7	9	5	7	8	5	6	7	5	6	9
R_3 秩和	5	4	3	5	4	2	5	3	2	4	3	2	5	4	1
H	3.6	3	3.6	2.4	1.4	3	2	0.4	1.4	0.6	0	0.6	2	0.6	3.6
R_1 组合秩和	2,4	2,4	2,4	2,5	2,5	2,5	3,4	3,4	3,4	3,5	3,5	3,5	4,5	4,5	4,5
	6	6	6	7	7	7	7	7	7	8	8	8	9	9	9
R_2 组合秩和	1,3	1,5	3,5	1,3	1,4	3,4	1,2	1,5	2,5	1,2	1,4	2,4	1,2	1,3	2,3
	4	6	8	4	5	7	3	6	7	3	5	6	3	4	5
R_3 秩和	5	3	1	4	3	1	5	2	1	4	2	1	3	2	1
H	2.4	0	2.4	1.4	0.4	2	3.6	0.6	2	3	1.4	2.4	3.6	3	3.6

　　观察表 9-17，每种组合的概率为 1/30 = 0.0333，发现有相同的 H 值，整理相同 H 值的个数，计算其概率，列入表 9-18。可知，H 的概率分布是偏态的非连续分布，当 R_1、R_2、R_3 为 6、6、3 组合时，3 个样本的平均秩和相同，$H = 0$；$\overline{R}_1$、$\overline{R}_2$ 和 $\overline{R}_3$ 的差别越大，H 值越大，如 R_1、R_2、R_3 为 3、7、5 组合时，$H = 3.6$。因此，只需要设置 H 的上侧界值。观察可知本例情况下 H 最大时 $P > 0.05$，无论如何组合 3 组独立样本都达不到显著差异，因此 H 界值表中 n 从 7 开始才有达到显著差异的界值。以此类推就可以制作 H 界值表，根据 H 概率分布，可确定不同显著性水平（如 0.05、0.01）下 H 的上侧界值，如果 H_0 成立，则 H 值越大，P 值越小。

表 9-18　相同 H 值的组合个数和概率

H	0	0.4	0.6	1.4	2	2.4	3	3.6
组合个数	2	2	4	4	4	4	4	6
概率	0.0666	0.0666	0.1333	0.1333	0.1333	0.1333	0.1333	0.2

例如，当 $n = 9$，$n_1 = 3$、$n_2 = 3$、$n_3 = 3$ 时，共有 1～9 个秩，总秩和为 45，取秩的所有组合个数为 $C_9^3 C_6^3 C_3^3 = 1680$。当 R_1、R_2、R_3 为 15、15、15 组合时，有最小的 H，为 0；当 R_1、R_2、R_3 为 6、15、24 组合时有最大的 H，为 7.2。考虑 3 组样本的排列为 6、15、24 的情况共有 $3! = 6$ 种，每组 R_i 中 3 个数的排列组合为 $3! = 6$，即共有 36 个组合，因而 $H = 7.2$ 的概率为 $36/1680 = 0.0214$，则当 $H = 7.2$ 时，$0.01 < P < 0.05$。

本章小结

1. 参数检验是不依赖总体分布类型，也不对总体参数进行判断的一类统计方法。它具有广泛的适应性和较好的稳定性；但若资料符合参数检验条件，用非参数检验会损失部分信息，降低检验效能。

2. 秩和检验的思想是先将数值变量从小到大或者将等级资料从弱到强排列，再转换成秩，最后计算检验统计量；其特点是假设检验的结果对总体分布的形状差别不敏感，只对总体分布的位置差别敏感。

3. 非参数检验适用于：①等级资料；②总体分布类型不明的资料；③非正态分布的资料；④对比组间方差不齐的资料；⑤一端或两端观测值不确切的资料。

4. 非参数检验方法较多，有单样本符号秩和检验、配对设计的秩和检验、两个独立样本比较的秩和检验、随机区组设计的多个相关样本比较的秩和检验、多个独立样本比较的秩和检验等。

思考与练习

1. 简述参数检验和非参数检验的区别。

2. 简述 Wilcoxon 符号秩和检验原理。

3. 简述 Friedman M 检验原理。

4. 表 9-19 是 9 名同学语文与数学考试成绩的得分率（%）。问：两门课程得分率有无差别？

表 9-19　语文和数学考试成绩得分率　　　　　　　　　　（单位：%）

语文	98	78	59	96	89	78	94	100	90
数学	81	63	42	78	71	60	76	82	73

5. 表 9-20 是两组人群对情绪图片的愉悦程度进行评分（1～9）的结果。问：试验组评分是否低于对照组？

表 9-20　愉悦程度评分

试验组	2.5	6.3	3.9	6.8	4.2	4.3	3.8	3.2	5.6	
对照组	5.5	6.1	5.15	5.1	6.4	5.4	4.8	5.2	5.8	5.9

第 10 章　回归和相关

　　相关系数可以说明两个变量之间相伴随且呈线性变化的趋势和关联强度，但不能用其中一个变量来预测另一个变量。实际工作中，研究者可以采用回归分析，通过易测变量对另一个难测变量进行估测。生物医学现象的发生、发展和变化是多种因素在一定条件下相互制约和影响的结果。例如，引起高血压的因素很多，如饮食、酗酒、年龄、性别、心理、家族史等。在不同因素中，哪些因素是主要影响因素，其作用大小及影响程度如何等，是我们所关心的主要问题。本章将对变量间的相关关系和回归关系进行重点介绍。

10.1　相关和回归的概念

　　两个或两个以上的变量互相影响、互相作用的例子在复杂系统如生命系统和人类社会系统中比比皆是。两个变量或多个变量之间的关系，一般来说可以分为两类：确定的函数关系和不确定的函数关系。对于确定的函数关系，如牛顿定律 $F = ma$ 和质能方程 $E = mc^2$ 中的各个量依公式确定的本构关系，3 个变量中若有 2 个已知，则第 3 个变量就能精确地求解出来。然而这种确定关系的例子在生命系统中几乎是不存在的。在生命系统中，大量存在的情况是，某一个变量受另一个变量的影响，两者之间既有关系，但又不存在完全确定的函数关系——知道其中一个变量的值，并不能精确求出另一个变量的值。例如，在大量测试各种身高人群的体重时会发现，虽然在同样身高下，体重并不完全一样，但在同一身高下，会有一个确定的体重概率分布与之相对应，反之亦然。可以说体重与身高之间存在相关关系。

　　设有两个随机变量 X 和 Y，对于任一随机变量的每一个可能的值，另一个随机变量都有一个确定的分布与之相对应，则称这两个随机变量之间存在相关（correlation）关系。例如，人每天摄盐量与血压、作物施肥量与产量、某地区的纬度与年平均温度、GDP 增量与科技创新之间都存在相关关系。

　　在生物学中，研究两个变量间的关系主要是为了探求它们之间的内在联系，或者是通过一个变量 X（可以是随机变量，也可以是一般的变量）去推测另一个随机变量 Y。例如，我们希望通过施肥量 X 去推测产量 Y。施肥量是可以严格人为控制的，因此它只是一个一般的变量。在由穗长（X）推测穗重（Y）时，因为穗长并不能人为控制，所以穗长是一个随机变量。如果对于变量 X 的每一个可能的值 x_i，都有随机变量 Y 的一个分布 $P(Y \leqslant y)$ 与之相对应，则称随机变量 Y 对变量 X 存在回归（regression）关系。X 称为自变量（independent variable），Y 称为因变量（dependent variable）。

　　在具有回归关系的两个变量之间对任一 x_i 都不会有一个确切的 y_i 与之相对应，在 Y 对 X 存在回归关系的同时，X 对 Y 同样也存在回归关系，这时也可以称 X 和 Y 之间存在相关关系。因此，在生命科学中，相关与回归往往可以交互使用。

10.2 回归性分析

10.2.1 回归方程的建立

生命系统可以分为不同的层次，如细胞、器官、个体和种群等，但都可以表示为黑箱系统，如图 10-1 所示。

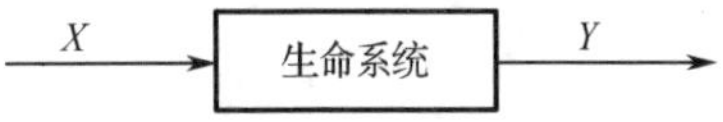

图 10-1 生命系统是黑箱系统

其中，X 是系统的输入，Y 是系统对 X 产生的一个响应，即系统的输出。如果 X 与 Y 之间的关系是线性的，则 Y 可以被 X 线性表出。

$$Y = \alpha + \beta X \qquad (10\text{-}1)$$

式中，α 是常数项，β 叫作回归系数。

然而式（10-1）并不是一个普通函数，它表示对于变量 X 的每一个值，Y 都取一个值与之相对应。对于线性回归来说，X、Y 均应服从正态分布，或许 X 是普通变量，但 Y 必须服从正态分布。

一般情况下，通过观测或调查得到的数据 (x_i, y_i) 是有限的。因此根据样本只能得到 α 和 β 点估计值 a 和 b，从而得到一条"点估计"的回归线（regression line）。

$$\hat{Y} = a + bX \qquad (10\text{-}2)$$

式中，$\hat{Y}$ 代表线性回归模型的预测值。

那么如何通过实际数据，得到总体回归系数 α 和 β 的最好点估计 a 和 b 呢？通常采用最小二乘（least square）法对 a 和 b 进行估计（estimation），目标是使模型预测值 $\hat{Y}$ 与观测值 Y 之间的距离（差异）最小。例如，通过试验或调查，得到 n 组观测数据：(x_1, y_1)、(x_2, y_2)、…、(x_n, y_n)。其中，每一个 x_i 都可以根据式（10-2）预测得到一个 $\hat{y}_i$，我们用向量 $\boldsymbol{y}$ 与 $\hat{\boldsymbol{y}}$ 之间的欧氏距离 $d = \sum\limits_{i=1}^{n}(y_i - \hat{y}_i)^2$ 衡量二者之间的差异，得到使 d 达到最小的 a 和 b，即最小二乘解。显然 a 和 b 都是样本的函数，因此它们都是随机变量。

$$\min d = \sum_{i=1}^{n}(y_i - \hat{y}_i)^2 = \sum_{i=1}^{n}[y_i - (a + bx_i)]^2 \qquad (10\text{-}3)$$

那么在 $\nabla d = 0$ 时，d 达到极值：

$$\begin{cases} \dfrac{\partial d}{\partial a} = \sum\limits_{i=1}^{n}(-2)[y_i - (a + bx_i)] = 0 \\ \dfrac{\partial d}{\partial b} = \sum\limits_{i=1}^{n}(-2)x_i[y_i - (a + bx_i)] = 0 \end{cases} \qquad (10\text{-}4)$$

整理得到 β 和 α 的最小二乘意义上的点估计值：

$$b = \frac{\sum\limits_{i=1}^{n}x_i y_i - \dfrac{\left(\sum\limits_{i=1}^{n}x_i\right)\left(\sum\limits_{i=1}^{n}y_i\right)}{n}}{\sum\limits_{i=1}^{n}x_i^2 - \dfrac{\left(\sum\limits_{i=1}^{n}x_i\right)^2}{n}} = \frac{\sum\limits_{i=1}^{n}(x_i - \bar{x})(y_i - \bar{y})}{\sum\limits_{i=1}^{n}(x_i - \bar{x})^2} \qquad (10\text{-}5)$$

$$a = \frac{1}{n}\sum_{i=1}^{n} y_i - b\frac{1}{n}\sum_{i=1}^{n} x_i \qquad (10\text{-}6)$$

其中，式（10-5）的分子称为 X 和 Y 的**校正交叉乘积和**（corrected sum of cross products），用 S_{XY} 表示。

$$S_{XY} = \sum_{i=1}^{n}(x_i - \overline{x})(y_i - \overline{y}) \qquad (10\text{-}7)$$

式（10-5）的分母，称为 X 的**校正平方和**（corrected sum of squares），用 S_{XX} 表示。

$$S_{XX} = \sum_{i=1}^{n}(x_i - \overline{x})^2 \qquad (10\text{-}8)$$

因此，回归系数 b 可以写成

$$b = \frac{S_{XY}}{S_{XX}} \qquad (10\text{-}9)$$

另外，S_{YY} 称为关于 Y 的**总校正平方和**（total corrected sum of squares）。

$$S_{YY} = \sum_{i=1}^{n}(y_i - \overline{y})^2 \qquad (10\text{-}10)$$

以上各平方和（S_{XX}、S_{XY}、S_{XY}）在构建推断统计量（t 值、F 值）进行线性回归模型的检验时至关重要。

10.2.2　回归方程的计算

如果 X 与 Y 之间存在线性回归关系，则可以按以上方法求回归方程。

【**例 10-1**】在评价某种食品的营养价值时，用大鼠做试验，11 只大鼠进食量和体重增加量如表 10-1 所示，试问大鼠的进食量与体重的增加量之间有无关系，建立线性回归方程，并检验其显著性。

表 10-1　11 只大鼠进食量和体重增加量

动物编号	1	2	3	4	5	6	7	8	9	10	11
进食量/g	820	780	720	867	690	787	934	679	639	820	780
增重量/g	165	158	130	180	134	167	186	145	120	150	135

解：分别求得 $S_{XX} = 16364.36$，$S_{XY} = 75943.64$，$S_{YY} = 4543.64$。因此：

$$b = \frac{S_{XY}}{S_{XX}} = 0.22，\quad a = \overline{y} - b\overline{x} = -15$$

从而回归方程为

$$\hat{Y} = -15 + 0.22X$$

回归系数 $b = 0.22$ 的含义是，当进食量 X 每变动一个单位，体重增加量 Y 平均变动 0.22 个单位，因此回归系数 b 也反映了 Y 变化对 X 变化的敏感性。图 10-2 为大鼠进食量和增重量之间的线性回归结果。

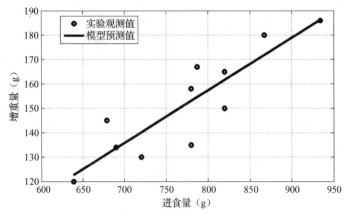

图 10-2　大鼠进食量和增重量之间的线性回归结果

10.2.3　统计推断

1. 回归系数的 t 检验

因为 b 和 a 的计算都是基于样本的，所以它们都是样本的函数，都是随机变量，都有自己的分布。在介绍线性回归显著性的 t 检验之前，我们首先需要得到它们的一个重要特征数：方差。

因为观测值 y_i 与模型预测值 $\hat{y}_i$ 之间是不可能完全相同的，它们必然存在某种误差 ε_i，因此 y_i 可以表示为

$$y_i = \alpha + \beta x_i + \varepsilon_i \tag{10-11}$$

由于 α 和 β 都是未知的，所以不可能得到 ε 的值，而只能通过 α 和 β 的点估计值 a 和 b 得到 ε_i 的估计值 e_i，也叫残差（residual），即

$$e_i = y_i - a - bx_i$$

$\sum_{i=1}^{n} e_i^2$ 称为残差平方和（residual sum of squares），用 SS_e 表示。

可以证明：

$$E(\mathrm{SS}_e) = (n-2)\sigma^2 \tag{10-12}$$

其中，σ^2 表示 b 所在总体 β 的方差。那么

$$E\left(\frac{\mathrm{SS}_e}{n-2}\right) = E(\mathrm{MSE}) = \sigma^2 \tag{10-13}$$

其中，MSE 为均方误差，式（10-13）表明它是 σ^2 的无偏估计量，从而得出样本回归系数 b 的方差为

$$S_b^2 = \frac{\mathrm{MS}_b}{S_{xx}} \tag{10-14}$$

a 的方差为

$$S_a^2 = \mathrm{MSE}\left(\frac{1}{n} + \frac{\bar{x}^2}{S_{xx}}\right) \tag{10-15}$$

因此，X 与 Y 之间线性回归的显著程度是由回归系数 b 所在的总体 β 决定的。其原假设为：$\beta = 0$ 时，备择假设为 $\beta \neq 0$，如果能够拒绝原假设，则变量之间的回归效应是显著的。使用的检验统计量为

$$t = \frac{b}{S_b} \tag{10-16}$$

它服从自由度为 $n-2$ 的 t 分布。做双侧检验，当 t 足够大或足够小时，满足

$$|t| > t_{n-2, \alpha/2}$$

时拒绝 H_0，即拒绝原假设，认为回归效应是显著的。

【例 10-2】采用例 10-1 中的数据，检验：

$H_0: \beta = 0$；

$H_1: \beta \neq 0$。

解：

$$\text{MSE} = \frac{S_{YY} - bS_{XY}}{n-2} = 113.05$$

$$t = \frac{b}{S_b} = 5.58$$

由于 $t > t_{9, 0.01 (双侧)} = 3.25$，$P < 0.01$，拒绝 H_0。结论是大鼠进食量和体重增加量之间的回归效应极显著。

2．回归效应的 F 检验

同样可以采用方差分析的思想解决回归效应的显著性检验问题。这里把线性回归当作一种处理，检验该处理效应对结果（y）的变异是否起显著作用。每个试验结果距平均数 $\overline{y}$ 的变异 $y - \overline{y}$ 可分解为

$$y - \overline{y} = (\hat{y} - \overline{y}) + (y - \hat{y}) \tag{10-17}$$

将式（10-17）两边平方，然后对全部 n 个点求和。

$$\sum_{i=1}^{n}(y_i - \overline{y})^2 = \sum_{i=1}^{n}[(y_i - \hat{y}_i) + (\hat{y}_i - \overline{y})]^2 = \sum_{i=1}^{n}[(y_i - \hat{y}_i)^2 + 2(y_i - \hat{y}_i)(\hat{y}_i - \overline{y}) + (\hat{y}_i - \overline{y})^2]$$

$$= \sum_{i=1}^{n}(y_i - \hat{y}_i)^2 + \sum_{i=1}^{n}(\hat{y}_i - \overline{y})^2 + 2\sum_{i=1}^{n}(y_i - \hat{y}_i)(\hat{y}_i - \overline{y})$$

由于

$$\sum_{i=1}^{n}(y_i - \hat{y}_i)(\hat{y}_i - \overline{y}) = 0$$

因此

$$\sum_{i=1}^{n}(y_i - \overline{y})^2 = \sum_{i=1}^{n}(y_i - \hat{y}_i)^2 + \sum_{i=1}^{n}(\hat{y}_i - \overline{y})^2 \tag{10-18}$$

与方差分析过程类似，式（10-18）左边的一项是因变量 Y 的平方和，即总校正平方和 S_{YY}。等号右边的第一项是观测值距回归估计值离差的平方和，即剩余平方和 SS_r。剩余平方和解释的是除 X 对 Y 的线性影响外，其他一切因素对 Y 的变差所起的作用，包括 X 对 Y 的非线性影响及试验误差等。等号右边的第二项称为回归平方和（regression sum of squares）SS_R，回归平方和是由于 X 对 Y 的线性贡献而产生的平方和。因此式（10-18）可以写成

$$S_{YY} = \text{SS}_r + \text{SS}_R \tag{10-19}$$

其中：

$$\text{SS}_r = S_{YY} - bS_{XY} \tag{10-20}$$

$$\mathrm{SS}_R = S_{YY} - \mathrm{SS}_r = bS_{XY} \tag{10-21}$$

S_{YY}具有 $n-1$ 自由度，而 SS_R 和 SS_r 分别具有 1 和 $n-2$ 自由度。因此它们的均方分别为

$$\mathrm{MS}_R = \mathrm{SS}_R \qquad \mathrm{MS}_r = \frac{\mathrm{SS}_r}{n-2} \tag{10-22}$$

构造 F 统计量：

$$F = \frac{\mathrm{MS}_R}{\mathrm{MS}_r} \tag{10-23}$$

若 $F < F_{1,n-2,\alpha}$，则接受 $H_0 : \beta = 0$；若 $F > F_{1,n-2,\alpha}$，则拒绝 $H_0 : \beta = 0$。

下面以例 10-1 中的数据为例，做回归显著性的方差分析。计算出

$$S_{YY} = 4543.64, \quad S_{XY} = 16364.36, \quad b = 0.22$$

回归平方和为

$$\mathrm{SS}_R = bS_{XY} = 3526.20$$

剩余平方和为

$$\mathrm{SS}_r = S_{YY} - bS_{XY} = 1017.44$$

将以上结果列成方差分析表，如表 10-2 所示。

表 10-2　方差分析表

变　差　来　源	平　方　和	自　由　度	均　　　方	F
回归	3526.20	1	3526.20	31.19
剩余	1017.44	9	113.05	
总和	4543.64	10		

因此 $F > F_{0.01,1,9} = 10.56$，与 t 检验结论相同，即大鼠进食量和体重增加量之间的回归效应极显著。

10.2.4　直线回归的应用

1. 利用直线回归进行预测

在生物学中，对两个变量进行线性回归，如果得到的回归效应是显著的，即 t 值或 F 值很大，或者显著性概率 P 值很小，则可以用一个变量去预测另一个变量。例如，若回归分析结果表明水稻籽粒中的淀粉含量 Y 与籽粒中的碱性氨基酸含量 X 有极显著的回归关系（$P < 0.01$），那么可以由回归方程根据籽粒中碱性氨基酸的含量 X 预测籽粒中淀粉的含量 Y。在利用直线回归进行预测时应注意，由 X 预测 Y 是不能超出计算回归方程时所研究的范围的。例如，在例 10-1 中，计算回归方程时所使用的自变量 X，是大鼠进食量从 639g 到 934g 范围内所测得的大鼠体重增加量，回归方程 $\hat{Y} = -15 + 0.22X$ 仅适用于 X 的这个范围，不得随意外推。如果进食量进一步提高或减少，则不能保证进食量与体重增加量仍然呈线性关系。若呈非线性关系，则线性回归方程失去了意义，预测也就不可靠了。

2. 减少试验误差

【例 10-3】表 10-3 中的数据为 20 株植物的叶面积指数（LAI，cm^2）与株高（m）。

表 10-3　20 株植物的叶面积指数与株高

LAI	129.26	138.10	142.57	147.28	183.55	226.53	245.61	264.06	289.71	337.66
株高	1.32	1.34	1.36	1.46	1.97	2.71	3.77	4.17	4.92	7.55
LAI	340.08	344.42	371.74	374.01	374.72	387.15	387.25	387.85	389.47	391.18
株高	7.56	7.79	7.95	8.06	8.43	8.58	9.23	9.49	10.34	10.50

经计算，LAI 均值 $\bar{x} = 292.61$，方差 $S^2 = 9796.96$。然而根据植物生理学知识可知，LAI 与植物的高度是相关的，即随着高度的增加，LAI 增加。因此 S^2 包含两个分量。一个是抽样误差引起的变差，另一个是高度对 LAI 的回归效应引起的变差。高度对 LAI 的影响可以通过回归方程获得。经计算得到以下回归方程：

$$\hat{Y} = -3.76 + 0.03X$$

$$S_{XX} = 186142.18,\ S_{YY} = 212.55,\ S_{XY} = 6161.62$$

其中，S_{YY} 是总平方和，自由度为 $n-1$，因此 $S^2 = \dfrac{S_{XX}}{n-1} = 9796.96$。由于引进了回归，总平方和可以分解为由回归引起的平方和，在这里是株高不同导致 LAI 不同而引起的平方和，以及误差引起的平方和。所以从总平方和中除去回归引起的平方和以后，便大大降低了剩余平方和 $\mathrm{SS}_r = S_{YY} - bS_{XY} = 8.59$，此时均方误差 $8.59/18 = 0.48$，约为 S^2 的 $5/10^5$。因此，只有在进行线性回归后得到的试验误差才是更真实的误差。

10.3　曲线回归

在实际问题中，很多情况是两个变量之间的关系并不是线性关系，如果能够根据专业知识或试验数据散点图，选择恰当的曲线类型，并通过适当的变量转换，把非线性回归转化为线性回归，则可用线性回归的方法来解决数据拟合问题。

为便于选择适当的曲线类型，下面列举一些常用的函数曲线方程，如指数函数、幂函数、双曲线函数、逻辑函数，并给出图形，同时给出线性回归模型的转换公式。

10.3.1　指数函数曲线

指数函数曲线的解析式为 $y = ae^{bx}$，如图 10-3 所示。

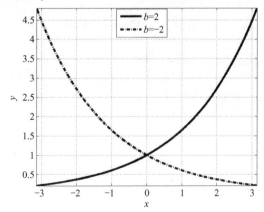

图 10-3　指数函数曲线图

令 $u = \ln y, v = x, a = \ln a$ ，则转换为线性回归模型的公式为 $u = a + bv$ 。

10.3.2　幂函数曲线

幂函数曲线的解析式为 $y = ax^b$ ，如图 10-4 所示。

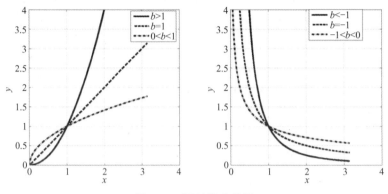

图 10-4　幂函数曲线图

令 $u = \ln y, v = \ln x, a = \ln a$ ，则转换为线性回归模型的公式为 $u = a + bv$ 。

10.3.3　双曲线函数曲线

双曲线函数曲线的解析式为 $\dfrac{1}{y} = a + \dfrac{b}{x}$ ，如图 10-5 所示。

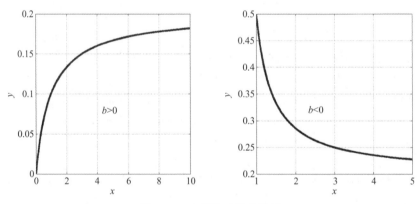

图 10-5　双曲线函数曲线图

令 $u = \dfrac{1}{y}, v = \dfrac{1}{x}$ ，则转换为线性回归模型的公式为 $u = a + bv$ 。

10.3.4　逻辑函数曲线

逻辑函数曲线的解析式为 $y = \dfrac{1}{1 + e^{-x}}$ ，如图 10-6 所示。

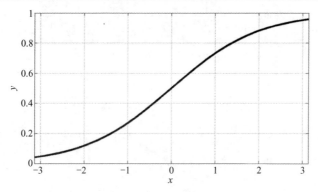

图 10-6　逻辑函数曲线图

令 $u = \dfrac{1}{y}, v = \mathrm{e}^{-x}$，则转换为线性回归模型的公式为 $u = a + bv$。

从上面的变量替换中可以看出，对双曲线和逻辑曲线，只要利用变换后的数据（u_i、v_i）就可求得参数 a、b 的最小二乘估计。但对幂函数和指数函数来说，利用变换后的数据（u_i、v_i）只能求得 a、b 的最小二乘估计 $\hat{a}$、$\hat{b}$。为了使残差平方和更小，一般不取 e^a 作为 a 的估计，而是分别求 a_k（$k = 1, 2, 3$），使以下的量

$$\sum_{i=1}^{n}(y_i - a_1 x_i^b)^2, \quad \sum_{i=1}^{n}(y_i - a_2 \mathrm{e}^{bx_i})^2, \quad \sum_{i=1}^{n}(y_i - a_3 \mathrm{e}^b) \quad （10\text{-}24）$$

分别达到最小，只要使

$$\hat{a}_1 = \frac{\sum\limits_{i=1}^{n} y_i x_i^b}{\sum\limits_{i=1}^{n} x_i^{2b}}, \quad \hat{a}_2 = \frac{\sum\limits_{i=1}^{n} y_i \mathrm{e}^{bx_i}}{\sum\limits_{i=1}^{n} \mathrm{e}^{2bx_i}}, \quad \hat{a}_3 = \frac{\sum\limits_{i=1}^{n} y}{\sum\limits_{i=1}^{n}} \quad （10\text{-}25）$$

在应用上，以观测值与模型预测值之间的残差平方和最小为最好是使用最多的准则。

【例 10-4】生物的异速生长定律告诉我们，生物的特征与其体表面积有关，已知某动物的体表面积 X 与它的摄食量 Y 之间有关系式 $Y = aX^b$，今测得试验数据如表 10-4 所示。

表 10-4　某动物的体表面积和摄食量

体表面积/cm²	16.11	33.33	68.89	86.11	94.44	102.78	105.56
摄食量/g	0.65	44.2	97.5	159.25	221	247	253.5

试确定系数 a、b。

解：对方程 $Y = aX^b$ 两边取对数：

$$\ln Y = \ln a + b \ln X$$

解得 $\ln a = -7.59$，因此 $a = 5 \times 10^{-4}$，$b = 2.87$。

对回归系数 b 的 t 检验，得到 $t = 7.0386 > t_{0.01,5} = 3.3649$；对整个线性模型的显著性进行 F 检验，得到 $F = 49.54 > F_{0.01,1,5} = 16.2582$。因此 $\ln Y$ 对 $\ln X$ 的回归效应是极显著的。

故该动物的摄食量 Y 与它的体表面积之间的回归关系为 $Y = 5 \times 10^{-4} X^{2.87}$；它的图形如图 10-7 所示。

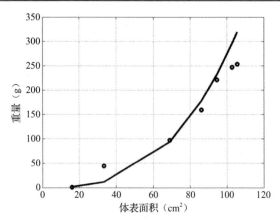

图 10-7　动物体表面积与摄食量之间的非线性回归

但值得注意的是，并不是所有非线性模型都可通过变换化为线性模型。例如：

$$y = e^{\beta_1 x} + e^{\beta_2 x}, \quad y = \beta_0 + \beta_1^x, \quad y = (\beta_0 + \beta_1 x^{\beta_2})^{-1} \tag{10-26}$$

等，无论使用怎样的变换，都不能化为线性模型，这样的模型称为纯非线性模型。

10.3.5　曲线方程的配置

一般非线性模型的形式为

$$y = f(x, \boldsymbol{\beta}) + \varepsilon \tag{10-27}$$

式中，f 是任意的函数；$\boldsymbol{\beta}$ 是参数向量；ε 是随机误差变量，且 $\varepsilon \sim N(0, \sigma^2)$。

求最小二乘拟合曲线，就是求 $\boldsymbol{\beta}$ 的估计值 $\hat{\boldsymbol{\beta}}$，使

$$Q(\hat{\boldsymbol{\beta}}) = \min_\beta Q(\boldsymbol{\beta}) = \min_\beta \sum_{i=1}^n \varepsilon_i^2 = \min_\beta \sum_{i=1}^n [y_i - f(x_i, \boldsymbol{\beta})]^2 \tag{10-28}$$

再将 $\hat{\boldsymbol{\beta}}$ 值代入 $f(x, \boldsymbol{\beta})$，得到拟合曲线

$$\hat{y} = f(x, \hat{\boldsymbol{\beta}}) \tag{10-29}$$

问题变成求解非线性规划问题，用于非线性规划的各种优化方法都可用来求解这里的"最小二乘"问题，然而通常采用的方法是 Gauss-Newton 法。

10.4　多项式回归

1. 回归方程

使用多项式（polynomial）去拟合 2 个变量 X 和 Y 之间的关系，称为多项式回归（polynomial regression）。最简单的多项式是二次多项式（second-degree polynomial）。多项式的一般形式为

$$Y = a + b_1 X + b_2 X^2 + \cdots + b_k X^k \tag{10-30}$$

式中，a 是常数，向量 $\boldsymbol{b}$ 是回归系数，k 叫作多项式的阶数。若令

$$X_1 = X, \quad X_2 = X^2, \quad \cdots, \quad X_k = X^k \tag{10-31}$$

则式（10-30）变为多元回归方程：

$$\hat{Y} = a + b_1 X_1 + b_2 X_2 + \cdots + b_k X_k \tag{10-32}$$

因此可以再进行线性多元回归计算。

2．多项式回归的检验

多项式回归的原则是尽量采用较小阶数 k 的多项式去拟合数据，原则上如果 k 足够大，则采用多项式回归可以拟合任意复杂的数据，但会产生过拟合的现象，过拟合的结果是模型的泛化能力较差，就是它对那些新的输入数据不具有任何的预测能力。

【例 10-5】 测得植物生长的比生长速率（d^{-1}）与所受到的光强（$\mu mol \cdot m^{-2} \cdot s^{-1}$）之间关系的一组数据，如表 10-5 所示，试对该组数据进行多项式回归。

表 10-5　所测植物生长的比生长速率与所受到的光强

光强/（$\mu mol \cdot m^{-2} \cdot s^{-1}$）	10.00	14.74	19.47	24.21	28.95	33.68	38.42	43.16	47.89	52.63
比生长速率/d^{-1}	6162.76	7155.55	8651.37	10853.62	11422.45	12795.84	16268.53	17128.86	16579.78	15402.82
光强/（$\mu mol \cdot m^{-2} \cdot s^{-1}$）	57.37	62.11	66.84	71.58	76.32	81.05	85.79	90.53	95.26	100.00
比生长速率/d^{-1}	16072.77	16348.47	17448.77	14503.22	13833.52	13234.48	13473.55	12295.68	10393.68	7928.77

令 $k = 2$，则多项式回归模型为 $Y = a + b_1 X + b_2 X^2$，图 10-8 是上列数据的散点图。假设 $X_1 = X$，$X_2 = X^2$，那么得到二元线性回归模型 $\hat{Y} = a + b_1 X_1 + b_2 X_2$。根据试验数据，可以求解 $a = -4.75$，$b_1 = 553.57$，$b_2 = 363.44$。

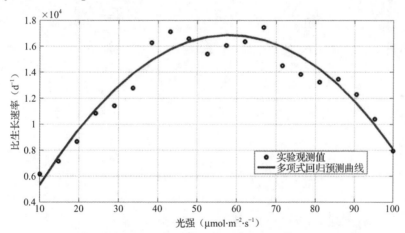

图 10-8　某植物的比生长速率与光强之间的多项式回归

因此，多项式回归模型为 $Y = -4.75 + 553.57X + 363.44X^2$。

同样地，需要检验多项式回归效应的显著性，这里采用方差分析的思想检验回归效应的显著性。

首先，误差的总平方和 S_{YY} 可以分解为两部分，即剩余平方和 SS_r 与回归平方和 SS_R，见式（10-20）。S_{YY} 具有 $n-1$ 自由度，SS_r 和 SS_R 分别具有 1 和 $n-1$ 自由度，因此均方分别为 $MS_R = SS_R$ 和 $MS_r = \dfrac{SS_r}{n-2}$，如表 10-6 所示。

构造 F 统计量：$F = \dfrac{MS_R}{MS_r} = 241.73 > F_{0.01,1,18} = 8.29$，因此回归效应是极显著的。

表 10-6　方差分析

变 差 来 源	平 方 和	自 由 度	均 方	F
回归	213826648.11	1	213826648.11	241.73
剩余	15922265.85	18	884570.33	
总和	229748913.96	19		

10.5　相关性分析

10.5.1　线性相关

1. 相关系数的计算

两个变量之间的关系是否可以通过线性回归进行拟合，可以通过相关系数（correlation coefficient）加以判断。

相关系数是指由回归因素引起的变差与总变差之比的平方根。由回归因素所引起的变差，在总变差中的比率越大，回归的成分就越大，这两个变量间的相关性越密切。样本相关系数定义为

$$r = \sqrt{\frac{SS_R}{S_{YY}}} = \sqrt{\frac{bS_{XY}}{S_{YY}}} = \sqrt{\frac{S_{XY}^2}{S_{XX}S_{YY}}} = \frac{S_{XY}}{\sqrt{S_{XX}S_{YY}}} \qquad （10\text{-}33）$$

由式（10-33）知，样本相关系数的平方为

$$r^2 = \frac{S_{XY}^2}{S_{XX}S_{YY}} \qquad （10\text{-}34）$$

其中，r^2 也叫作决定系数（coefficient of determination）。由剩余平方和 $SS_r = S_{YY} - bS_{XY} = S_{YY} - \frac{S_{XY}^2}{S_{XX}}$ 可得

$$\frac{S_{XY}^2}{S_{XX}} = S_{YY} - SS_r \qquad （10\text{-}35）$$

将式（10-35）代入式（10-33）中，得

$$r = \sqrt{1 - \frac{SS_r}{S_{YY}}} \qquad （10\text{-}36）$$

可见，$r^2 \leqslant 1$ 或 $|r| \leqslant 1$。如果 $r > 0$，则 X 与 Y 正相关；如果 $r < 0$，则 X 与 Y 负相关；若 $r = 0$，则 X 与 Y 不相关。

【例 10-6】经观测，在人工群落中，微生物数量（g）与植物生物量（kg）之间存在如表 10-7 所示的关系，试确定二者的相关性，并给出统计检验结果。

表 10-7　人工群落中微生物数量与植物生物量结果

微生物数量	13.20	38.86	10.14	33.25	34.52	36.06	12.53	21.99	17.80	34.00	22.94	37.32	15.46	17.91	14.37
植物生物量	5.92	46.24	11.73	34.24	27.42	43.12	14.97	19.01	18.06	32.04	14.46	32.12	7.92	11.59	9.17

解：根据式（10-7）～式（10-9）可得，$S_{XY} = 1762.57$，$S_{XX} = 1526.55$，$S_{YY} = 2381.81$。因此解得 $r = 0.92$。

2．相关系数的检验

相关系数是两变量间相关程度的度量，由式（10-33）可知，它也是样本的函数，由不同的样本 x_i 和 y_i 计算可以得到不同的 r。因此 r 也是一个随机变量，它有自己所在的总体 ρ。因此根据样本计算得到的 r 只是 ρ 的一个点估计。即使 $\rho = 0$，也无法排除由于偶然原因造成的 $r \neq 0$；同样，也不能根据 $r \neq 0$，就得到二者相关的结论。必须根据样本对其所在总体的 ρ 进行显著性检验。

相关系数是随机变量，有着自己的分布，但它的抽样分布却并不是正态分布。因此，当 $\rho \neq 0$ 且为某一定值时的检验，不能用构建 u 值或 t 值进行检验。为了解决 $\rho \neq 0$ 时相关系数的显著性检验，Fisher 提出了 z 变换（z-transformation），即

$$z = \frac{1}{2} \ln \frac{1+r}{1-r} \tag{10-37}$$

当样本量 n 充分大时，z 渐近正态分布 $N\left(\frac{1}{2} \ln \frac{1+\rho}{1-\rho} + \frac{\rho}{2(n-1)}, \frac{1}{n-3} \right)$。$z$ 变换也就是反双曲正切变换，即 $z = \mathrm{atanh}(r)$。关于 r 的检验有以下两种情况，都是利用样本去构建 u 统计量，进行显著性检验。

① $H_0: \rho = 0$，$H_1: \rho \neq 0$。

利用样本构建 u 值：

$$u = z\sqrt{n-3} \tag{10-38}$$

② $H_0: \rho = \rho_m$，$H_1: \rho \neq \rho_m$。

利用样本构建 u 值：

$$u = \left[z - \frac{1}{2} \ln \frac{1+\rho_m}{1-\rho_m} - \frac{\rho_m}{2(n-1)} \right] \sqrt{n-3} \tag{10-39}$$

【例 10-7】已知 $r = 0.92$，$n = 15$。问：两个样本的相关性是否显著？

解：本例是对总体相关系数 $\rho = 0$ 的假设做检验，属于上述第①种情况。

$H_0: \rho = 0$；

$H_1: \rho \neq 0$。

当 $r = 0.92$ 时，$z = \mathrm{atanh}(r) = 1.62$。统计量 u 的值：

$$u = z\sqrt{n-3} = 5.61$$

$u_{0.01(双侧)} = 2.58$，因此 $|u| > u_{0.01(双侧)}$。结论是微生物数量和植物生物量之间相关性（极）显著。

【例 10-8】以 $\alpha = 0.01$ 的显著性水平，检验 $H_0: \rho = 0.8$。

解：

$H_0: \rho = \rho_m = 0.8$；

$H_1: \rho \neq \rho_m = 0.8$。

$$u = \left[z - \frac{1}{2} \ln \frac{1+\rho_m}{1-\rho_m} - \frac{\rho_m}{2(n-1)} \right] \sqrt{n-3} = 1.70，\ |u| < u_{0.01(双侧)} = 2.58，即结论是总体相关系数$$

ρ 的点估计是 $r = 0.92$，但它以 99%的可能性等于 0.8。

10.5.2　秩相关

在非参数统计中，用秩相关系数（coefficient of rank correlation）r_c 来衡量两个随机变量间（X 和 Y）的相关程度。

$$r_c = 1 - \frac{6\sum_{i=1}^{n}(M_i - N_i)^2}{n(n^2-1)} \qquad (10\text{-}40)$$

式（10-40）中的 M 和 N 不是变量本身，而是变量 X 和 Y 的秩，n 是单样本的容量。该式由参数统计的 Pearson 样本相关系数直接变化而来。上述公式的计算很简单，但是数据中不能有较多的相等值，相等值数量较少时可以获得近似值，而数量较多时 r_c 的计算结果将会有较大的偏差。此时简单的解决方法就是直接使用 Pearson 相关系数公式，用变量的秩取代 Pearson 相关系数公式中的对应变量，得

$$r_c = \frac{S_{MN}}{\sqrt{S_{MM}S_{NN}}} \qquad (10\text{-}41)$$

这样得到的结果就不会受到样本中重复值的影响。秩相关系数 r_c 显著性检验如下。

H_0: M 和 N 不相关；

H_1: M 和 N 相关。

若样本 n 充分大，则可以认为 $r_c\sqrt{n-1}$ 近似服从 $N(0, 1)$ 分布，那么 $r_c \sim N(0, \frac{1}{\sqrt{n-1}})$。因此可以根据实际的 r_c 计算原假设成立的可能性，即显著性概率 P，从而得到 X 与 Y 之间秩相关的显著性结论。

【例 10-9】调查 50 组小麦栽培样本，每天光照时间和小麦产量数据如表 10-8 所示。

表 10-8　50 组小麦栽培样本每天光照时间和小麦产量数据

光照时间（X）/（h·d^{-1}）	小麦产量（Y）/kg	X 的秩	Y 的秩	$(X-Y)^2$
8.03	155.83	10	11	221
20.06	390.26	48	48	4608
7.81	150.34	8	9	145
13.85	251.49	27	26	1405
19.16	389.53	46	46	4232
15.95	276.59	31	32	1985
5.66	50.20	3	1	10
16.33	312.97	35	36	2521
7.16	132.83	7	6	85
13.48	184.08	25	16	881
20.36	392.93	49	49	4802
15.23	275.03	29	30	1741
16.90	285.15	37	34	2525
13.60	259.49	26	28	1460

续表

光照时间（X）/（h·d^{-1}）	小麦产量（Y）/kg	X 的秩	Y 的秩	$(X-Y)^2$
14.92	274.26	28	29	1625
7.15	143.62	6	8	100
17.22	319.98	38	38	2888
6.00	121.16	4	4	32
16.06	249.24	33	24	1665
17.50	332.97	40	40	3200
12.38	251.47	23	25	1154
9.26	160.85	13	12	313
5.00	103.31	1	2	5
15.96	284.52	32	33	2113
12.72	191.79	24	17	865
6.49	124.17	5	5	50
20.37	396.19	50	50	5000
18.72	374.12	45	45	4050
10.61	214.16	17	20	689
5.36	116.64	2	3	13
11.16	180.90	19	14	557
19.75	390.12	47	47	4418
9.42	194.70	14	19	557
7.90	137.27	9	7	130
15.81	276.44	30	31	1861
11.15	216.74	18	21	765
9.87	193.64	15	18	549
18.01	342.36	41	41	3362
12.24	246.77	21	23	970
9.90	220.54	16	22	740
18.31	362.50	43	43	3698
18.31	372.04	44	44	3872
11.62	256.94	20	27	1129
16.25	300.98	34	35	2381
16.57	314.13	36	37	2665
8.55	150.34	11	10	221
18.08	353.06	42	42	3528
8.90	181.05	12	15	369
12.29	179.41	22	13	653
17.28	327.62	39	39	3042

解：把每天光照时间和小麦产量由小到大进行排序，并将得到相应的秩。将表中的数据代入式（10-40）中，得出二者之间的秩相关系数，$r_c = 0.9754$，其中 $u_{0.01/2} = 0.3680$，因此 $r_c > u_{0.01/2}$，所以二者的相关性极显著。可以得出结论，每天光照时间与小麦产量之间的关系极为密切，即长光照时间才能获得小麦高产。

10.5.3　分类资料的关联性分析

在生物或医学研究中，经常要分析两个随机变量之间的关系，如体重与身高、体温与心率、体重与血压之间是否存在线性联系，以及联系的程度如何。本节将讨论两个定量变量间的线性联系和两个分类变量间的关联问题。通常两个连续随机变量间的线性联系称为线性相关（linear correlation）或简单相关（simple correlation），而两个分类变量间的联系则称为关联（association）。对分类变量间的联系可作关联（association）分析，即对两个分类变量经交叉分类计数得到的频数进行独立的 χ^2 检验，具体地，就是利用样本构建 χ^2 统计量，并推断分类资料之间的关联性。

基于交叉分类 2×2 列联表的关联分析表如表 10-9 所示。

表 10-9　关联分析表

		B_1	B_2	合　　计
A	A_1	A_1B_1（f_{11}）	A_1B_2（f_{12}）	$f_{1.}$
	A_2	A_2B_1（f_{21}）	A_2B_2（f_{22}）	$f_{2.}$
合计		$f_{.1}$	$f_{.2}$	1

表中，f_{ij} 表示两种属性的联合频率，$f_{i.}$ 和 $f_{.j}$ 分别表示两种属性的边缘概率。事件发生的频率（f）是发生概率（P）的体现。从概率角度，所谓独立是指在表 10-9 的每一格中两种属性的联合概率分布等于它们边缘概率分布的乘积，即

$$f_{ij} = f_{i.} \cdot f_{.j}, \quad i,j = 1,2$$

检验的假设如下。

H_0: A 与 B 相互独立；

H_1: A 与 B 相互关联。

独立性检验就是确定 $f_{ij} = f_{i.} \cdot f_{.j}$ 是否成立，采用 χ^2 统计量进行统计检验：

$$\chi^2 = \sum_{i,j} \frac{(O_{ij} - T_{ij})^2}{T_{ij}} \tag{10-42}$$

式中，O_{ij} 为实际频数；T_{ij} 为理论频数。关于理论频数 T_{ij} 的计算是在 H_0 成立的条件下进行的，有 $P_{ij} = P_{i.} \cdot P_{.j}$。由于 P_{ij}、$P_{i.}$ 和 $P_{.j}$ 均未知，只能用样本的频数 f 近似地代替 P，即

$$f_{ij} = f_{i.} \cdot f_{.j} \approx \left(\frac{f_{i.}}{n}\right)\left(\frac{f_{.j}}{n}\right), \quad i,j = 1,2 \tag{10-43}$$

其中，n 为总频数。因此，在 H_0 成立的条件下，理论频数 T_{ij} 的估计公式为

$$T_{ij} = nf_{ij} \approx \frac{f_{i.}f_{.j}}{n}, \quad i,j = 1,2 \tag{10-44}$$

因为 $f_{i.} = 1 - f_{.j}$ 及 $f_{.j} = 1 - f_{i.}$，所以 χ^2 分布的自由度 df = 4-1-2 = 1。

【例 10-10】生活方式与糖尿病之间的关联情况如表 10-10 所示。某研究组收集了 1968 例患者的资料，并将患者按生活方式分为 A 型（高热量饮食、少运动和肥胖），B 型（低热量饮食、周期锻炼和正常体重）。对每个个体分别观察是否为糖尿病患者及生活方式，2 种生活方式结果计数如表 10-10 所示。试分析生活方式与糖尿病之间的关联性。

表 10-10　生活方式与糖尿病之间的关联情况

		糖尿病患病情况		合　计
		有(1)	无(2)	
生活方式（A）	类型 A(1)	678	246	924
	类型 B(2)	179	865	1044
合计		857	1111	1968

解：H_0: 生活方式与糖尿病之间相互独立；

H_1: 生活方式与糖尿病之间有关联。

显著性水平 $\alpha = 0.001$；计算 χ^2 值，将表 10-10 中各数据代入公式。

$$\chi^2 = \sum_{i,j} \frac{(O_{ij} - T_{ij})^2}{T_{ij}} \tag{10-45}$$

根据表 10-10 可知，$O = [678, 179, 246, 865]$，以及根据式（10-44）得到 $T = [402.37, 454.63, 521.63, 589.37]$，$\chi^2 = 630.46 > \chi^2_{0.001,1} = 10.83$，说明生活方式与糖尿病之间存在着关联性。

生活方式与糖尿病之间存在着关联性，关联程度可以采用关联系数 r 来表示。

$$r = \sqrt{\frac{\chi^2}{\chi^2 + n}} \tag{10-46}$$

本例中，关联系数为

$$r = \sqrt{\frac{\chi^2}{\chi^2 + n}} = \sqrt{\frac{630.46}{630.46 + 1968}} = 0.49$$

因此，人的生活方式与患糖尿病之间有关联。关联系数 r 越大，表明两个变量之间的关联程度越高。

本章小结

1. 直线回归是研究两个连续型变量之间数量上的线性依存关系的方法，常用于预测和危险因素筛选等问题的研究。

2. 应用直线回归分析时，首先须从专业上进行变量的选择，应用前需绘制散点图观察变量间是否有线性趋势，直观地检查模型的基本假设条件。

3. 在实际问题中，很多情况是两个变量之间的关系并不是线性关系，如果能够根据专业知识或试验数据散点图选择恰当的曲线类型，并通过适当的变量转换把非线性回归转化为线性回归模型，则可用线性回归的方法来解决数据拟合问题。

4. 两个变量之间的关系是否可以通过线性回归进行拟合，可以通过相关系数加以判断。

5. 应用时需注意直线回归与相关的区别与联系。

思考与练习

1. 思考直线相关和直线回归的区别与联系。
2. 简述从样本数据判断总体回归关系是否成立的统计方法。
3. 直线回归分析中应注意哪些问题？
4. 简述直线相关和秩相关的区别与联系。
5. 对回归系数进行假设检验可以采用哪些方法？
6. 简述曲线拟合时的注意事项。

第11章　常用多变量统计分析方法

生物医学研究领域中多因素间相互作用的现象非常普遍。例如，身高不仅受遗传因素的影响，还受营养状况、体育锻炼情况、居住环境等因素的影响；血压的高低除与年龄有关外，还与家族史、饮食习惯、劳动强度等因素有关；绝经后妇女的骨密度不仅受雌激素水平的影响，还与饮食、体育锻炼等因素有关；与健康有关的生存质量的得分受生理、心理、社会关系、环境等多因素的共同作用。本章介绍如何采用多重线性回归分析方法定量地刻画多个因素对结果指标（如身高、血压、与健康有关的生存质量的得分）的影响。

11.1　多重线性回归

多重线性回归是一种常见的线性回归方法。多重线性回归的基本模型是 $y_i = \hat{y} + \varepsilon_i = b_0 + b_1 x_1 + b_2 x_2 + \cdots + b_i x_i + \varepsilon_i$，每个因变量的实际测量值 y_i 由两部分组成，即 $\hat{y}$ 和 ε_i。其中，$\hat{y}$ 为估计值，即在给定自变量取值时因变量 y_i 的估计值，表示能由自变量决定的部分；ε_i 为残差，是去除自变量对 y_i 的影响后的随机误差，表示不能由自变量决定的部分，而对残差的分析是多重线性回归建模过程中需要重点关注的地方。此外，在多重线性回归模型中，b_0 为常数项，又称为截距，表示当所有自变量取值为 0 时因变量 $\hat{y}$ 的估计值；b_i 为偏回归系数，简称为回归系数，表示当其他自变量不变时，x_i 每增加或减少一个单位时 $\hat{y}$ 的平均变化量。

11.1.1　多重线性回归的适用条件

多重线性回归模型作为一种统计模型，有严格的适用条件，在建模时也需要对这些适用条件进行判断。但是许多使用者往往忽视了这一点，在使用过程中直接构建模型，这很有可能得出错误的结论。所以在应用多重线性回归模型之前，我们需要了解应用它的前提条件。总结起来可用 4 个词来概括——线性（linear）、独立性（independence）、正态性（normality）、方差齐性（homogeneity of variance），又称为 LINE 原则。①线性：自变量 x_i 与因变量 y_i 之间存在线性关系，可以通过散点矩阵图来考察因变量随自变量变化的粗略关系；②独立性：因变量 y_i 的值之间相互独立，从而残差 ε_i 之间相互独立；③正态性：残差 ε_i 服从正态分布，其中方差反映了模型的精确度，其与回归模型的预测值成反比关系；④方差齐性：残差 ε_i 的大小不随 x_i 取值水平的变化而变化，即残差 ε_i 具有方差齐性。

为了保证构建符合统计学要求的多重线性回归模型，必须准确把握 LINE 原则。但是，由于多重线性回归模型具有一定的"抗偏倚性"，如果只想通过构建模型来发现自变量和因变量之间的关联性，而不对因变量进行预测，那么后面两个条件可以适当放宽。

此外，还应该注意以下几点：①因变量 y_i 为连续变量，而非离散变量；②自变量 x_i 可以为连续变量，也可以为离散变量，当自变量为多分类无序变量时，需要设置亚变量，当自变量为有序变量时，则需要根据等级顺序进行赋值；③对自变量 x_i 的数据分布没有具体的限定，只要求自变量 x_i 间相互独立，不存在多重共线性即可；④对于样本量，根据经验样本量宜为自变量的 20 倍以上。

11.1.2　多重线性回归的作用

多重线性回归在生物医学研究领域得到了广泛的应用,其作用主要体现在以下几个方面:①探索对因变量具有影响作用的因素;②控制混杂因素,评价多个自变量对因变量的独立效应;③用已知的自变量来估计和预测因变量的值及其变化。

11.1.3　案例分析

【例 11-1】本案例采集健康老年被试和年轻对照被试在 *n*-back 工作记忆任务下的功能磁共振数据,利用多重线性回归模型确定工作记忆任务激活网络(包括正激活的中央执行和突显网络,以及负激活的默认模式网络),分析老化对工作记忆任务下的 3 个认知网络活动的影响。本案例在成都社区招募 24 名健康的右利手老年被试,入组标准包括:①教育年限不少于 3 年;②蒙特利尔认知评估(the montreal cognitive assessment,MoCA)不低于 19 分;③日常生活活动(activities of daily living,ADL)评定小于或等于 23 分;④老年抑郁评估无任何神经精神类疾病、脑外伤及药物滥用。对照组纳入 17 名性别匹配的右利手年轻被试。本案例通过了电子科技大学伦理委员会的批准,所有的被试均以口头或书面形式被告知了该研究的详细过程,同意后签署了被试知情同意书。

我们采用组块(block)设计的 *n*-back 工作记忆任务范式,刺激材料为图形(见图 11-1)。工作记忆任务预试验发现老年组的 3-back 正确率低于 50%,因此本试验仅包括 1-back(低负荷)和 2-back(高负荷)两种任务状态。在 1-back(2-back)任务执行时,被试将会在显示器中央看到一系列的刺激图形,被试被要求判断当前出现的刺激与之前第 1(2)个出现的刺激是否匹配,同时完成按键反应。刺激采用 4 种图形,每次刺激呈现 2500ms,间隔 1500ms,要求被试在 4s 内完成判断及按键反应。共有 2 个 run,每个 run 包括 3 个 1-back 和 3 个 2-back 任务组块,每个组块包括 10 次按键反应。每个任务组块在开始前用提示语来指导被试如何操作。

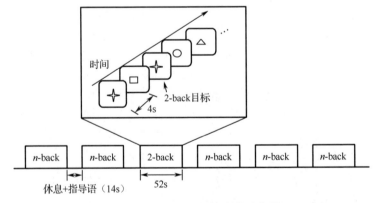

图 11-1　工作记忆任务范式示意图

被试在 MRI 扫描期间完成工作记忆任务。任务过程分为预试验阶段和正式试验阶段。在预试验阶段,被试被告知整个试验过程,在扫描仪外完成几个练习试验,熟悉刺激材料及按键反应。在正式试验阶段,被试需平躺在扫描仪内,共完成 800s 的任务态扫描。在被试完成工作记忆任务的同时计算机自动记录其反应时间(reaction time,RT)和正确率(accuracy rate,ACC)。采用配对 *t* 检验和 *t* 检验分析两组被试 1-back 和 2-back 任务的反应时间和正确率差异。

（1）脑影像数据采集。

所有被试均在电子科技大学核磁共振研究中心科研用 3T MRI（GE DISCOVERY MR750，USA）扫描仪下进行影像数据采集。在磁共振数据采集前，需要向被试说明试验的基本流程和注意事项，并告诉被试在任务态数据采集过程中需仰卧于检查床上，保持头不动至扫描结束。任务态 fMRI 数据扫描参数：采用快速梯度回波序列（EPI），TR = 2000ms、TE = 30ms、FA = 90°、matrix = 64 × 64、FOV = 24 ×24cm^2、层厚/层间距（slice thickness/gap）= 4mm/0.4mm。全脑扫描 32 层，每个 run 采集 200 个时间点。为确保获得主磁场的稳定性，我们先去掉前 5 个时间点的数据，之后的 195 个时间点的数据被纳入后续分析。

（2）影像数据预处理。

fMRI 数据的预处理采用 SPM8 软件包，包括时间校正、头动检测和校正、空间标准化到 MNI 空间（体素大小为 3 × 3 × 3mm^3）和空间平滑（6mm 高斯平滑核）。我们剔除了头动过大的被试（平动超过 2mm，转动超过 2°），接着计算每个被试时间序列上相邻时间点的平均头动绝对位移，我们发现两组被试的平均头动绝对位移无显著差异（$P > 0.05$）。

结构像数据预处理采用基于 SPM8 和体素形态学的测量工具包（voxel-based morphometry 8，VBM8）。预处理包括个体结构像的 GM、WM 和 CSF 的分割，基于 DARTEL 工具包生成组上平均灰质模板，通过模板进行结构图像标准化，最后获得各部分脑组织的总体积。采用双样本 t 检验比较两组被试的全脑灰质体积差异，组间显著性水平为 $P < 0.05$（FDR 校正）。

（3）任务态影像数据激活分析。

为了获得两种试验条件（1-back 和 2-back）下的工作记忆任务激活网络，需要对预处理后的任务态 fMRI 数据进行个体水平和组水平分析。

① 个体水平分析。

首先通过试验刺激模式卷积血液动力学响应函数（hemodynamic response function，HRF）得到设计矩阵，接着通过多重线性回归模型对预处理后的功能图像时间序列进行线性回归，通过对参数的估计得到最接近的线性对照。具体过程如下。

平滑的功能像数据的每一个体素 $\boldsymbol{y}$（$M \times 1$ 列向量）都可以表示为可解释变量的线性组合加残差项：

$$\boldsymbol{y}_{M \times 1} = \boldsymbol{X}_{M \times L} \boldsymbol{\beta}_{L \times 1} + \boldsymbol{\varepsilon}_{M \times 1} \tag{11-1}$$

这里，M 为功能像数据的时间点个数，$\boldsymbol{\beta}$（$L \times 1$ 列向量，L 为模型参数个数）为回归系数，$\boldsymbol{X}$ 为设计矩阵，$\boldsymbol{\varepsilon}$ 为残差，服从高斯分布 $\boldsymbol{\varepsilon} \sim N(0,\ \sigma^2 \boldsymbol{I})$。多重线性回归模型示意图如图 11-2 所示。

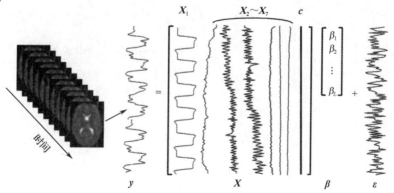

图 11-2　多重线性回归模型示意图

在图 11-2 中，y 为某一个体素的时间序列，$\boldsymbol{\beta}$ 为回归系数项，X_1 为试验范式设计矩阵，$X_2 \sim X_7$ 为 6 项头动参数，c 为常数项，$\boldsymbol{\varepsilon}$ 为残差。

X_1 通过试验刺激模式卷积 HRF 获得：

$$X_1 = \boldsymbol{b} \otimes \text{HRF} \qquad (11\text{-}2)$$

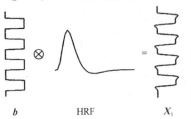

图 11-3 X_1 形成示意图

这里，$\boldsymbol{b}$ 为试验刺激模式。图 11-3 简单地表示了 X_1 的形成。

根据式（11-1），在最小 σ^2 前提下，采用最小二乘法估计回归系数 $\boldsymbol{\beta}$：

$$\hat{\boldsymbol{\beta}} = (\boldsymbol{X}^{\mathrm{T}}\boldsymbol{X})^{-1}\boldsymbol{X}^{\mathrm{T}}\boldsymbol{Y} \qquad (11\text{-}3)$$

建立好模型并估计其参数后，利用随机场理论对 $\boldsymbol{\beta}$ 进行统计推断，用 t 检验对模型进行统计显著性检验。若不满足空假设（$H_0: \beta_1 = 0$），则说明此试验模式激活了该体素。由此计算出每种试验条件引起的大脑活动体素，最后通过统计检验获得显著性激活图。

② 组水平分析。

分别对老年组和年轻对照组两种试验条件下的激活图进行单样本 t 检验得到组水平的激活图，错误发生率（false discovery rate，FDR）设置为 0.05。进一步地，我们对每组被试的两种试验条件激活图进行配对 t 检验（$P < 0.05$，FDR 校正），得到每组被试两种工作记忆任务负荷脑活动的差异。

（4）统计结果。

我们所扫描的老年被试中有 2 名因头动过大（大于 2mm 或 2°）、1 名因扫描失败和 2 名因工作记忆任务正确率低（小于 60%）不参与统计，最终 19 名 56～75 岁的老年（包括 11 名女性）被试［年龄为（65.37±5.52）岁，教育年限为（10.21±3.00）年］被纳入分析。包括 7 名女性在内的 17 名 18～24 岁性别匹配的年轻被试［年龄为（21.47±2.43）岁，教育年限为（15.41±2.03）年］作为对照。

如图 11-4 所示，随着工作记忆任务负荷的增加，两组被试都表现出正确率降低和反应时增加的趋势。具体来讲，在低负荷（1-back）任务条件下，两组被试的正确率和反应时无显著差异。在高负荷（2-back）任务条件下，与年轻对照组相比，老年组有更低的正确率和更长的反应时。对比两种负荷的工作记忆任务，老年组呈现出随负荷增加正确率显著降低和反应时显著增长的趋势。

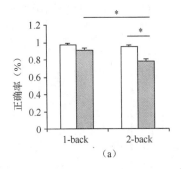
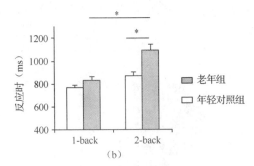

图 11-4　行为学结果

与先前研究中报道的工作记忆任务激活结果一致，我们发现两组被试在 1-back 和 2-back 两种工作记忆任务中主要激活了大脑的中央执行和突显网络，包括背外侧前额叶、后侧顶叶皮层、眶额皮层、辅助运动皮层/背侧扣带回、中央前回、前脑岛、壳核、小脑等（见图 11-5、图 11-6）。与此同时，我们也发现两组被试的默认模式网络，包括腹内侧前额叶、后扣带/楔前叶、颞中回、角回、海马体及小脑呈现负激活（见图 11-5、图 11-6），与先前研究结果一致。两种工作记忆任务负荷对比的结果显示，在高负荷下，老年被试的左侧后顶叶、双侧背侧前额叶及辅助运动皮层的激活增强，左侧海马体旁回的负激活增强；年轻对照被试的中央执行和突显网络的正激活强度，以及默认模式网络的负激活强度在高负荷时都有广泛增强。

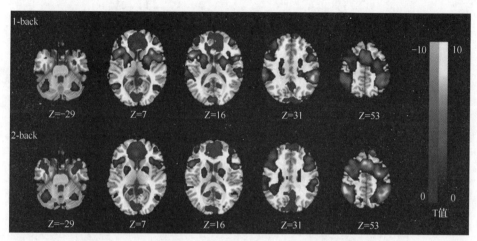

图 11-5　老年组在 1-back 和 2-back 工作记忆任务中的激活图
（单样本 t 检验，$P<0.05$，FDR 校正，体素簇大于 621mm³）

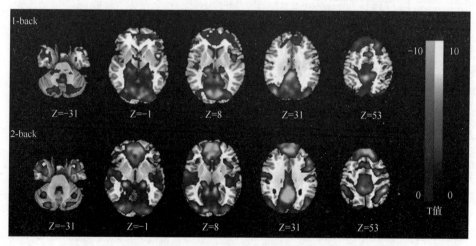

图 11-6　年轻对照组在 1-back 和 2-back 工作记忆任务中的激活图
（单样本 t 检验，$P<0.05$，FDR 校正，体素簇大于 621mm³）

【例 11-2】本案例数据为美国加利福尼亚大学戴维斯分校的 214 例女生的身高数据。其中，因变量为女生自己报告的身高，两个自变量分别为其父母的身高。所有身高数据的单位都为英寸。女生身高-父母身高散点图如图 11-7 所示。

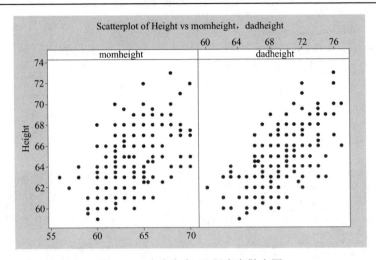

图 11-7 女生身高-父母身高散点图

从图 11-7 中可以看出学生身高与其父母身高之间存在明显的线性正相关关系且没有显著的离群值。通过多重线性回归模型计算可得：学生身高 = 18.55+0.3035 × 母亲身高 + 0.3879 × 父亲身高，如图 11-8 所示。

```
Regression Analysis: Height versus momheight, dadheight

Analysis of Variance

Source          DF   Adj SS   Adj MS   F-Value   P-Value
Regression       2    666.1   333.074    80.73     0.000
  momheight      1    128.1   128.117    31.05     0.000
  dadheight      1    278.5   278.488    67.50     0.000
Error          211    870.5     4.126
  Lack-of-Fit  101    446.3     4.419     1.15     0.242
  Pure Error   110    424.2     3.857
Total          213   1536.6


Model Summary

      S   R-sq   R-sq(adj)   R-sq(pred)
2.03115  43.35%    42.81%       41.58%


Coefficients

Term        Coef   SE Coef   T-Value   P-Value   VIF
Constant   18.55      3.69      5.02     0.000
momheight 0.3035    0.0545      5.57     0.000   1.19
dadheight 0.3879    0.0472      8.22     0.000   1.19


Regression Equation

Height = 18.55 + 0.3035 momheight + 0.3879 dadheight
```

图 11-8 多重线性回归结果（SPSS 结果）

为了使用这个回归模型预测学生的身高，我们会加上两个自变量（父母身高）的值不变的约束，这样就可以使用一个简单的线性回归模型来解释"斜率"。①当父亲的身高保持不变时，母亲的身高每增加 1 英寸，学生的平均身高增加 0.3035 英寸；②当母亲的身高保持不变时，父亲的身高每增加 1 英寸，学生的平均身高增加 0.3879 英寸。两个自变量的 P 值表明每个学生的身高（因变量）都与其父母的身高（自变量）显著相关。R^2（R-sq）表明此线性模型（两个自变量）在因变量中贡献了 43.35%；S 值表明回归误差的标准差为 2.03115，简而言之，S 值为残差的平均绝对大小。

11.2　协方差分析

在生物医学领域，为了提高试验结果的精确性和准确性，对数据处理以外的一切条件都需要采取有效措施严加控制，还应注意一些难以控制的因素和未加控制的因素对试验结果的影响。例如，在进行临床药物疗效测试时，患者未服药前身体状况（血压等）对服药后的身体状况有影响，但患者未服药前的身体状况是难以预料的。这个时候进行服药前后的对比，方差分析难以"胜任"，因为方差分析中的各因素一般都是可以控制的。为了消除这些难以控制的变量对试验分析结果的影响，以便于比较和评价试验结果，需要引入协方差分析。

11.2.1　协方差分析的基本原理

协方差分析（analysis of covariance）是一种将线性回归分析与方差分析结合应用的统计分析方法。这种方法用来消除未加控制或难以控制因素对分析指标的影响。协方差分析的基本思想就是将定量变量 X 对应变量（结果变量）Y 的影响看作协变量（covariate），建立应变量 Y 与自变量 X 的线性回归关系，并将与 Y 呈线性回归关系的 X 值相等化后，修正 Y 的修正均值或检验多个 Y 均值间差别的统计学意义。这个过程实质上就是将协变量 X 对于 Y 的回归平方和从 Y 的总平方和中去除，对残差平方和分解后进行方差分析，用于更好地评价处理因素的效应，提高结论的精确性。协方差分析的应用有以下 3 个重要条件。

① 理论上要求各样本服从正态分布，各变量相互独立，各样本方差齐性。

② 要求各样本回归系数本身有统计学意义，而各样本的回归系数之间的差别无统计学意义。

③ 一般要求协变量是连续变量，并且该变量不能受到处理的影响。

通常地，协方差分析需要经过以下几个步骤。

① 将试验数据绘制成散点图，观察数据分布是否有直线回归的趋势，同时，对比数据方差是否一致。

② 计算总变异的 l_{XX}、l_{YY}、l_{XY} 及自由度 v。

③ 计算组间变异，即 X、Y 各均值间的离均差平方和与积差和（T 为所有样本）。

$$\sum n_i (\bar{X}_i - \bar{X}_T)^2 = \sum \frac{(\sum X_i)^2}{n_i} - \frac{(\sum X_T)^2}{n_T} \tag{11-4}$$

$$\sum n_i (\bar{Y}_i - \bar{Y}_T)^2 = \sum \frac{(\sum Y_i)^2}{n_i} - \frac{(\sum Y_T)^2}{n_T} \tag{11-5}$$

$$\sum n_i (\bar{X}_i - \bar{X}_T)(\bar{Y}_i - \bar{Y}_T) = \sum \frac{(\sum X_i)(\sum Y_i)}{n_i} - \frac{(\sum X_T)(\sum Y_T)}{n_T} \tag{11-6}$$

④ 计算误差平方和 $\sum (Y - \hat{Y})^2$，即根据式（11-7）计算总变异误差 $l_{误差(总变异)}$、组内误差 $l_{误差(组内)}$。

$$l_{误差} = l_{YY} - \frac{l^2_{XY}}{l_{XX}} \qquad (11\text{-}7)$$

⑤ 计算组内均方。

$$MS_{组内} = \frac{l_{误差(组内)}}{v_{误差(组内)}} \qquad (11\text{-}8)$$

⑥ 计算修正均方。

$$MS_{修正} = \frac{l_{误差(总变异)} - l_{误差(组内)}}{v_{误差(总变异)} - v_{误差(组内)}} \qquad (11\text{-}9)$$

⑦ 用修正均方与组内均方进行统计检验（$MS_{修正}/MS_{组内}$）。

11.2.2 案例分析

为了研究动作类电子游戏玩家水平对游戏状态 delta 频段脑电功率谱（delta 功率谱）的影响（以 CPz 导联为例），选择 120 名游戏经历不同的玩家，并根据游戏经历将他们分为 3 组，第 1 组游戏水平较高共有 40 名玩家，第 2 组游戏水平适中共有 40 名玩家，第 3 组游戏水平较低共有 40 名玩家。分别取这 3 组玩家游戏状态 delta 功率谱数据；将玩家年龄作为协变量，游戏状态 delta 功率谱作为因变量，不同游戏段位作为自变量；将数据载入 SPSS 进行分析，步骤如下。

（1）建立单变量线性模型，将"delta 功率谱"设为因变量（dependent variable）、"游戏水平"设为固定因子（fixed factor）、"玩家年龄"设为协变量（covariate），效果如图 11-9 所示。

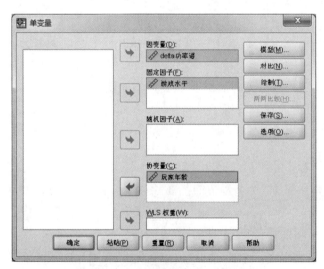

图 11-9 "单变量"对话框

（2）在"单变量: 选项"对话框中，将"因子与因子交互"栏中的"游戏水平"选项移到"显示均值"栏中；在"输出"栏中勾选相应复选框，如图 11-10 所示。

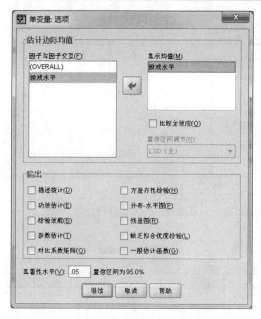

图 11-10　"单变量: 选项"对话框

（3）在"单变量: 模型"对话框中，选中"设定"单选按钮，将"游戏水平""玩家年龄""游戏水平*玩家年龄"选项移到右边，类型为"交互"，效果如图 11-11 所示。

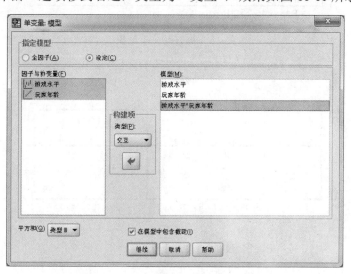

图 11-11　"单变量: 模型"对话框

（4）生成方差分析结果，查看"主体间效应的检验"表（见图 11-12）。结果显示，游戏水平*玩家年龄交互作用不显著（$P > 0.05$），可以进行协方差分析。

（5）返回"单变量: 模型"对话框，选中"指定模型"栏中的"全因子"单选按钮，继续下一步。生成结果（见图 11-13、图 11-14），查看"主体间效应的检验"表。若"玩家年龄"$P < 0.01$，则消除"玩家年龄"差异；若"游戏水平"主效应 $P < 0.01$，则表示具有不同游戏水平的 3 组之间存在差异，需要进行进一步的检验分析；若 $P > 0.01$，则表明协方差结果不显著。如图 11-13 所示，$P = 0.628 > 0.01$，可知具有不同游戏水平的 3 组之间差异不显著。

主体间效应的检验

因变量:delta功率谱

源	Ⅲ型平方和	df	均方	F	Sig.
校正模型	.060ᵃ	5	.012	.551	.738
截距	.106	1	.106	4.850	.030
游戏水平	.030	2	.015	.684	.506
玩家年龄	.011	1	.011	.498	.482
游戏水平 * 玩家年龄	.028	2	.014	.633	.533
误差	2.489	114	.022		
总计	20.657	120			
校正的总计	2.549	119			

a. R方 = .024（调整 R方 = -.019）

图 11-12　方差分析结果

主体间效应的检验

因变量:delta功率谱

源	Ⅲ型平方和	df	均方	F	Sig.
校正模型	.032ᵃ	3	.011	.499	.684
截距	.105	1	.105	4.858	.030
玩家年龄	.010	1	.010	.481	.489
游戏水平	.020	2	.010	.467	.628
误差	2.517	116	.022		
总计	20.657	120			
校正的总计	2.549	119			

a. R方 = .013（调整 R方 = -.013）

图 11-13　协方差分析结果 1

游戏水平

因变量:delta功率谱

游戏水平	均值	标准 误差	95% 可信区间 下限	95% 可信区间 上限
1	.380ᵃ	.023	.334	.427
2	.378ᵃ	.024	.332	.425
3	.407ᵃ	.023	.361	.453

a. 模型中出现的协变量在下列值处进行评估: 玩家年龄 = 21.64.

图 11-14　协方差分析结果 2

11.3　Logistic 回归

　　Logistic 回归又称 Logistic 回归分析，是一种广义的线性回归分析模型，常用于数据挖掘、疾病自动诊断、经济预测等领域。以阿尔茨海默病（AD）的病情分析为例，选择两组人群，一组是 AD 组，一组是正常组，两组人群应在大脑功能连接上具有不同的特性，如静息态下大脑区域激活程度不同、同一脑区功能连接强度不相等。因此，因变量就为是否患 AD，值为"是"或"否"；而自变量包括很多变量，如年龄、脑网络连接强度、DMN 特性（聚类系数）等。自变量既可以是连续的，也可以是离散的。通过 Logistic 回归分析，可以得到自变量的权重，从而可以大致了解到底哪些因素是导致 AD 的危险因素。而且根据权重可以预测一个人患 AD 的可能性。

11.3.1　Logistic 分布

设 X 为连续随机变量，X 服从 Logistic 分布是指 X 具有如下的累积分布函数和概率密度函数。

累积分布函数：

$$F_{(x)} = P(X \leqslant x) = \frac{1}{1 + e^{-(x-u)/\gamma}} \tag{11-10}$$

概率密度函数：

$$f(x) = F'_{(x)} = \frac{e^{-(x-u)/\gamma}}{\gamma(1 + e^{-(x-u)/\gamma})^2} \tag{11-11}$$

其中，μ 为位置参数；γ 为形状参数，且 $\gamma > 0$，γ 越小，曲线增长的速度越快。Logistic 分布函数图形如图 11-15 所示，分布函数的图形是 S 形曲线，图形关于曲线中心对称。

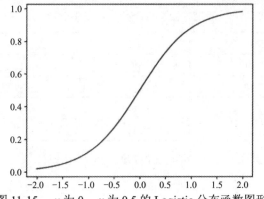

图 11-15　μ 为 0、γ 为 0.5 的 Logistic 分布函数图形

11.3.2　二项 Logistic 回归模型

二项 Logistic 回归模型是一种分类模型，由条件概率分布 $P(Y|X)$ 表示，形式为参数化的 Logistic 分布。二项 Logistic 回归模型由如下条件概率分布确定。

$$P(Y = 1 | \boldsymbol{x}) = \frac{e^{-\boldsymbol{\omega}^{\mathrm{T}} \cdot x + b}}{1 + e^{-\boldsymbol{\omega}^{\mathrm{T}} \cdot x + b}}, \quad P(Y = 0 | \boldsymbol{x}) = \frac{1}{1 + e^{-\boldsymbol{\omega}^{\mathrm{T}} \cdot x + b}} \tag{11-12}$$

其中，$\boldsymbol{x} \in \mathbf{R}^n$ 为输入向量，$Y \in \{0,1\}$ 为输出，$\boldsymbol{\omega} \in \mathbf{R}^n$ 为权重向量，$b \in R$（偏置项）为参数。同时，权重向量和输入向量可以扩充。给定训练集 $T = \{(x_1, y_1), (x_2, y_2), \cdots, (x_n, y_n)\}$，$x \in \mathbf{R}^n$，$y \in \{0,1\}$，采用极大似然估计法估计模型参数，即令

$$P(Y = 1 | \boldsymbol{x}) = \frac{e^{-\boldsymbol{\omega}^{\mathrm{T}} \cdot x + b}}{1 + e^{-\boldsymbol{\omega}^{\mathrm{T}} \cdot x + b}} = \pi(x), \quad P(Y = 0 | \boldsymbol{x}) = \frac{1}{1 + e^{-\boldsymbol{\omega}^{\mathrm{T}} \cdot x + b}} = 1 - \pi(\boldsymbol{x}) \tag{11-13}$$

则对应的似然函数［式（11-14）］和对数似然函数［式（11-15）］为

$$\prod_{i=1}^{N} [\pi(x_i)]^{y_i} [1 - \pi(x_i)]^{1-y_i} \tag{11-14}$$

$$L(\boldsymbol{\omega}) = \sum_{i=1}^{N} [y_i \log \pi(x_i) + (1 - y_i) \log(1 - \pi(x_i))] \tag{11-15}$$

随后可以采用随机梯度上升法或牛顿法求其极大值，得到参数 ω 的估计值。再对测试数据所属类别进行推断，一般是将测试数据的输入向量和优化后的参数代入 Sigmoid 函数中，如果所得结果大于 0.5，就将其归为正类，反之则归为负类。

11.3.3　Logistic 回归模型的适用条件

Logistic 回归模型的适用条件为：①因变量为二分类的分类变量或某事件的发生率，并且是数值型变量，但重复计数现象指标不适用于 Logistic 回归；②残差和因变量都要服从二项分布，二项分布对应的是分类变量，所以不是正态分布，进而计算不用最小二乘法而用最大似然估计法来解决方差估计和假设检验问题；③自变量和 Logistic 概率是线性关系且各观测对象之间相互独立。

11.3.4　案例分析

1．吸烟、饮酒和食管癌的关系（见表 11-1）

表 11-1　吸烟、饮酒与食管癌关系的相关病例情况

吸　烟	饮　酒	观察例数	阳　性	阴　性
0	0	199	63	136
0	1	170	63	107
1	0	101	44	57
1	1	416	265	151

经过 Logistic 回归计算后，得：$b_0 = -0.9099$，$S_{b_0} = 0.1358$；$b_1 = 0.8856$，$S_{b_1} = 0.1500$；$b_2 = 0.5261$，$S_{b_2} = 0.1572$。吸烟与不吸烟的优势比为 $\widetilde{OR_1} = \exp(b_1) = \exp(0.8856) = 2.42$，其中 OR_1 的 95%可信区间 $\exp(b_1 \pm u_{0.05/2}S_{b_1}) = \exp(0.8856 \pm 1.96 \times 0.1500) = (1.81, 3.25)$。饮酒与不饮酒的优势比为 $\widetilde{OR_2} = \exp(b_2) = \exp(0.5261) = 1.69$，$OR_2$ 的 95%可信区间 $\exp(b_2 \pm 1.96 S_{b_2}) = \exp(0.5261 \pm 1.96 \times 0.1572) = (1.24, 2.30)$。

2．AD 患者–正常人的静息态功能磁共振图像分类

数据来自 ADNI 数据库，是 20 个 AD 患者和 20 个正常人的静息态功能磁共振数据（Rs-fMRI）。经过预处理后，我们会得到对应的时间序列，然后在个体上做皮尔逊相关性分析，这样就可以得到 40 个人的功能连接网络数据（邻接矩阵）作为 Logistic 回归模型的输入数据。

按照上述流程，Logistic 回归模型的输入数据为静息态功能磁共振数据在特征选择之后的数据，使用留一法交叉验证 40 个样本的分类准确度为 60.1%。这也符合大多数的研究结果。

11.4　COX 比例风险回归模型

COX 比例风险回归模型是统计学中的一种生存模型。生存模型计算的是某些事件发生前的时间量与一个或多个协变量的相关程度。例如，服用某药物可以使中风发生率减半；改变部件材料可能会使产品故障率增加一倍等。

11.4.1　相关概念

生存函数：变量 $X = (x_1, x_2, \cdots, x_m)$ 的生存时间 T 大于某时刻 t 的概率，$S(t, X) = p(T > t, X)$。生存函数 $S(t, X)$ 又称为累积生存率。

死亡函数：变量 X 的生存时间 T 不大于某时刻 t 的概率，$F(t, X) = p(T \leqslant t, X)$。死亡函数 $F(t, X)$ 的实际意义是观察随访到 t 时刻的累积死亡率。

死亡密度函数：变量 X 在某时刻 t 的瞬时死亡率。

$$f(t, X) = \lim_{\Delta t \to 0} \frac{p(t < T \leqslant t + \Delta t \mid T \geqslant t, X)}{\Delta t} = F'(t, X) \tag{11-16}$$

危险率函数：变量 X 生存时间已达到 t 的瞬时死亡率。

$$h(t, X) = \lim_{\Delta t \to 0} \frac{p(t < T \leqslant t + \Delta t \mid T \geqslant t, X)}{\Delta t} = \frac{f(t, X)}{S(t, X)'} \tag{11-17}$$

危险率函数 $h(t, X)$ 实际上是一个条件瞬时死亡率。

11.4.2　模型介绍

1972 年，英国统计学家 D. R. Cox 提出了 COX 比例风险回归模型，它不直接计算 $S(t, X)$ 与变量 X 的关系，而是用 $h(t, X)$ 作为因变量，公式为

$$h(t, X) = h_0(t) \exp(B_1 x_1 + B_2 x_2 + \cdots + B_m x_m) \tag{11-18}$$

其中，$B_1, B_2, \cdots, B_m$ 为从样本数据估计的参数（自变量的偏回归系数）；$h_0(t)$ 是当 X 向量为 $\mathbf{0}$ 时的基本危险率，它来自从样本数据中估计的量。式（11-18）简称为 COX 回归模型。

COX 回归模型在处理问题时具有较高的灵活性：一方面是因为 COX 回归模型对 $h_0(t)$ 未进行任何假定；另一方面，在许多情况下，我们只需估计出参数 B（如因素分析等），COX 回归模型可以在 $h_0(t)$ 未知的情况下估计出参数 B。这就是说，COX 回归模型不是完全的参数模型，但仍可根据式（11-18）估计参数 B，故 COX 回归模型属于半参数模型。式（11-18）可以转化为

$$\ln[h(t, X) / (h_0(t))] = \ln \mathrm{RR} = B_1 x_1 + B_2 x_2 + \cdots + B_m x_m \tag{11-19}$$

其中，RR 为相对危险度。

11.4.3　模型假定

1．比例风险假定

危险因素的作用与时间变化无关，即 $h(t, X) / h_0(t)$ 不会因为时间的变化而变化。因此，式（11-19）又称为比例风险率模型（PH Model）。这一假定是建立 COX 回归模型的前提条件。

2．对数线性假定

模型中的协变量应与对数风险比呈线性关系，如式（11-19）所示。

11.4.4　模型中偏回归系数的意义

若 x_j 是非暴露组观察对象的各因素取值，x_i 是暴露组观察对象的各因素取值，由式（11-20）可以求出暴露组对非暴露组的相对危险度 RR。

$$RR = \frac{h(t, x_i)}{h(t, x_j)} = \frac{h_0(t)\exp \boldsymbol{B}'x_i}{h_0(t)\exp \boldsymbol{B}'x_j} = \exp[\boldsymbol{B}'(x_i - x_j)], \quad i, j = 1, 2, \cdots, m \qquad (11\text{-}20)$$

由式（11-19）可知，模型中偏回归系数 B_j 的流行病学含义是在其他协变量不变的情况下，协变量 x_j 每增加一个测定单位时所引起的相对危险度的自然对数的改变量。即

$$RR_j = \exp[B_j(x_j - x_j^*)] \qquad (11\text{-}21)$$

式中，X_j、X_j^* 分别表示不同情况的取值。当协变量 X_j、X_j^* 分别取 1 和 0 时，其对应的 RR_j 为 $\exp[B_j]$。从式（11-18）和式（11-21）可以看出如下关系。

若 $B_j > 0, RR_j > 1$，则各 x_j 取值越大时，$h(t, \boldsymbol{X})$ 的值越大，即 x_j 为危险因素。若 $B_j = 0, RR_j = 1$，则各 x_j 的取值对 $h(t, \boldsymbol{X})$ 的值没有影响，即 x_j 为无关因素。若 $B_j < 0, RR_j < 1$，则各 x_j 取值越大时，$h(t, \boldsymbol{X})$ 的值越小，即 x_j 为保护因素。

11.4.5 案例分析

本案例数据为一家美国医院的Ⅲ期和Ⅳ期淋巴癌患者的生存时间数据（见表 11-2）。

表 11-2 淋巴癌患者生存时间（*代表存活）

病 程 类 型	生存时间（小时）
Ⅲ期淋巴癌	6, 19, 32, 42, 42, 43*, 94, 126*, 169*, 207, 211*, 227*, 253, 255*, 270*, 310*, 316*, 335*, 346*
Ⅳ期淋巴癌	4, 6, 10, 11, 11, 11, 13, 17, 20, 20, 21, 22, 24, 24, 29, 30, 30, 31, 33, 34, 35, 39, 40, 41*, 43*, 45, 46, 50, 56, 61*, 61*, 63, 68, 82, 85, 88, 89, 90, 93, 104, 110, 134, 137, 160*, 169, 171, 173, 175, 184, 201, 222, 235*, 247*, 260*, 284*, 290*, 291*, 302*, 304*, 341*, 345*

表 11-2 中共有 80 例数据，其中 54 例数据可用（死亡事件），对数据进行 COX 比例风险回归计算可得：偏差（似然比）卡方 = 7.634383，自由度 = 1，$P = 0.0057$，明显小于 0.05，说明模型有效，可进一步分析；病程组 $b_1 = 0.96102$，Z-score = 2.492043，$P = 0.0127$（见表 11-3），说明病程组是显著影响患者生存率的因素。

COX 比例风险回归结果如表 11-3 所示。

表 11-3 COX 比例风险回归结果

参数	风险比	95%可信区间	系数	标准差
病程组	2.614362	(1.227,5.566)	0.96102	0.385636

依据表 11-2 和表 11-3 计算可得：无协变量的对数似然值为-207.554801，所有模型协变量的对数似然值为-203.737609。那么病程组系数 b_1 的显著性检验是检验零假设为 0。b_1 的可信区间是患者死亡率或危险比的可信区间。因此，我们有 95%的信心推断，Ⅳ期淋巴癌患者的死亡率大约是Ⅲ期淋巴癌患者的 3 倍，至少是Ⅲ期淋巴癌患者死亡率的 1.2 倍（见表 11-3）。

11.5 其他常用多变量统计分析方法

在一些生物医学研究中，很多时候变量不符合正态分布，或者变量为属性变量、离散型变量，所以往往需要借用多变量统计分析方法。常用的多变量统计分析方法除了多重线性回

归、Logistic 回归和 COX 比例风险回归，还有几种常用的方法。

11.5.1　判别分析

判别分析是多变量统计分析中用于判别样本所属类别的方法。这种方法是基于已知旧对象分类情况，确定新对象类别的一种多变量统计方法。用判别分析方法分类的时候，通常需要判别函数和判别准则，用于判定新对象的归属。判别准则用于衡量新对象与各已知分类对象之间的相似程度，常用的判别准则有距离准则、Fisher 准则等。判别分析有两类判别和多类判别之分，常见的判别分析方法有贝叶斯判别、Fisher 判别、逐步判别等。

11.5.2　聚类分析

将变量按照不同的相似程度划分到不同的类或簇中即为聚类。在生物医学统计学中，多个变量（样品或指标）之间存在程度不同的相似性，根据这些变量的多个观测指标，找出一些能够度量不同变量之间相似程度的统计量，以这些统计量作为划分不同类型变量的依据。把相似性较高的统计量聚合为一个分类单位，将所有变量划分为大小不同的分类单位，直到把所有变量都聚类完毕。聚类方法大致可以分为以下几类。

系统聚类法。假设有 n 个样本，将所有样本划分为 n 类，按照所需度量将相似性最高的两类聚合成一类，得 $n-1$ 类；再从中选取相似性最高的两类聚合成一类，得 $n-2$ 类……将所有样本聚合成一类，将该聚类过程绘制成聚类图，得出分多少类，每类有多少样本。

模糊聚类法。将数学中的模糊规则与聚类分析方法相结合，主要用于定性变量分析。

K-均值法。K-均值法首先要求将样本聚合成 k 个类（k 可以在聚类前设定，也可在聚类过程中确定），该方法可应用于较大的数据组。

分解法。分解法首先要求将所有样本归为一类，选取最优化准则将该类分为两类。紧接着再利用该准则将两类各自分为两类，并从中选取最优的一类，跟之前的两类组成三类。重复上述过程，直到每类只剩一个样本（也可运用终止条件），将上述过程绘制成聚类图，由图可得各类。

有序样品聚类法。该方法就是将 n 个样本按照某种规则（时间顺序、浓度大小等）排成有次序的一列，次序相邻的聚成一类。

11.5.3　主成分分析与因子分析

主成分分析（principal component analysis）又称主分量分析，是利用降维思想将多个变量（或指标）转化为几个综合变量（或综合指标）的多变量统计方法。这种分析方法是在损失信息量很少的前提下进行的。被生成的综合变量便是主成分，主成分是原变量的线性组合，但比原变量具有一些更优越的特质，并且每个主成分之间互不相关。主成分的数目虽然远远小于原变量的数目，但保留了原变量中的绝大部分信息。在生物医学统计学中，问题的复杂性和指标的多样性常常会增加研究的难度。主成分分析能简化问题，使得复杂问题的主要矛盾突出。同时，主成分分析还能避免指标多样性所带来的信息冗余重叠、重要信息遗漏的问题。

因子分析（factor analysis）是对主成分分析的扩展与推广。这种多变量统计方法依据原变量内部的相关矩阵所包含的依赖关系，利用降维思想，将一些具有复杂关系的原变量转化为少数综合变量。其基本思想就是利用相关性对原变量进行分组排序，相关性较大的变量为同组，不同组的变量之间的相关性较小。每组变量被称为公共因子，并且公共因子是不可观测的。某个具体问题的原变量可以分解成两部分的和，一部分是公共因子的线性函数，另一部分是与公共因子无关的特殊因子。因此，在用因子分析进行分类时，要先得到因子的表达式，利用原变量和表达式得出每个因子得分，利用该值在空间中分布可以达到分类的目的。

11.5.4　对数线性模型

在线性模型中，因变量的总体均值会通过函数变换与自变量的预测值建立关系，变换函数称为连接函数。常用的线性模型有很多，如 Logistic 模型、Probit 回归模型、Poisson 模型，还有对数线性模型。对数线性模型（log-linear model）多用于列联表资料的分析。这种广义线性模型将列联表资料中各个总体均值的自然对数表示为变量本身和变量之间交互作用的线性模型。在对数线性模型中，若连接函数为自然对数，则要对变量的总体均值进行对数变换，所有的变量此时均为因变量，模型的假设检验通过分析列联表的实际与理论均值的差异大小进行，进而分析变量之间的相互关系。

本章小结

本章主要介绍了常用的多变量统计分析方法。其中，多重线性回归用于因变量为连续型变量的资料；logistic 回归用于因变量分类资料；COX 回归用于包含截尾数据的生存时间资料。这 3 种常用方法均可以分析诸多影响因素对疾病的影响，筛选疾病的危险因素或保护因素。应根据回归模型基本原理、分析步骤及应用条件、用途，结合研究目的进行合理选择。

其他多变量统计分析方法有多变量方差分析、多变量线性回归和相关分析、聚类和判别分析、主成分与因子分析及结构方程模型等，各有其应用目的，应根据应用目的进行合理选择。

思考与练习

1. 什么是多重线性回归模型？如何建立多重线性回归模型？
2. Logistic 回归模型与多重线性回归模型有什么不同？两者各有什么特点？
3. Logistic 回归适用范围是什么？应该注意什么问题？
4. 常用的多变量统计分析方法都有哪些？各自的适用范围是什么？
5. 举例说明生存分析在临床中的应用。
6. 应用判别分析应注意哪些问题？
7. 常见的聚类分析方法有几种？
8. 简述主成分分析的基本思想。

第12章 常见试验设计及其结果的统计分析

影响试验效果的因素往往不只一个，可能有多个因素同时影响试验效果，虽然研究者在设计阶段会设法控制、平衡和消除部分因素对某个因素的影响，但还需要在统计分析过程中根据设计类型和研究目的，选择适当的统计分析方法，控制其他因素的影响，之后分别分析每个因素的试验效果，甚至分析因素间的交互效应。本章将介绍常见试验设计及其结果的统计分析。

12.1 完全随机化试验设计及其统计分析

科学研究中，研究者往往需要针对特定影响因素对相应指标的作用进行分析，同时排除其他有害因素，完全随机化设计（completely randomized design，CRD）是常用的试验设计方法。本节将介绍完全随机化设计的基本概念，并探讨相关统计分析方法。

12.1.1 完全随机化设计

就数据分析和试验方便性而言，完全随机化设计是最简单的试验设计之一，适用于条件、环境、样本等初始条件差异较小的试验。完全随机化设计依赖随机化来控制外来变量的影响。试验设计假定，外来因素对试验的影响相同，因此，条件之间的任何显著差异都可以公平地归因于独立变量。在完全随机化设计中，根据处理数将同质的受试对象随机分配到若干处理组，然后按组实施不同处理，就其结果进行同期平行观察并展开比对研究。例如，表12-1显示了一个常见医学试验的完全随机化设计布局，该试验旨在测试一种结核疫苗的有效性。该疫苗由牛津应急防痨协会开发，试验者随机将2794名受试者分配到两个研究组中，其中1399名接受了结核分枝杆菌抗原85A疫苗，1395名受试者被纳入对照组，接受Candin（一种白色念珠菌衍生皮试抗原）安慰剂，且每个研究组中的受试者人数几乎相同。试验随访37个月，观测的因变量则是各研究组中出现的结核病感染病例，如果疫苗有效，那么接受疫苗的受试者应该比接受安慰剂的受试者结核病感染率更低。

表 12-1 候选疫苗验证试验的完全随机化设计布局

结核疫苗人数/人	安慰剂人数/人
1399	1395

对于完全随机化设计，主要因素的水平被随机分配给试验单元，常用抽签或产生随机数的方法进行分组。在处理数据量不大时，对试验单元随机分配可使用抽签的方式，当试验处理数据量小于或等于10项时通常使用1位随机数表，每种处理分配一个数字，试验员从随机数表中取出替换的随机数（即随机数可能会重复），直到该处理的重复试验次数用尽；而当处理数据量超过10项时，则可使用2位随机数表或1位随机数的行列组合表，使用获取的随机数除以重复试验次数，再取其余数对处理方式进行分配。将编号1、2、…、N依次写在大小相同的小纸片上，试验员随机取出写有编号的纸片，每次抽签后，放回被抽取的纸片，混合后再重新抽取。目前，在实际应用中，随机数更多地借助计算机程序生成。

完全随机化设计可应用于单因素和多因素试验。在单因素的完全随机化设计里，试验考虑比较一个主要因素的不同水平下响应变量值的变化，设计由因素数量（$k=1$）、水平数（l）、重复试验次数（r）共同决定，考虑到最大化后统计检验的灵敏度，通常针对影响因素的每个水平设计相同次数的重复试验（非必要）。由此，试验设计的总样本量（即试验执行次数）为 $N = k \times l \times r$。以动物实验为例进行说明，研究一种药物剂量对动物生长的影响，以药物剂量（单因素）水平进行试验设计，采取高（剂量水平 A）、中（剂量水平 B）、低（剂量水平 C）3 个单因素水平，每个水平进行 6 次重复试验，总共 18 个受试对象。需要将 18 只受试动物随机分配到甲、乙、丙三组。一般步骤为：首先将 18 个受试对象随机依次编号为 1，2，…，18；然后利用软件产生不重复的随机数，并按随机数将受试对象分配给各组。

多因素试验中涉及多个因素的研究，通常按每个因素对应的水平进行组合，并把每种水平组合作为一种试验处理，试验设计方法与单因素试验设计基本相同。多因素试验按研究因素水平的组合方式不同，分为交叉分组设计和巢式设计，后面将进行详细介绍。

完全随机化设计可以就任意数量的受试对象进行处理，并进行相等或不等的重复试验，具有良好的灵活度。该设计下数据处理和统计分析相对方便简单，即使一些观察数据损坏或意外丢失，其信息损失也相对较小。完全随机化设计为随机误差的估计提供了较大的自由度，因而检验灵敏度较高。然而，如果试验条件、环境、样本等初始条件差异较大，则采用完全随机化设计会带来较大的试验误差。例如，当作为试验单位的动物在年龄、品种或初始体重等方面有较大差异时，不宜采取完全随机化设计。

12.1.2 完全随机试验结果的统计分析

完全随机试验通常采取单因素方差分析进行数据处理。一般而言，完全随机化试验的结果可以表征为

$$Y_{ij} = \mu + T_i + \varepsilon_{ij}, \quad i = 1,2,\cdots,l; \; j = 1,2,\cdots,r \tag{12-1}$$

式中，i 为主要因素的不同水平编号；j 为在不同水平下重复试验的编号；Y_{ij} 为在第 i 个水平下第 j 个试验单元的观测值；μ 为位置参数；T_i 为主要因素第 i 个水平对测量指标的影响；ε_{ij} 为相应的随机误差。我们设定 N 为试验单元的总数，就完全随机化设计进行单因素方差分析，零假设 H_0：$T_1 = T_2 = \cdots = T_l$，即特定因素变化对相应指标没有影响。

设定显著性水平，如果同一自由度观测到的 F 值 ≥ 预期 F 值（临界 F 值），那么拒绝 H_0 假设，得出结论：研究因素的水平变化会引起相应指标的显著变化；反之，研究因素的变化对相应指标没有显著影响。

【例 12-1】试验研究 3 种喂养方式 Diet A、Diet B 和 Diet C 对幼年斑马鱼生长的影响，试验纳入 18 条同龄的幼斑马鱼，完全随机化设计如图 12-1（b）所示，喂养一段时间后测量斑马鱼的体长，三组体长数据如表 12-2 所示。

表 12-2　完全随机化试验：18 条斑马鱼的测量体长　　　　　　　　　　　（mm）

Diet A 体长	18.6	20.1	17.2	18.8	19.1	19.6
Diet B 体长	17.4	18.6	19.2	15.6	16.9	17.5
Diet C 体长	16.6	17.8	15.2	15.8	18.7	16.9

解： 零假设如下。

H_0: $\mu_A = \mu_B = \mu_C$，3 种喂养方式差别对斑马鱼生长并无影响。

替代假设如下。

H_1: 3 种喂养方式差别使斑马鱼生长体长存在差异。

单因素方差分析如表 12-3 所示。

表 12-3　完全随机化试验单因素方差分析：喂养方式对斑马鱼生长的影响

变 异 来 源	自 由 度	平 方 和	均 方	F 值
组间	13.258	2	6.629	4.680
组内	21.247	15	1.416	

这里，试验观测 F 值（4.680）大于相应显著性水平（5%）下的临界 F 值（3.682），拒绝 H_0，得出结论，3 种喂养方式的差异造成了斑马鱼生长体长的显著差异（$P = 0.026 < 0.05$）。

12.2　随机区组试验设计及其结果的统计分析

在第 2 章中我们对随机区组设计的方法进行了阐述，在对随机区组试验结果统计分析时，需要根据数据的分布特征选择合适的统计分析方法。对于正态分布且方差齐性的，或者通过变量变换能够满足正态分布和方差齐性的，采用双向分类的方差分析；当不满足方差分析条件时，则采用 Friedman 秩和检验。本节将对这两类统计分析方法分别进行说明。

12.2.1　方差分析

将随机区组试验结果整理成如表 12-4 所示的形式，表中一共分成 n 个区组，m 个水平。

表 12-4　随机区组试验结果

区 组 编 号	处理因素（m 个水平）					
	1	**2**	**...**	**i**	**...**	**m**
1	X_{11}	X_{12}	...	X_{1i}	...	X_{1m}
2	X_{21}	X_{22}	...	X_{2i}	...	X_{2m}
⋮	⋮	⋮	⋮	⋮	⋮	⋮
j	X_{j1}	X_{j2}	...	X_{ji}	...	X_{jm}
⋮	⋮	⋮	⋮	⋮	⋮	⋮
n	X_{n1}	X_{n2}	...	X_{ni}	...	X_{nm}

将总变异及自由度进行分解。

$$SS_{总} = SS_{处理} + SS_{区组} + SS_{误差}$$

$$\nu_{总} = \nu_{处理} + \nu_{区组} + \nu_{误差}$$

式中，$SS_{处理}$ 为处理间变异，反映了不同水平的处理和随机误差引起的变异；$SS_{区组}$ 为区组间变异，反映了不同区组和随机误差引起的变异；$SS_{误差}$ 为误差变异，反映了完全由随机误差产生的变异。方差分析如表 12-5 所示。

表 12-5　随机区组试验的方差分析

变 异 来 源	离均差平方和（SS）	自由度（v）	均方（MS）	F
处理间	$\sum\limits_{i=1}^{m} n(\bar{X}_i - \bar{X})^2$	$m-1$	$\dfrac{SS_{处理}}{v_{处理}}$	$\dfrac{MS_{处理}}{MS_{误差}}$
区组间	$\sum\limits_{j=1}^{n} m(\bar{X}_j - \bar{X})^2$	$n-1$	$\dfrac{SS_{区间}}{v_{区组}}$	$\dfrac{MS_{区组}}{MS_{误差}}$
误差	$SS_{总} - SS_{处理} - SS_{区组}$	$(m-1)(n-1)$	$\dfrac{SS_{误差}}{v_{误差}}$	
总变异	$\sum\limits_{i=1}^{m}\sum\limits_{j=1}^{n}(X_{ij} - \bar{X})^2$	$mn-1$		

在表 12-5 中，总变异均值 $\bar{X} = \left(\sum\limits_{i=1}^{m}\sum\limits_{j=1}^{n} X_{ij}\right)/(mn)$，各处理均值 $\bar{X}_i = \sum\limits_{j=1}^{n} X_{ij}/n$，各区组均值 $\bar{X}_j = \sum\limits_{i=1}^{m} X_{ij}/m$。

【例 12-2】为了研究三种治疗方式对癌症抑制作用的影响，先将 15 个肿瘤模型小鼠按体重大小配成 5 个区组，每个区组内 3 只小鼠随机接受这三种治疗方式，测量肿瘤的质量，结果如表 12-6 所示。问：这三种治疗方式对肿瘤的抑制作用是否有差别？

表 12-6　三种治疗方式作用后小鼠的肿瘤质量　　　　　　　　　　（单位：g）

区　　组	三种治疗方式对应的肿瘤质量		
	A 方式	B 方式	C 方式
1	0.75	0.73	0.65
2	0.84	0.64	0.25
3	0.44	0.42	0.27
4	0.45	0.33	0.32
5	0.65	0.47	0.28

（1）建立原假设，设定检验水平。

H_0：$\pi_1 = \pi_2 = \pi_3$，三种治疗方式治疗后小鼠的肿瘤质量均值相同；

H_1：三种治疗方式治疗后小鼠的肿瘤质量均值不全相同；

$\alpha = 0.05$。

（2）计算统计量 F。

三种治疗方式的方差分析如表 12-7 所示。

表 12-7　三种治疗方式的方差分析

变 异 来 源	离均差平方和	自 由 度	均　　方	F
处理间	0.18757	2	0.09379	7.957
区组间	0.25223	4	0.063056	5.350
误差	0.09429	8	0.01179	
总变异	0.53409	14		

（3）确定分位点，做出推断结论。

查表得分位点 $F_{0.05,(2,8)} = 4.46$，$F > F_{0.05,(2,8)}$，拒绝原假设，接受备择假设，即三种治疗方式治疗后小鼠的肿瘤质量均值不全相同，不同治疗方式抑瘤效果有差别。

在完全随机化设计中，变异分解成组内和组间，而随机区组设计进一步从组内变异中分离出区组变异，使误差变异减小，因而更容易发现处理组间的差别，提高统计效率。方差分析的结论拒绝 H_0，接受 H_1，只能说明各组总体均值不全相同，不能说明各组总体均值两两都有差别。如果要分析哪两组间有差别，则要进行多个均值间的多重比较。

12.2.2 Friedman 秩和检验

Friedman 秩和检验也称为 M 检验，其基本思路是将每个区组内的值按从小到大的顺序进行编秩，如果各处理因素的作用相同，则每个区组的秩次分布应该是随机的，从而每个处理组的秩和应该大致相等。如果各处理的作用不同，则处理组的秩和差异比较大的可能性增大。下面以一个例子来说明该方法的处理流程。

【例 12-3】不同种系小鼠注射不同剂量的抗癌药物一定时间后，测量肿瘤质量（见图 12-8）。问：三种注射剂量对癌症的抑制作用是否相同？

表 12-8　不同剂量的抗癌药物作用后小鼠的肿瘤质量　　　　　　（单位：g）

		各剂量作用下肿瘤质量		
		0.5μg/100g	1.0μg/100g	2.0μg/100g
区组	1	1.05(1)	1.13(2)	1.47(3)
	2	0.65(2)	0.45(1)	1.13(3)
	3	0.45(1)	0.85(3)	0.67(2)
	4	0.71(1)	1.07(2)	1.26(3)
	T_i	5	8	11

（1）建立原假设，设定检验水平。

H_0: $\pi_1 = \pi_2 = \pi_3$，三种注射剂量的抗癌药物作用后肿瘤的质量均值相同；

H_1: 三种注射剂量的抗癌药物作用后肿瘤的质量均值不全相同；

$\alpha = 0.05$。

（2）计算统计量 M。

首先，在每个区组内，按观测值的大小编秩，相同观测值取平均秩次；其次，统计量 $M = \sum (T_i - \overline{T})^2$。其中，$T_i$ 为各个处理水平下的秩和，$\overline{T} = \dfrac{\sum T_i}{m}$，$m$ 为处理水平数。

$\overline{T} = \dfrac{5 + 8 + 11}{3} = 8$，$M = 18$。

（3）确定分位点，做出推断结论。

根据处理水平数 m（$m = 3$）和区组数 n（$n = 4$）查 M 界值表，$M_{0.05(3,4)} = 26$，$M < M_{0.05(3,4)}$。因此，拒绝原假设，接受备择假设，即三种注射剂量对癌症的抑制作用有差异。

当处理水平或区组数超出 M 界值表范围时，M 近似服从自由度为 $m-1$ 的 χ^2 分布。

$$\chi^2 = \frac{12}{nm(m+1)} \sum T_i^2 - 3n(m+1)$$

12.3 重复测量试验设计及其结果的统计分析

本节将介绍重复测量试验设计及其结果的统计分析，重复测量试验设计中最特别的情况是前后测量试验设计。例如，评估药物疗效就需要对治疗前后的参数进行重复测量，然后对结果进行统计分析，得出是否存在显著差异的结论。一般来说，任何试验都可以采用重复测量试验设计，即在试验过程中定期记录观察结果。

1. 试验设计

重复测量试验的两因素多水平设计中，两因素指干预（A 因素）和测量时间（B 因素），多水平指干预（A 因素）有 $g \geq 2$ 个水平，测量时间（B 因素）有 $m \geq 2$ 个水平（或时间点），即每个观察对象有 m 个重复测量数据。

例如，为了探讨颅磁刺激在不同时间点、不同脑区对视觉搜索行为的影响，可以采用重复测量试验设计：需要干预的脑区为 A 因素，包括两个水平，前额叶和顶叶；颅磁刺激干预的时间点（B 因素）分别为图片出现的 0ms、100ms、200ms、300ms 四个水平。试验需要招募试验对象 10 人，分为 2 组（$g = 2$），每组例数为 5（$n = 5$），一组干预前额叶，一组干预顶叶，设每组的测量值合计为 A_i；每个对象重复 4 次不同时间点的干预测量（$m = 4$），设 B_j 表示第 j 个时间点的测量值合计；设每个观察对象测量值合计为 M_j，T_{ij} 表示第 i 个干预、第 j 个时间点的测量值合计。表 12-9 中展示了颅磁刺激试验的行为反应时，现在需要对 A、B 两个因素进行统计分析。

表 12-9 颅磁刺激试验的行为反应时 （单位：ms）

试验对象编号	干扰脑区位置	不同时间点行为反应时				观察对象测量值合计 M_j
		T_0	T_{100}	T_{200}	T_{300}	
1	前额叶	707.19	624.18	770.22	692.41	2794
2	前额叶	496.07	499.00	461.88	467.31	1924.26
3	前额叶	543.44	571.00	627.93	586.25	2328.62
4	前额叶	734.96	659.80	637.71	607.61	2640.08
5	前额叶	627.58	591.46	615.00	640.09	2474.13
6	顶叶	513.34	526.22	528.55	534.42	2102.53
7	顶叶	391.81	407.65	384.61	379.60	1563.67
8	顶叶	436.84	432.91	416.83	423.34	1709.92
9	顶叶	378.44	384.56	380.25	385.19	1528.44
10	顶叶	375.94	381.25	382.56	388.50	1528.25

2. 分析

重复测量数据的差异由两部分组成，可以采用第 7 章的方差分析法来得出两个方差分析表。其中一个方差分析表表达观察对象的个体差异，其离均差平方和记作 $SS_{组间}$，分组因素

（A）的差异记作 SS_A；表 12-10 给出了相应计算公式；另一个方差分析表表达重复测量的组内差异 $SS_{组内}$、不同时间点因素（B）的差异 SS_B 及其与 A 因素的交互作用，表 12-11 给出了相应计算公式。

表 12-10　主体间方差分析表

变 异 源	离均差平方和	自 由 度
观察对象 $SS_{组间}$	$SS_{组间} = \dfrac{1}{m}(\sum M_j^2) - C$	$gn-1$
SS_A	$SS_A = \dfrac{1}{nm}(\sum A_i^2) - C$	$g-1$
误差	$SS_{组间} - SS_A$	$g(n-1)$

表 12-11　主体内方差分析表

变 异 源	离均差平方和	自 由 度
重复测量 $SS_{组内}$	$SS_{组内} = \sum X^2 - \dfrac{1}{m}(\sum M_j^2)$	$gn(m-1)$
SS_B	$SS_B = \dfrac{1}{ng}(\sum B_i^2) - C$	$m-1$
AB	$SS_{AB} = \dfrac{1}{n}\sum\sum T_{ij}^2 - SS_B - SS_A - C$	$(g-1)(m-1)$
组内误差	$SS_{组内} - SS_B - SS_{AB}$	$g(m-1)(n-1)$

表 12-10、表 12-11 中，$C = \dfrac{(\sum X)^2}{N}$。

先求出每个观察对象测量值合计为 M_j（见表 12-9 最后一列），再求出每组的测量值合计 A_i，第 j 个时间点的测量值合计 B_j，第 i 个干预、第 j 个时间点的测量值合计 T_{ij}，计算结果如表 12-12 所示。

表 12-12　不同干扰脑区和不同时间点观察对象的合计值 T_{ij}

		时 间 点				合计 A_i
		T0	**T100**	**T200**	**T300**	
干扰脑区位置	前额叶	3109.24	2945.44	3112.74	2993.67	12161.09
	顶叶	2096.37	2132.59	2092.8	2111.05	8432.81
合计 B_j		5205.61	5078.03	5205.54	5104.72	20593.9

因而可以计算出

$$C = \frac{(\sum X)^2}{N} = \frac{20593.9^2}{40} = 10602717.93$$

$$SS_{组间} = \frac{1}{m}(\sum M_j^2) - C = 518338.29$$

$$SS_A = \frac{1}{nm}(\sum A_i^2) - C = 347501.79$$

$$SS_{误差} = SS_{组间} - SS_A = 170836.5$$

$$SS_{组内} = \sum X^2 - \frac{1}{m}(\sum M_j^2) = 26817.62$$

$$SS_B = \frac{1}{ng}\left(\sum B_i^2\right) - C = 1339.78$$

$$SS_{AB} = \frac{1}{n}\sum\sum T_{ij}^2 - SS_B - SS_A - C = 3090.85$$

$$SS_{组内误差} = SS_{组内} - SS_B - SS_{AB} = 22386.99$$

结合方差分析表，可以计算出均方及对应的 F 值，查表可得对应的 P 值，如表 12-13、表 12-14 所示。统计分析结果说明干预不同脑区具有主效应，干扰前额叶比干扰顶叶具有更长的反应时，在不同时间点给予干预没有发现有显著的主效应，两种因素的交互效应也不显著。

表 12-13 主体间方差分析结果

变 异 源	离差平方和	自 由 度	均 方	F	Sig
观察对象 $SS_{组间}$	518338.29	9	57593.14		
SS_A	347501.79	1	347501.8	16.273	0.004
误差	170836.50	8	21354.56		

表 12-14 主体内方差分析结果

变 异 源	离差平方和	自 由 度	均 方	F	Sig
重复测量 $SS_{组内}$	26817.62	30	893.92		
SS_B	1339.78	3	446.59	0.479	0.700
AB	3090.85	3	1030.28	1.104	0.367
组内误差	22386.99	24	932.79		

重复测量设计的数据分析中特别要注意：各组样本例数需要相等。特别强调这点的原因是当各组样本例数不相等时，尽管统计软件（如 SPSS）能计算得出两个方差分析表，但结果不可用。另外，还需要注意单变量方差分析（ANOVA）的"球形度"检验，可以用系数 ε 对 F 值的自由度进行精确校正，需借助 SPSS、SAS、Stata 统计软件。例如，SPSS 默认提供了三种自由度校正方法。表 12-15 列出了 SS_B 和 SS_{AB} 自由度校正后的结果，由于组内误差也调节了自由度，比例一致，所以 F 值是不变的，显著性发生了变化。

表 12-15 球形度及三种校正结果

变 异 源		离均差平方和	自 由 度	F	Sig
SS_B	球形度	1339.78	3	0.479	0.700
	Greenhouse-Geisser	1339.78	1.923	0.479	0.621
	Huynh-Feldt	1339.78	2.835	0.479	0.690
	下限	1339.78	1.000	0.479	0.508
SS_{AB}	球形度	3090.85	3	1.104	0.367
	Greenhouse-Geisser	3090.85	1.923	0.479	0.354
	Huynh-Feldt	3090.85	2.835	0.479	0.365
	下限	3090.85	1.000	0.479	0.324

12.4　析因试验设计及其结果的统计分析

统计学试验研究中，试验反应往往是两个或两个以上因素共同作用的结果。这些共同作用有的表现为各个因素独立作用，即每个因素的作用不受其他因素的影响，还有的表现为几个因素交互作用，即一个因素的水平改变时其他因素的效应也相应改变。析因设计即把几个因素及其各种水平相互结合起来进行分析的试验设计。

析因设计将两个或两个以上因素及其各种水平进行排列组合、交叉分组。它不仅可检验每个因素各水平之间是否有差异，而且可检验各因素之间是否有交互作用，同时还可以找到最佳组合。析因设计一般要求处理因素在 4 个以内，划分各因素包括的水平数时也不宜过细，否则计算、分析太繁杂。另外要求每个试验条件下重复试验的次数在两次或两次以上。

析因设计及相应试验结果的方差分析能分析药物的单独效应、主效应和交互效应。单独效应为，其他因素水平固定时同一因素不同水平间效应的差别。主效应为，某一因素各水平单独效应的平均差别。若一个因素的单独效应随另一个因素水平的变化而变化，且变化的幅度超出随机波动的范围，则称两因素间存在交互效应。在两因素析因设计时，只需考虑一阶交互效应。三因素以上时，除一阶交互效应外，还需考虑二阶、三阶等高阶交互效应，解释将更复杂。

12.4.1　试验设计

【例 12-4】研究鱼的品种和添加不同饲料（饲料 I、饲料 II）对鱼体重增加（单位为%）的影响，试进行析因分析。

记考察鱼的品种为两个水平：A_1，A_2；饲喂的饲料分为两个水平：B_1 为添加饲料 I，B_2 为添加饲料 II。

（1）确定设计模型。

本例两个因素，分别包括 2 个水平，用 2 因素 2 水平析因设计（见表 12-16）。

表 12-16　2×2×2 析因设计

A 因素		B 因素	
		B_1	B_2
A 因素	A_1	A_1B_1	A_1B_2
	A_2	A_2B_1	A_2B_2

将 10 尾 A_1 品种的鱼随机平均分配到 A_1B_1、A_1B_2 两组，10 尾 A_2 品种的鱼随机平均分配到 A_2B_1、A_2B_2 两组，两组鱼分别饲喂。饲喂结果如表 12-17 所示。

表 12-17　饲喂结果

项　目	A_1		A_2		合　计
	B_1	B_2	B_1	B_2	
体重增加量	10	70	30	30	—
	50	30	20	50	—

续表

项　　目	A₁		A₂		合　　计
	B₁	B₂	B₁	B₂	
体重增加量	40	30	30	70	—
	10	60	50	60	—
	10	30	10	50	—
$\bar{x}_i$	24	44	28	52	—
T_i	120	220	140	260	740
$\sum x_i^2$	4400	11200	4800	14400	34800

2 因素 2 水平不同组合的体重增加量分析如表 12-18 所示。

表 12-18　不同组合的体重增加量分析

		B 因素		平　　均	体重增加量差别
		B₁	B₂		
A 因素	A₁	24	44	34	20
	A₂	28	52	40	24
平均		26	48		22
体重增加量差别		4	8	6	

在 A_1B_1、A_1B_2、A_2B_1 和 A_2B_2 的 4 种组合中，每种组合均有 5 个数据，因此它又是重复数相等的析因设计。由于数据按因素 A 和因素 B 两个方向交叉分组，故可用双向方差分析。对处理的单独效应（simple effect）、主效应（main effect）和交互效应（interaction）做进一步分析。

2×2 析因设计平均差别分析如表 12-19 所示。

表 12-19　2×2 析因设计平均差别分析

		B 因素		平　　均	B 单独效应
		B₁	B₂		
A 因素	A₁	24	44	34	20
	A₂	28	52	40	24
平均		26	48		22
A 单独效应		4	8	6	

A 因素单独效应：

B_1 固定时，A 因素不同水平下鱼体重增加量的差别 = 28 - 24 = 4（%）；

B_2 固定时，A 因素不同水平下鱼体重增加量的差别 = 52 - 44 = 8（%）。

B 因素单独效应：

A_1 固定时，B 因素不同水平下鱼体重增加量的差别 = 44 - 24 = 20（%）；

A_2 固定时，B 因素不同水平下鱼体重增加量的差别 = 52 - 28 = 24（%）。

某一因素各水平间的平均差别如表 12-20 所示。

表 12-20　某一因素各水平间的平均差别

		B 因素		平　　均	B 主效应
		B₁	B₂		
A 因素	A₁	24	44	34	
	A₂	28	52	40	
平均		26	48		22
A 主效应				6	2（交互效应）

A 因素的主效应解释为：鱼在饲料喂养下（不考虑饲料的种类），鱼增重了 6%。

B 因素的主效应解释为：在饲料Ⅰ、饲料Ⅱ喂养下（不考虑鱼的品种），鱼增重了 22%。

交互效应：(8-4)/2 = 2（%）。

若某因素不同水平间的单独效应差别因另一因素水平的影响呈大幅增加，并且差别有统计学意义，可认为两因素有协同交互效应。

若某因素不同水平间的单独效应差别因另一因素水平的影响呈大幅下降，并且差别有统计学意义，可认为两因素有拮抗交互效应。

（2）ANOVA 分析的必要性。

A 因素（鱼的品种）的主效应为 6%，B 因素（饲料种类）的主效应为 22%，AB 的交互效应为 2%。以上都是样本均值的比较结果，要推断总体均值是否有同样的特征，需要对试验结果进行方差分析后下结论。

- H_0:不同种类的鱼的增重相同；
- H_1:不同种类的鱼的增重不同。
- ✓ H_0:不同饲料种类使鱼的增重相同；
- ✓ H_1:不同饲料种类使鱼的增重不同。
- ➢ H_0:鱼的种类与饲料种类对鱼的增重存在交互作用；
- ➢ H_1:鱼的种类与饲料种类对鱼的增重不存在交互作用。

2×2 析因设计方差分析时变异分解及计算过程如下。

- 变异分解；
- A 因素（不同方法+误差）；
- B 因素（不同时间+误差）；
- AB 因素（AB 交互+误差）；
- 误差变异（随机因素+未知因素）。

$$F_1 = \frac{\mathrm{MS_A}}{\mathrm{MS_{组内}}} \tag{12-2}$$

$$F_2 = \frac{\mathrm{MS_B}}{\mathrm{MS_{组内}}} \tag{12-3}$$

$$F_3 = \frac{\mathrm{MS_{AB}}}{\mathrm{MS_{组内}}} \tag{12-4}$$

$$\begin{aligned} SS_{总} &= SS_{组间} + SS_{组内} \\ &= (SS_A + SS_B + SS_{AB}) + SS_{组内} \\ \nu_{总} &= \nu_{组间} + \nu_{组内} \\ &= (\nu_A + \nu_B + \nu_{AB}) + \nu_{组内} \end{aligned} \tag{12-5}$$

$SS_{处理}$的析因分解如表 12-21 所示。

表 12-21　$SS_{处理}$的析因分解

变 异 来 源	自　由　度	SS
处理组间	3	$SS_{组间} = \dfrac{1}{n}(T_1^2 + T_2^2 + T_3^2 + T_4^2) - C$
A 因素主效应	1	$SS_A = \dfrac{1}{2n}(A_1^2 + A_2^2) - C$
B 因素主效应	1	$SS_B = \dfrac{1}{2n}(B_1^2 + B_2^2) - C$
AB 交互效应	1	$SS_{AB} = SS_{组间} - SS_A - SS_B$

在表 12-21 中，T_1、T_2、T_3、T_4 分别为 A_1B_1、A_1B_2、A_2B_1、A_2B_2 4 组总量，A_1、A_2 分别表示鱼的品种 A_1 和 A_2 的总量，B_1、B_2 分别表示饲料Ⅰ和饲料Ⅱ的总量。

（3）SS 估计量的计算方法。

① 总离均差平方和：

$$SS_{总} = \sum X^2 - C = 34800 - 740^2/20 = 7420$$

其中，$C = \dfrac{(\sum X)^2}{N}$。

② 组间离均差平方和：

$$SS_{组间} = \sum \frac{T_i^2}{n_i} - C = \frac{120^2 + 220^2 + 140^2 + 260^2}{5} - C = 2620$$

③ A 因素离均差平方和：

$$SS_A = \frac{1}{2r}(A_1^2 + A_2^2) - C = \frac{(120+220)^2 + (140+260)^2}{2 \times 5} - C = 180$$

式中，r 为每组例数。

④ B 因素离均差平方和：

$$\begin{aligned} SS_B &= \frac{1}{2r}(B_1^2 + B_2^2) - C \\ &= \frac{(120+140)^2 + (220+260)^2}{2 \times 5} - C = 2420 \end{aligned}$$

⑤ AB 交互效应：

$$\begin{aligned} SS_{AB} &= SS_{组间} - SS_A - SS_B \\ &= 2620 - 180 - 2420 = 20 \end{aligned}$$

⑥ 误差离均差平方和：

$$SS_{组内} = SS_{总} - SS_{组间} = 7420 - 2620 = 4800$$

析因分析结果如表 12-22 所示。

表 12-22　析因分析结果

变异来源	SS	df	MS	F	P
总变异	7420	19			
处理	2620	3	873	2.91111	0.6657
A 主效应	180	1	180	0.60000	0.44987
B 主效应	2420	1	2420	8.06667	0.01182
AB 交互作用	20	1	20	0.06667	0.79955
误差	4800	16	300		

H_0 为 A 因素主效应 = 0、B 因素主效应 = 0、AB 交互效应 = 0，只有 B 因素主效应达到 $0.01 < P < 0.05$，拒绝 H_0，接受 H_1，即 A 的主效应 6%、AB 的交互效应 2%均无统计学意义，仅 B 因素（饲料种类）的主效应 22%有统计学意义。

12.4.2　两因素方差分析的策略小结

先做两因素方差分析，确定是否有交互效应。

如果没有交互效应，则看主效应的差别是否有统计学意义。若有统计学意义，则考察相应的样本均值，确定哪种情况的均值高。

如果有交互效应，则不能分析主效应，而转化为单因素的方差分析（组数为各个因素的水平数之和），两两比较。

在有交互效应的情况下，通过计算样本均值确认交互效应为协同效应还是拮抗效应。

12.5　两种处理两阶段交叉设计的方差分析

将 A、B 两种处理先后施于同一批试验对象（要求试验对象数为偶数）。具体做法是：将试验分为两个阶段，在 I 阶段，随机将一半试验对象施以 A 处理，另一半试验对象施以 B 处理；当中停止试验一段时间为洗脱期，以消除 I 阶段的影响；在 II 阶段，交换一下（此阶段无随机过程），将 I 阶段接受 A 处理的改为 B 处理，I 阶段接受 B 处理的改为 A 处理。由于在试验的两个阶段中，A、B 两种处理有个"交叉"过程，故称为交叉设计（cross-over design）。

优点如下：①在交叉试验中由于每个试验对象都先后接受了 A、B 两种处理，属于自身对照，可以控制较多干扰因素，降低了试验对象之间的个体变异水平；②每个试验对象在 I、II 阶段接受 A 处理或接受 B 处理的机会是均等的，平衡了试验顺序的影响，减少了误差变异；③能减少一半受试对象，节省了样本量，提高了试验效率。缺点如下：① I、II 阶段之间一般要有一定的时间间隔，使得 I 阶段处理效应完全消失，避免 I 阶段的处理效应影响到 II 阶段的处理效应，从而使 II 阶段与 I 阶段的起始条件一致，但 I、II 两阶段的时间间隔不能过长。如果经过 I 阶段处理后，有些试验对象已痊愈、好转或死亡，则无法进入 II 阶段，此种情况下不宜做交叉试验；②不能得到因素之间交互作用的信息，处理因素、阶段、个体间不存在交互作用，如果交叉试验中处理因素、时期、个体有交互作用，则交互效应就会归入误差项中，从而降低试验的精确性。

【例 12-5】为了研究 A 药物与 B 药物的效果，对 10 名健康成年男性志愿者进行随机交叉试验，交叉试验间隔时间为 1 周，于服药后 1 小时测定某指标值。第一组随机抽取 5 名志愿者，为 A→B 顺序；第二组为 B→A 顺序。结果如表 12-23 所示，分析两种药物的效果有无差异。

表 12-23 A 和 B 两种药物作用的某指标测定值

试验者（i）		各阶段某指标测定值				试验者合计（T_i）
		I		II		
	1	B	13.82	A	40.15	53.97
	2	B	28.11	A	42.17	70.28
	3	B	22.65	A	51.78	74.43
	4	A	34.27	B	25.33	59.60
	5	B	18.32	A	47.45	65.77
	6	A	43.91	B	22.19	66.10
	7	B	19.47	A	52.73	72.20
	8	A	60.35	B	28.98	89.33
	9	A	46.18	B	19.43	65.61
	10	A	57.42	B	22.88	80.30
阶段合计		$T_I = 344.50$		$T_{II} = 353.09$		$T = 697.59$
药物合计		$T_A = 476.41$		$T_B = 221.18$		

交叉设计资料可用方差分析方法进行分析。

（1）建立假设，确定检验水准。

H_0: 两种药物间、两阶段间、受试对象间各总体均值相等；

H_1: 两种药物间、两阶段间、受试对象间各总体均值不等；

$\alpha = 0.05$。

（2）计算检验统计量 F 值。

校正 $C = \dfrac{(\Sigma X)^2}{N} = \dfrac{697.59^2}{20} = 24331.5$ ；

$SS_{总} = \Sigma X^2 - C = 13.82^2 + 40.15^2 + \cdots + 22.88^2 - 24331.59 = 4029.912$；

$\nu_{总} = 20 - 1 = 19$ ；

$SS_{药物} = \dfrac{476.41^2}{10} + \dfrac{221.18}{10} - C = \dfrac{1}{10}(476.41^2 + 221.18^2) - 24331.59 = 3257.118$；

$\nu_{药物} = 2 - 1 = 1$；

$MS_{药物} = SS_{药物}/\nu_{药物} = 3257.12/1 = 3257.118$；

$SS_{阶段} = \dfrac{344.50^2}{10} + \dfrac{353.09^2}{10} - C = \dfrac{1}{10}(344.50^2 + 353.09^2) - 24331.59 = 3.689$；

$\nu_{阶段} = 2 - 1 = 1$；

$MS_{阶段} = S_{阶段}/\nu_{阶段} = 3.689/1 = 3.689$；

$SS_{个体} = \dfrac{53.97^2}{2} + \dfrac{70.28^2}{2} + \cdots + \dfrac{80.30^2}{2} - C = 24792.189 - 24331.59 = 460.599$；

$\nu_{个体} = 10 - 1 = 9$；

$MS_{个体} = SS_{个体}/\nu_{个体} = 460.599/9 = 51.178$；

$SS_{误差} = SS_总 - SS_{药物} - SS_{阶段} - SS_{个体} = 4029.912 - 3257.118 - 3.689 - 460.599 = 308.506;$

$v_{误差} = v_总 - v_{药物} - v_{阶段} - v_{个体} = 19 - 1 - 1 - 9 = 8;$

$MS_{误差} = SS_{误差} / v_{误差} = 308.506 / 8 = 38.563。$

列出方差分析表，如表 12-24 所示。

表 12-24　方差分析表

变 异 来 源	SS	v	MS	F	P
总变异	4029.912	19			
A、B 药物间	3257.118	1	3257.118	84.462	<0.01
Ⅰ、Ⅱ阶段间	3.689	1	3.689	0.096	>0.05
个体间	460.599	9	51.178	1.327	>0.05
误差	308.506	8	38.563		

结论：服用 A、B 两种药物的效果不同；服药顺序对试验结果未见有影响；不同受试对象对结果未见有影响。

12.6　拉丁方试验设计及其结果的统计分析

拉丁方设计通过行和列两个方向控制两个混杂因素来研究一个试验因素的效应，属于双向区组化设计，是随机区组设计的扩展。在总变异的分解上，比随机区组设计多分解出一个区组变异，试验误差小，比区组设计效率高。试验结果统计分析方法如下。

12.6.1　数据模式及变异分解

设有一个 r 阶拉丁方试验，则试验因素有 r 个水平，有 r 个行区组和 r 个列区组，共有 r^2 个试验观测值。以 $r = 5$ 为例，其数据模式如表 12-25 所示。

表 12-25　5 阶拉丁方数据模式

		列 区 组					行区组总和(T_r)
		1	2	3	4	5	
行区组	1	D(x_{11})	E(x_{12})	A(X_{13})	B(x_{14})	C(x_{15})	T_{r1}
	2	A(x_{21})	C(x_{22})	E(X_{23})	D(x_{24})	B(x_{25})	T_{r2}
	3	E(x_{31})	A(x_{32})	B(X_{33})	C(X_{34})	D(x_{35})	T_{r3}
	4	B(x_{41})	D(x_{42})	C(x_{43})	E(x_{44})	A(x_{45})	T_{r4}
	5	C(x_{51})	B(x_{52})	D(x_{53})	A(x_{54})	E(x_{55})	T_{r5}
列区组总和(T_c)		T_{c1}	T_{c2}	T_{c3}	T_{c4}	T_{c5}	T
字母		A	B	C	D	E	
试验因素总和(T_t)		T_{t1}	T_{t2}	T_{t3}	T_{t4}	T_{t5}	

表中，x_{ij} 为第 i 行第 j 列的观测值，行区组总和 $T_{ri} = \sum_{j=1}^{5} x_{ij}$，$i = 1, 2, \cdots, 5$；列区组总和 $T_{cj} = \sum_{i=1}^{5} x_{ij}$，$j = 1, 2, \cdots, 5$；试验因素（字母）总和 $T_{tk} = \sum_{k}^{5} x_{ij}$，$k = A, B, \cdots, E$；$T_t = \sum x_{ij}$。

r 阶拉丁方设计试验数据的总变异 SS_T 可分解为 4 部分：行平方和 SS_r、列平方和 SS_c、处理平方和 SS_t、误差平方和 SS_e；相似地，总自由度也可分解为对应的 4 部分。公式表示为

$$SS_T = SS_r + SS_c + SS_t + SS_e, \quad \nu_T = \nu_r + \nu_c + \nu_t + \nu_e$$

变异及自由度的具体分解如表 12-26 所示。

表 12-26   拉丁方试验结果方差分析表

变 异 来 源	df	SS	MS	F
行区组 r	$r-1$	$\sum T_r^2 \cdot / r - C$	SS_r / ν_r	MS_r / MS_e
列区组 c	$r-1$	$\sum T_c^2 \cdot / r - C$	SS_c / ν_c	MS_c / MS_e
处理 t	$r-1$	$\sum T_t^2 / r - C$	SS_t / ν_t	MS_t / MS_e
误差 e	$(r-1)(r-2)$	$SS_T - SS_r - SS_c - SS_t$	SS_e / ν_e	
总变异 T	$r^2 - 1$	$\sum x_{ij}^2 - c$		

注：表中 $C = T^2 / r^2$。

12.6.2   应用实例

【例 12-6】进行 6 阶拉丁方试验，研究不同刺激频率对室性心动过速的血流动力学影响。用 A、B、C、D、E、F 分别表示 6 个刺激频率；用甲、乙、丙、丁、戊、己表示 6 个心室刺激部位；用 1、2、3、4、5、6 表示 6 只试验犬。试验结果如表 12-27 所示。试对试验犬的每搏量进行方差分析。

表 12-27   6×6 拉丁方试验的每搏量

		各试验犬的每搏量						T_r
		1	2	3	4	5	6	
部位	甲	A 111	B 95	E 114	F 92	D 60	C 125	597
	乙	B 117	C 89	F 85	A 118	E 59	D 98	566
	丙	C 100	D 86	A 124	B 98	F 61	E 120	589
	丁	D 90	E 84	B 128	C 100	A 78	F 102	528
	戊	E 83	F 80	C 124	D 100	B 63	A 131	581
	己	F 58	A 97	D 106	E 76	C 71	B 129	537
T_c		559	531	681	584	392	705	$T = 3452$
频率		A	B	C	D	E	F	
T_t		659	630	609	540	536	478	

此例为 6 阶拉丁方试验。首先计算行区组（心室部位）、列区组（试验犬）和处理因素（刺激频率）各水平下每搏量合计（见表 12-27 中的 T_r 列、T_c 行、T_t 行）；每搏量合计为 $T_c = 3452$。

平方和及自由度分解计算如下。

矫正数：$C = T^2/r^2 = 3452^2/6^2 = 331008$。

总变异：$SS_T = \sum x_{ij}^2 - C = 347662 - 331008 = 16654$。

行区组：

$$SS_r = \sum T_r^2 - C = \frac{(597)^2 + (566)^2 + (589)^2 + (582)^2 + (581)^2 + (537)^2}{6} - 331008 = 382。$$

列区组：

$$SS_c = \frac{\sum T_c^2}{r} - C = \frac{(559)^2 + (531)^2 + (681)^2 + (584)^2 + (392)^2 + (705)^2}{6} - 331008 = 10650。$$

处理（刺激频率）：

$$SS_t = \frac{\sum T_t^2}{r} - C = \frac{(659)^2 + (630)^2 + (609)^2 + (540)^2 + (536)^2 + (478)^2}{6} - 331008 = 3899。$$

误差：

$SS_e = SS_T - SS_r - SS_c - SS_t = 16654 - 382 - 10650 - 3899 = 1723$。

列出方差分析表，如表 12-28 所示。

表 12-28　方差分析表

变 异 来 源	df	SS	MS	F	P
行区组	5	382	76.4	0.89	>0.05
列区组	5	10650	2130	24.72	<0.05
处理组	5	3899	779.8	9.05	<0.01
误差	20	1723	86.15		
总变异	35	16654			

$F_{0.05(5,20)} = 4.76$，$F_{0.01(5,20)} = 4.1$。

对温度进行 F 检验，$H_0: \mu_A = \mu_B = \mu_C = \mu_D = \mu_E = \mu_F$，$H_1: \mu_A, \mu_B, \mu_C, \mu_D, \mu_E, \mu_F$ 不全相等，得 $F = 9.05$，由于 $F = 9.05 > F_{0.01(5,20)} = 4.1$，故 $P < 0.01$，按 $\alpha = 0.05$ 显著性水平，拒绝 H_0，接受 H_1，即不同刺激频率下试验犬的每搏量不全相等，可认为不同刺激频率对试验犬的每搏量有影响。

12.7　正交试验设计及其结果的统计分析

12.7.1　正交试验设计的基本原理

正交试验设计是一种从完整的试验中选择部分有代表性的点进行试验的设计，是各因素各水平的部分组合，是一种非全面试验。与析因设计相比，正交试验设计能有效减少多因素试验次数，具有高效、快速、经济的特点，适用于因素数量较多，每个因素的水平又比较少的情况。其不足在于，该种试验设计以牺牲各因素交互作用为代价，只分析有意义的主效应和部分重要因素的交互效应。

正交试验各因素各水平的组合列成表格，称为正交表，符号为 $L_N(m^k)$。其中 L 表示正交表，N 表示 N 次试验，k 表示最多可安排的因素个数，m 表示各因素的水平数。例如 $L_8(2^7)$ 代表 8 行 7 列的正交表，试验次数是 8 次，最多可安排 7 个试验处理因素，每个因素有 2 个水平。

12.7.2　正交表及其基本性质

正交试验设计的主要工具是正交表，试验者可根据试验的因素数、因素的水平数以及是否具有交互效应等查找相应的正交表，再依托正交表的正交性从全面试验中挑选出部分有代表性的点进行试验，可以实现以最少的次数达到与大量全面试验等效的结果。

正交表具有两条基本性质。①每一列中，不同数字出现的次数相等。例如，在两水平正交表中，任何一列都有数字 1 与 2，且任何一列中它们出现的次数是相等的；在三水平正交表中，任何一列都有数字 1、2、3，且它们出现的次数均相等。②任意两列中数字的排列方式齐全而且均衡。例如，在两水平正交表中，任何两列（同一横行内）有序对子共有 4 种：(1,1)、(1,2)、(2,1)、(2,2)，且每种对子出现次数相等。

由于正交表类型很多，下面以 $L_8(2^7)$ 为例介绍正交表的使用。$L_8(2^7)$ 正交表由两个表组成，一个表用来安排试验，如表 12-29 所示；另一个表是表头设计，如表 12-30 所示。

表 12-29　$L_8(2^7)$ 正交设计

处　理	列　　号						
	1	**2**	**3**	**4**	**5**	**6**	**7**
1	1	1	1	1	1	1	1
2	1	1	1	2	2	2	2
3	1	2	2	1	1	2	2
4	1	2	2	2	2	1	1
5	2	1	2	1	2	1	2
6	2	1	2	2	1	2	1
7	2	2	1	1	2	2	1
8	2	2	1	2	1	1	2

表 12-30　$L_8(2^7)$ 正交表的表头设计

因素个数	实施比例*	列　　号						
		1	**2**	**3**	**4**	**5**	**6**	**7**
3	1	A	B	AB	C	AC	BC	ABC
4	1/2	A	B	AB/CD	C	AC/BD	BC/AD	D

*：1 为析因试验，3 个因素（2 个水平）用 8 次试验；1/2 为正交试验，4 个因素（2 个水平）用 8 次试验。

12.7.3　实例分析

研究治疗黄褐斑的最优组合方案，对符合纳入标准的病例进行针灸治疗，影响治疗效果的因素可以分为 4 种，每种因素存在两个水平，试探讨何种组合治疗效果最优（见表 12-31）。

表 12-31　影响针灸治疗效果的因素与水平

因素水平	A 因素 针刺部位	B 因素 局部围刺	C 因素 刺血拔罐	D 因素 健康指导
1	体针	是	是	是
2	腹针	否	否	否

影响针灸治疗效果的正交表如表 12-32 所示。

表 12-32　影响针灸治疗效果的正交表

实 验 方 案	A 因素 针刺部位	B 因素 局部围刺	C 因素 刺血拔罐	D 因素 健康指导	黄褐斑 皮损积分
1	1	1	1	1	20
2	1	1	2	2	15
3	1	2	1	2	13
4	1	2	2	1	11
5	2	1	1	2	20
6	2	1	2	1	17
7	2	2	1	1	18
8	2	2	2	2	12

正交试验可以直接通过对试验结果"算一算"的方法快速得到结论，从而筛选出各因素各水平的最佳组合。以上述试验为例，分别计算 T_{1k} 和 T_{2k} 的结果。T_{1k} 为第 k 列水平数为 1 时试验结果的合计，T_{2k} 为第 k 列水平数为 2 时试验结果的合计（见表 12-33）。

表 12-33　影响针灸治疗的正交试验结果

实 验 方 案	A 因素 针刺部位	B 因素 局部围刺	C 因素 刺血拔罐	D 因素 健康指导	黄褐斑 皮损积分
1	1	1	1	1	20
2	1	1	2	2	15
3	1	2	1	2	13
4	1	2	2	1	11
5	2	1	1	2	20
6	2	1	2	1	17
7	2	2	1	1	18
8	2	2	2	2	12
T_{1k}	59	72	71	66	
T_{2k}	67	54	55	60	

以上分析结果可以看出，各因素两个水平对黄褐斑皮损积分影响的大小分别为 A2 > A1、B1 > B2、C1 > C2、D1 > D2。结论是：腹针配合局部围刺、刺血拔罐，并给予健康指导治疗黄褐斑的疗效较好，即本试验的较好治疗方案为 A2B1C1D1。

12.8 　均匀试验设计及其结果的统计分析

　　均匀设计是基于数论理论推导出来的一种试验设计方法，其试验点在空间具有"均匀分散性"。与正交试验设计相比，均匀设计保留并进一步增强了试验点在空间的均匀分散性，但在一定程度上牺牲了正交性，以此来达到减少试验次数的目的。迄今为止，均匀设计被认为是所需要的试验次数最少的多因素试验设计方法。

1．均匀设计的分析要点

　　由于均匀设计丧失了"正交性"而不具有"整齐可比性"，因此由均匀设计产生的试验结果，通常需要运用多重回归分析方法来处理。

　　在试验设计阶段无法考察交互作用，只能在多重线性回归分析时引入因素之间的交叉乘积项和因素的平方项来试探性地反映。

　　由于自变量的个数（包括因素的平方项和交叉乘积项）往往会超过试验点个数，拟合多重回归方程时，只能选择部分自变量进入模型，筛选变量的方法不同其结果也相同，故多重回归方程是不唯一的，有时可能存在很多符合某些条件的多重回归方程。

　　比较好的做法是采用"最优回归子集法"建立多重线性回归方程，即求出仅含 1 个自变量、2 个自变量、…、k 个（$k \leqslant n$，n 为试验次数）自变量的最好的回归方程，然后结合专业知识和统计学知识综合判断选用其中的哪一个回归方程为最终的回归方程。

2．均匀试验结果分析实例

　　【例 12-7】在改进某中药提取物生产工艺的某项试验中，选定 2 个因素 x_1、x_2，各取 9 个水平，如表 12-34 所示，指标 y 为有效成分含量（g）。在试验中，研究者选用 $U_9(9^6)$ 均匀设计表安排试验，试验方案及结果如表 12-35 所示。请选择合适的方法进行分析。

表 12-34　改进某中药提取物生产工艺的试验因素水平表

因　　素	水　　平								
	1	2	3	4	5	6	7	8	9
x_1	136.5	137	137.5	138	138.5	139	139.5	140	140.5
x_2	170	180	190	200	210	220	230	240	250

表 12-35　$U_9(9^6)$试验方案及结果

试　验　号	x_1	x_2	y
1	1（136.5）	4（200）	5.8
2	2（137.0）	8（240）	6.3
3	3（137.5）	3（190）	4.9
4	4（138.0）	7（230）	5.4
5	5（138.5）	2（180）	4.0
6	6（139.0）	6（220）	4.5
7	7（139.5）	1（170）	3.0

续表

试 验 号	x_1	x_2	y
8	8（140.0）	5（210）	3.6
9	9（140.5）	9（250）	4.1

均匀设计定量资料在分析时不能采用一般的方差分析方法，而是采用回归分析方法。除了 x_1、x_2，通常需要考虑引入自变量的平方项和交叉乘积项，即令 $x_3=x_1^2$，$x_4=x_2^2$，$x_5=x_1\times x_2$。本例采用 SAS 软件的 REG 过程，基于"决定系数（R^2）法"，找出较优变量组合。在不同自变量的变量组合中，以对整个回归方程进行方差分析的 F 值最大为判断标准找出变量个数相同的同一组内的"最优"变量组合的子集。结果如表 12-36 所示。

表 12-36　基于 R^2 法和方差分析所得的 F 值最大值的变量子集

变量个数	R^2	F 值最大值	自 变 量
1	0.69326	15.8208	x_1
2	0.99955	6630.08	x_3x_5
3	0.99977	7177.75	$x_3x_4x_5$
4	0.99980	5053.11	$x_2x_3x_4x_5$
5	0.99981	3165.88	$x_1x_2x_3x_4x_5$

其中，含 3 个自变量的组合（x_3、x_4、x_5）是"最优组合"，即 x_1^2、x_2^2、x_1x_2。

将 x_3、x_4、x_5 引入回归模型，参数估计结果如表 12-37 所示。由于 x_4 的 P 值大于 0.05，不符合纳入模型的条件，故应剔除变量 x_4 再拟合回归模型，结果如表 12-38 所示。

表 12-37　多重线性回归的参数估计结果

变 量 名	df	B	SE	t 值	P 值
截距	1	50.42625	0.3910600	128.95	<0.0001
x_3	1	−0.00269	0.0000291	−92.34	<0.0001
x_4	1	−0.0000272	0.0000125	−2.18	0.0814
x_5	1	0.0002397	0.0000378	6.34	0.0014

表 12-38　剔除 x_4 后的多重线性回归的参数估计结果

变 量 名	df	B	SE	t 值	P 值
截距	1	50.6987	0.47209	107.39	<0.0001
x_3	1	−0.00264	0.00002499	−105.65	<0.0001
x_5	1	0.0001575	0.00000247	63.9	<0.0001

以上结果表明回归模型的 $F=6630.08$，$P<0.0001$，所求的回归模型总体上来说有统计学意义。其决定系数 $R^2=0.9995$，说明方程拟合较好。对各参数进行检验的 P 值均小于 0.0001，根据参数估计值，得出回归方程

$$\hat{y}=50.6987-0.00264x_3+0.00015752x_5$$

即 $\hat{y}=50.6987-0.00264x_1^2+0.00015752x_1x_2$。

根据回归方程，可求出最优组合：$x_1 = 136.5$，$x_2 = 250$，在此组合基础上求出最优解：$y = 6.9(g)$。

由于均匀设计中每个因素的水平数较多，而试验次数又较少，分析试验结果时不能采用一般的方差分析法。在条件允许的情况下，均匀设计结果的统计分析最好采用回归分析或逐步回归分析。自变量的筛选方法包括前进法、后退法、逐步法、最优子集法。当结果变量与试验因素之间的关系为非线性关系时，或者存在因素的交互作用时，可采用多项式回归方法，即将二次项或更高次项纳入回归方程。值得注意的是，当均匀设计的试验次数较少，自变量个数较多时，建立的回归方程会不稳定。

12.9 系统分组试验设计及其结果的统计分析

系统分组是指将被试对象先按照因素 A 分为若干大组，每个大组再按照因素 B 分为若干亚组，每个亚组再按照因素 C 分为若干小组……按照上述方式反复地进行分组、再分组的过程称为系统分组（又称多层分组、成套分组或分组中的分组）。按照这种系统分组方式进行分组的试验称为系统分组试验。

1. 试验设计

要求：每个被试（受试）所具有的因素需满足分组、再分组的条件。当因素 A 的所有水平都相似，而因素 B 的不同水平不相似时，应该在因素 B 的水平下，去研究因素 A 的水平，主要是大组因素。

例如，用系统分组设计方法研究正常成年游戏玩家游戏水平和焦虑水平对脑电 delta 节律（1～4Hz）的影响。随机抽取正常成年游戏玩家 160 人，用 STAI 焦虑特质问卷评估他们的焦虑水平。将所有游戏玩家分为游戏水平高玩家组和游戏水平低玩家组，其中游戏水平较低的玩家有 80 人，游戏水平较高的玩家有 80 人。再按照 STAI 得分高低将各组分为 SATI 得分高（STAI 得分大于或等于 74）和 STAI 得分低（STAI 得分小于 74）的两组，每组人数相等且人数如表 12-39 所示。最后测出每个人在游戏过程中的脑电 delta 频段数据，并计算其相对能量（以 CPz 导联为例）。

表 12-39   160 名正常成年游戏玩家脑电 delta 频段相对能量值的系统分组试验

项　　　目	高水平游戏玩家		低水平游戏玩家	
	STAI ≥ 74 （40 人）	STAI < 74 （40 人）	STAI ≥ 74 （40）	STAI < 74 （40 人）
脑电 delta 频段数据	0.4570 0.0826 0.3730 …	0.3578 0.1189 0.4242 …	0.1283 0.4993 0.4019 …	0.4483 0.3355 0.3240 …
小组合计	12.4244	19.1925	16.4842	13.7881
大组合计	31.6169		30.2723	
$\sum X$	61.8892			
$\sum X^2$	24.7798			

2. 统计分析

（1）假设检验。

①大组之间的比较。各大组之间的总体均值相等；各大组之间的总体均值不相等。②同大组内的小组之间的比较。各大组内小组之间的总体均值相等；各大组内小组之间的总体均值不相等。

（2）将离均差平方和及自由度分为大组、小组和误差三个部分。

设大组数为 n；每个大组的小组数为 m；每个小组的被试数为 l；总人数为 N，有

$$C = \frac{(\sum X)^2}{N} \tag{12-6}$$

$$SS_{大组} = \frac{1}{ml}(\sum A_i^2) - C \tag{12-7}$$

$$v_{大组} = n - 1 \tag{12-8}$$

$$SS_{小组} = \frac{1}{l}(\sum B_{ij}^2) - \frac{1}{ml}(\sum A_i^2) \tag{12-9}$$

$$v_{小组} = n(m-1) \tag{12-10}$$

$$SS_{误差} = \sum X^2 - \frac{1}{l}(\sum B_{ij}^2) \tag{12-11}$$

$$v_{误差} = nm(l-1) \tag{12-12}$$

$$SS_{总} = \sum X^2 - C = SS_{大组} + SS_{小组} + SS_{误差} \tag{12-13}$$

$$v_{总} = N - 1 \tag{12-14}$$

（3）分别计算大组和小组的均方 MS 和 F 值，根据 F 值查表得 P 值，根据统计检验得出结论。公式如下：

$$F_{大组} = MS_{大组}/MS_{小组} \tag{12-15}$$

$$F_{小组} = MS_{小组}/MS_{误差} \tag{12-16}$$

以上述试验数据为例进行方差分析，高游戏水平玩家和低游戏水平玩家之间比较的假设检验如下。

H_0：高游戏水平玩家和低游戏水平玩家 delta 频段相对能量总体均值相等；

H_1：高游戏水平玩家和低游戏水平玩家 delta 频段相对能量总体均值不等。

其中，$n = 2, m = 2, l = 40, N = 160$，计算各统计量如下，方差分析表如表 12-40 所示。

$C = (61.8892)^2/160 = 23.9392$

$$SS_{游戏水平} = \frac{1}{2 \times 40} \times [(31.6169)^2 + (30.3723)^2] - 23.9392 = 0.0113$$

$v_{游戏水平} = 2 - 1 = 1$

$$SS_{焦虑水平} = \frac{1}{40} \times [(12.4244)^2 + (19.1925)^2 + (16.4842)^2 + (13.7881)^2] -$$

$$\frac{1}{2 \times 40}[(31.6169)^2 + (30.3723)^2]$$

$$= 0.6635$$

$v_{焦虑水平} = 2 \times (2-1) = 2$

$$SS_{误差} = 24.7798 - \frac{1}{40} \times [(12.4244)^2 + (19.1925)^2 + (16.4842)^2 + (13.7881)^2]$$

$$= 0.1658$$

$$v_{误差} = 2 \times 2 \times (40-1) = 156$$

$$SS_{总} = \sum X^2 - C = 24.7798 - 23.9392 = 0.8406$$

$$v_{总} = 160 - 1 = 159$$

表 12-40　方差分析表

变异来源	SS	v	MS	F
总变异	0.8406	159		
游戏水平	0.0113	1	0.0113	0.0339
不同游戏水平下的焦虑水平组	0.6653	2	0.3327	87.5526
误差	0.1658	156	0.0038	

$F_{0.05,1,2} = 18.5$，$F_{0.05,2,156} = 2.99$。

根据 F 临界值表可知，游戏水平高低组间的 $P > 0.05$，按 $\alpha = 0.05$ 的显著性水平不拒绝 H_0，对于不同焦虑水平组之间的差异比较，各组不同游戏水平玩家的 delta 频段相对能量值差异没有统计学意义。同游戏水平不同焦虑水平组间比较，$P < 0.05$，按 $\alpha = 0.05$ 的显著性水平拒绝 H_0，可以认为不同焦虑水平组间的均值有差别。

12.10　裂区试验设计及其结果的统计分析

12.10.1　裂区试验设计的基本原理

裂区试验设计时首先要分清主要因素和次要因素，主要因素是精确度较高的因素，次要因素是精确度可以低些的因素。基本原理为先将受试对象作为一级试验单位，接受主要因素的处理；再分为二级试验单位，接受次要因素的处理。例如，观察兔眼房水中环核苷酸的含量，家兔作为一级试验单位接受主要因素（药物）的处理，而两只兔眼作为二级试验单位接受次要因素（损伤水平）的处理。

12.10.2　裂区试验设计的基本方法

设作用于一级试验单位的主要因素为 A，I 个水平；作用于二级试验单位的次要因素为 B，J 个水平。根据一级试验单位是否分为区组，裂区试验设计可以分为完全随机裂区设计和随机区组裂区设计。

完全随机裂区设计：将一级试验单位随机等分为 I 组，分别接受 $a_1, a_2, \cdots, a_I$ 各水平的处理；使一级试验单位内的二级试验单位分别接受 $b_1, b_2, \cdots, b_J$ 的处理。

随机区组裂区设计：首先将一级试验单位分为 n 个区组，每个区组内的一级试验单位随机等分为 I 组，分别接受 $a_1, a_2, \cdots, a_I$ 各水平的处理；再使一级试验单位内的二级试验单位分别接受 $b_1, b_2, \cdots, b_J$ 的处理。

裂区试验设计按完全随机裂区设计的方差分析可以分解为 SS $_{组间}$ 和 SS $_{组内}$；按随机区组裂区设计的方差分析可以分解为 SS $_{区组}$、SS $_{组间}$ 和 SS $_{组内}$。按两因素析因设计可以将 SS $_{处理}$ 分解为 SS$_A$、SS$_B$ 和 SS$_{AB}$。

一级试验单位误差和自由度如下。

完全随机裂区设计：SS $_{一级单位误差}$ = SS $_{组间}$ - SS$_A$，$v = n - I$。

随机区组裂区设计：SS $_{一级单位误差}$ = SS $_{组间}$ - SS $_{区组}$ - SS$_A$，$v = n - r - I - 1$。

二级试验单位误差和自由度如下。

SS $_{二级单位误差}$ = SS $_{组内}$ - SS$_A$ - SS$_B$，$v = (n - I)(J - 1)$。

表示主要因素 A 效应的 F_A 以 MS $_{一级单位误差}$ 作为误差均方，表示次要因素 B 效应的 F_B 和 AB 因素交互作用效应的 F_{AB} 以 MS $_{二级单位误差}$ 作为误差均方。

12.10.3　实例分析

欲研究不同戒毒方式对吸毒者生命质量的影响。主要因素为戒毒方式（强制戒毒、自愿戒毒），其他因素为不同时间点（刚戒毒时、戒毒一周、戒毒二周、戒毒三周、戒毒四周）。将戒毒者随机分为强制戒毒组（158 例）和自愿戒毒组（54 例），并在不同时间点测定其生命质量得分，生命质量得分由躯体（PH）、心理（PS）、社会功能（SO）及戒断症状（ST）四个指标组成。不同戒毒组生命质量得分如表 12-41 所示。

表 12-41　不同戒毒组生命质量得分

戒毒方式	生命质量指标	不同时间点生命质量得分				
		刚戒毒时	戒毒一周	戒毒二周	戒毒三周	戒毒四周
强制 戒毒组	PH	24.48	26.74	31.20	35.07	38.16
	PS	26.91	29.20	31.56	35.19	36.73
	ST	30.64	33.49	40.30	44.54	47.73
	SO	32.68	33.62	36.49	39.60	41.99
	QOL	114.71	123.06	139.56	154.39	164.61
自愿 戒毒组	PH	23.50	25.69	30.13	33.97	37.84
	PS	27.98	30.43	32.75	34.49	37.63
	ST	31.29	33.31	39.28	43.51	49.75
	SO	35.83	37.00	38.46	42.86	44.31
	QOL	118.61	126.43	140.61	154.73	169.53

本例为完全随机裂区设计，戒毒者为一级试验单位，生命质量得分为二级试验单位，$N = 212$，$I = 2$，$J = 5$，方差分析如表 12-42 所示。

表 12-42　不同戒毒组生命质量得分的方差分析

变异来源	自由度	SS	MS	F	P
戒毒方式	1	431.56	431.56	0.14	0.7116
一级误差	152	478142.35	3145.67		
时间	4	271185.36	67796.34	144.70	0.0001

变异来源	自由度	SS	MS	F	P
交互作用	4	657.33	164.33	0.35	0.8436
二级误差	608	284862.91	468.52		

从以上分析结果可以看出,吸毒者的总生命质量随着戒毒时间的不同而不同($P = 0.001$),但两种戒毒方式间的差异无统计学意义（$P = 0.7116$）。戒毒方式与时间的交互作用也不明显（$P = 0.8436$），说明两组戒毒者的总生命质量变动模式可能相同。

12.11　临床试验设计及其结果的统计分析

12.11.1　临床试验的定义与用途

临床试验是以患者为研究对象，以临床干预措施（药物或治疗方案）为研究内容，通过观察和比较试验组与对照组的临床治疗效果及不良反应，评价各种临床治疗措施的效果。

临床试验的主要用途如下。①新药的临床试验。新药在获得新药证书前必须经过临床试验，确定安全有效后方能批准上市销售。根据我国《药品注册管理办法》，新药临床试验可以分为 4 期。②临床上不同药物或治疗方案的效果评价。通过临床试验选择有效的药物或治疗方案，提高患者的治愈率，降低致残率和病死率，提高患者的生存质量和延长寿命。

12.11.2　临床试验的基本原则

由于临床试验的研究对象是人，不可避免地会涉及社会、心理、伦理等方面的问题，不能忽视患者对疾病的感知可能会对治疗带来的影响，因此一个科学严谨的临床试验设计应遵循以下原则。

1．对照的原则

临床试验设计必须设立对照组，其目的是排除非研究因素对研究结果的干扰，因此要求对照组必须具备可比性，即除了给予的干预措施不同，其他基本特征如性别、年龄、身体状况、疾病严重程度等应尽可能一致。此时，组间结果的差异才能归因于干预措施的效应。常见的对照方法包括标准对照、安慰剂对照、交叉对照、自身对照。

2．随机化的原则

随机化是试验设计的重要环节，是保证组间均衡、减少偏倚的重要手段，包括随机抽样和随机分组。临床试验中很难做到随机抽样，为了保证样本具有一定的代表性，临床试验一般在不同地区的多家临床研究机构同时招募患者。临床试验中的随机化主要是指随机分组，即样本中的每个研究对象都有同等的机会被分配到试验组或对照组，从而保证各组的可比性和均衡性。常用的随机分组方法包括简单随机化、区组随机化、分层随机化。

3．盲法的原则

在临床试验研究过程中，不管是研究者还是研究对象，都可能受到主观因素的影响，在临床观察、资料收集及数据分析阶段出现信息偏倚，从而影响临床试验的结果评价。为了避免这种偏倚，可以采用盲法的方式进行研究。盲法是指有关治疗分组情况对研究者和研究对象保密，根据保密对象的不同分为单盲、双盲和三盲。不使用盲法的临床试验称为开放试验。

12.11.3　临床试验的设计与实施

1．确定研究的目的

临床试验研究主要用于评估医学干预措施的效果，即评价一项干预措施是否有效，以及是否益处大于坏处。历史上公认的第一个临床试验是 1948 年英国医学总会进行的链霉素治疗肺结核的试验，其目的是通过比较试验组与对照组的肺结核病死率，确定链霉素治疗肺结核的效果。医学的干预措施常常是多样的，不仅包括药物治疗，还包括其他治疗措施、诊断、服务管理模式、卫生政策等。研究目的主要有两个，一是对干预措施本身的有效性和安全性评估；二是与其他同类措施进行比较，决定它们的相对价值。

2．研究对象的选择

临床试验的研究对象是由研究目的决定的，根据不同的目的选择相应的患者作为研究对象。所有研究对象应该是经过统一明确诊断的某病患者，并按严格的纳入标准和排除标准进行筛选，保证研究对象的同质性。纳入标准界定了研究者希望未来使用该干预措施的患者范围。排除标准是指存在以下情况的患者一般应排除在外：①患有另一种影响疗效的疾病；②患有所研究疾病以外的其他严重疾病；③对试验药物过敏；④干预措施可能对其有害，如孕妇和儿童；⑤依从性较差的。

3．研究结局的测量

结局特指干预措施可能影响或改变的事件、指标或变量，是临床试验中评估效果必须收集的资料。一项干预措施的实施可能影响多种结局，如果只考虑某一种结局，忽略其他方面的作用，就有可能得出偏颇甚至错误的结论。例如，一种药物可以降低心脑血管疾病死亡的风险，但是会增加其他原因的死亡风险，从而增加总死亡风险，因此如果只考虑心脑血管疾病死亡的结果，就会导致错误的结论。

结局指标可以是分类指标，如治愈、好转、未愈；也可以是定量指标，如血压值、生存时间、血糖值。可以是单一指标，如 BMI 值；也可以是综合指标，如生活质量。不同的人对临床结局的关注点不同，如脑梗死治疗时，患者关注后期生活质量，医生关注病情的改善程度，决策者关注治疗所需的资源分配。

4．资料的统计分析

临床试验中的数据分析建立在正确、完整的数据基础之上，采用的统计模型根据研究目的、试验方案和观察指标选择。统计分析主要包括统计描述、统计推断（参数估计与假设检验）及临床意义的判断。常用的指标包括有效率、治愈率、病死率、不良事件发生率、生存率等。

12.11.4　临床试验的类型

一般统计推断的无效假设为两组或多组总体参数间没有差别，备择假设为两组或多组总体参数间有差别，这种检验称为差异性检验，不能评价差别的大小，难以满足临床试验评价疗效差别的要求。因此，临床试验中多采用非劣效性检验、等效性检验、优效性检验来评价药物疗效的差异。

1．非劣效性检验

非劣效性检验的主要目的是检验试验药物的临床疗效不劣于对照药物。其无效假设为试验药总体疗效比对照药总体疗效差，且两药总体疗效之差大于或等于非劣效界值Δ（试验药物与标准药物疗效差别的最大允许范围）；备择假设为试验药总体疗效比对照药总体疗效好，或者试验药总体疗效虽然比对照药差，但两药总体疗效之差小于Δ，拒绝无效假设就可以得到试验药非劣于对照药的结论。

无效假设 H_0:A 药疗效-B 药疗效$\leqslant-\Delta$（试验药劣于对照药，差值是$-\Delta$或更小的负值）。

备择假设 H_1:A 药疗效-B 药疗效$>-\Delta$（试验药优于对照药，或者试验药虽劣于对照药但差值比$-\Delta$大）。

非劣效性检验主要用于创新药或仿制药与同一治疗领域的阳性药物或标准治疗方案进行比较时，应至少验证其具有非劣效性。

2．等效性检验

等效性检验的主要目的是检验两种药物的疗效是否"相等"，实际为两药物的疗效相差不超过指定的等效性界值Δ（等效性界值是一个具有临床意义的值，由临床专家确定）。

无效假设 H_0:|A 药疗效-B 药疗效|$\geqslant\Delta$（试验药劣于对照药或对照药劣于试验药）。

备择假设 H_1:|A 药疗效-B 药疗效|$<\Delta$（试验药与对照药之差小于Δ，可以视为等效）。

等效性检验主要用于研究用小剂量药物代替大剂量药物、不良反应小的药物代替不良反应大的药物、口服药物代替注射药物等时，应验证其具有等效性。

3．优效性检验

优效性检验的主要目的是检验试验药物的临床疗效优于对照药物。对于某一具体临床意义的值（优效性界值Δ），当试验药优于对照药时，认为优效。

无效假设 H_0:A 药疗效-B 药疗效$\leqslant\Delta$（试验药劣于对照药或两药疗效相等）。

备择假设 H_1:A 药疗效-B 药疗效$>\Delta$（试验药优于对照药）。

优效性检验主要用于以安慰剂为对照的临床试验，验证试验药优于安慰剂。

12.11.5　临床试验的注意事项

1．控制偏倚

临床试验中也存在各种偏倚，包括选择偏倚、信息偏倚、混杂偏倚，会影响研究因素的真实效应，导致研究结果偏离真实情况。在研究的不同阶段，可以采取不同的方法对偏倚加以控制。在设计阶段，可以采用随机抽样和随机分组的方法；在资料收集阶段可以采用盲法，并严格按照治疗方案进行；在资料分析阶段可以以通过率的标准化法、分层分析或多元统计分析技术等来进行校正。

2．提高临床依从性

临床依从性是指患者在临床试验中执行医嘱的程度。全面认真地执行医嘱，按规定的药物剂量和疗程接受治疗，称为依从性好；反之，则为不依从或依从性差。临床试验中患者对治疗措施依从与否，直接影响药物疗效及研究质量。试验对象依从性好，其结果就比较真实可靠，代表性就好。因此，在临床试验中，提高试验对象的依从性是保证临床试验获得有价值科学结论的重要条件之一。一般来说，不依从性应控制在 10%以内。

3．减少失访

失访是指研究对象因迁移或其他疾病死亡等原因而退出研究，从而破坏了原有样本的代表性。临床试验中应尽量减少失访，出现失访时，应尽量采取相应的补救措施，如研究者可以通过登门拜访、电话联系、信件等方式，尽量与受试者取得联系。减少失访也是保证试验结果可靠的重要措施，一般要求失访率不超过 10%。

12.11.6　临床试验结果的统计分析

1．案例 1

（1）研究背景及目的。

我国胃癌发生率高，在恶性肿瘤中居第二位，手术切除是根治胃癌最有效的方法。随着外科微创技术的发展，腹腔镜胃癌根治术越来越多地应用于临床。既往研究表明：即使在腹腔镜微创的优势下，胃癌术后仍会释放大量炎症介质引起全身炎症反应、免疫功能降低、肝肾损伤及其他器官功能障碍。乌司他丁是一种分子量为 67000Da 的丝氨酸蛋白酶抑制剂，它通过清除氧自由基、抑制炎症介质释放等途径发挥免疫调节和器官保护的作用，被广泛用于休克、炎症性疾病。有文献报道，乌司他丁能增强围手术期食管癌患者的免疫功能，对术后恢复有益。

研究者希望通过以下研究探讨不同剂量的乌司他丁对腹腔镜胃癌患者术后免疫功能的影响。

（2）研究对象。

研究对象是接受腹腔镜胃癌根治术的患者。纳入标准：①满足《胃癌诊断标准》，入院后经胃镜和病理组织学检查进一步确诊；②患者接受腹腔镜胃癌根治术治疗并同意参与本研究。排除标准：①合并其他恶性肿瘤或急症，如急性胃穿孔、急性肠梗阻等；②合并有心、肝、肺、肾、脑等严重基础病或免疫和内分泌系统异常无法耐受手术；③有免疫抑制剂、血、血制品等治疗史；④肿瘤浸润严重或远处转移。

（3）研究方法。

采用随机分组方法，将入选患者随机分为乌司他丁低剂量组（A 组）、乌司他丁中剂量组（B 组）、乌司他丁高剂量组（C 组）及对照组（D 组），分别于手术当日至术后第 3 天，每日一次给予静脉泵入乌司他丁（0.5×10^4）U/kg、（1.0×10^4）U/kg、（1.5×10^4）U/kg 及等量生理盐水。

主要的观察指标为术前 1 天（T1）及术后第 1（T2）、2（T3）、4（T4）、6（T5）天早晨采集的肘静脉血检测 T 细胞亚群（CD3+、CD4+、CD8+、CD4+/CD8+）水平。

（4）统计分析及结果。

本研究共纳入腹腔镜胃癌根治术患者 136 例，随机分为 4 组，接受不同剂量的乌司他丁和生理盐水。各组患者术前一般情况比较差异无统计学意义，如表 12-43 所示。

表 12-43 各组患者术前一般情况比较

组　别	各组各性别人数 [a]/人		年龄 [b]/岁	体重 [b]/kg
	男	女		
A 组	22	12	63.10±10.84	54.50±9.17
B 组	24	10	61.32±11.37	56.89±9.67
C 组	20	14	59.19±13.04	55.12±9.03
D 组	22	12	60.13±12.07	54.75±9.98

注：a，卡方检验；b，方差分析。

试验组给予不同剂量的乌司他丁，对照组给予生理盐水，分别于术前 1 天（T1）及术后第 1（T2）、2（T3）、4（T4）、6（T5）天早晨采集肘静脉血检测 T 细胞亚群（CD3+、CD4+、CD8+、CD4+/CD8+）水平。结果：T1 时，四组 T 细胞亚群各指标相比差异无统计学意义（$P > 0.05$）。与 T1 相比，T2 时 4 组 T 细胞亚群各指标均降低，其中 A、B、C 组 CD4+，D 组 CD3+、CD4+ 显著下降（$P < 0.05$）；T3 时，A、B、C 组 CD3+、CD4+、CD4+/CD8+ 均恢复至 T1 水平，D 组 CD3+、CD4+、CD4+/CD8+ 较 T1 仍显著下降（$P < 0.05$）。与 D 组相比，T3 时 A、B、C 组 CD3+、CD4+ 和 C 组 CD4+/CD8+，T4 时 A、B、C 组 CD4+ 和 C 组 CD3+、CD4+/CD8+，均高于同一时间点 D 组（$P < 0.05$），差异有统计学意义，如表 12-44 所示。

表 12-44 各组患者 T 细胞亚群各指标在不同时间点的对比情况

指　标	组　别	T1	T2	T3	T4	T5
CD3+	A 组	70.68±15.74	61.37±10.48	69.84±6.88△	71.37±6.09	74.28±8.95
	B 组	70.68±10.52	64.82±11.76	71.94±6.55△	72.84±6.79	74.69±8.11
	C 组	71.54±11.39	67.84±10.82	73.59±8.44△	76.68±6.43△	75.69±7.09
	D 组	70.45±9.77	58.47±11.16#	60.84±10.48#	66.48±9.94	71.73±9.16
CD4+	A 组	40.59±10.84	32.89±5.84#	38.34±6.27△	41.87±4.29△	43.97±6.55
	B 组	40.59±7.51	34.92±8.19#	40.67±3.49△	43.93±4.17△	43.51±4.90
	C 组	40.49±9.63	34.63±8.22#	41.35±9.61△	44.57±7.83△	44.19±6.28
	D 组	40.78±7.49	29.27±8.45#	29.96±7.71#	36.80±6.77	39.81±6.42
CD8+	A 组	27.07±9.53	25.06±8.62	27.33±7.49	25.16±7.38	25.86±7.76
	B 组	26.74±5.03	25.09±4.84	26.07±4.75	25.84±3.07	25.92±3.18
	C 组	62.27±25.38	25.74±5.84	25.94±6.74	25.96±5.16	25.22±6.44
	D 组	27.39±6.81	25.37±6.87	27.62±5.79	28.34±5.09	27.81±4.82
CD4+/CD8+	A 组	1.66±0.68	1.37±0.49	1.56±0.62	1.75±0.79	1.83±0.73
	B 组	1.57±0.16	1.33±0.27	1.54±0.39	1.70±0.49	1.77±0.42
	C 组	1.61±0.57	1.34±0.19	1.76±0.82△	1.99±0.94△	1.95±0.83
	D 组	1.57±0.44	1.27±0.49	1.16±0.44#	1.25±0.38	1.42±0.37

注：#表示同组内不同时间点与术前比较 $P<0.05$；△表示同一时间点不同剂量组与对照组比较 $P<0.05$。

（5）结论。

腹腔镜胃癌根治术后机体的 CD3+、CD4+、CD8+、CD4+/CD8+ 均降低，不同剂量的乌司他丁均能促进 T 细胞亚群各指标的恢复、抑制术后炎性细胞因子释放及减轻术后炎症反应程度，且用量为（1.5×10^4）U/kg 时效果最佳。

2．案例 2

（1）研究背景及目的。

在外科手术中，手卫生及严格的皮肤消毒被认为可以减少手术区域的细菌数，降低患者术后发生感染的风险，但在内镜下黏膜剥离术（endoscopic submucosal dissection，ESD）治疗胃部肿瘤的过程中，胃部手术区域定植的细菌不易被清除，增加了患者术后发生感染的风险。

研究者希望通过以下研究探讨胃部灌洗能否降低患者 ESD 术后胃部细菌菌落数，减少术后感染的风险。

（2）研究对象。

研究对象为接受胃部 ESD 的早期胃癌患者。入选标准：①诊断为胃部早癌，具有行胃部 ESD 的手术指征；②入选患者未在 ESD 术前合并感染性疾病。排除标准：①近一个月使用抗生素治疗；②合并其他恶性肿瘤；③合并感染性疾病；④合并炎症相关性疾病，且炎症活跃；⑤机体处于免疫抑制状态；⑥具有内镜下治疗禁忌证。

（3）研究方法。

采用随机分组的方法，将患者随机分为清洁组和常规组。清洁组术前使用 2L 生理盐水灌洗胃部，常规组术前未做胃部灌洗处理。两组患者术前均通过胃镜沿胃壁注入 20mL 生理盐水，然后收集 20mL 胃液进行细菌培养（37℃，48h）。ESD 术后再次对两组患者通过胃镜沿胃壁注入 20mL 生理盐水，并收集 20mL 胃液，加入营养琼脂培养基进行细菌培养（37℃，48h）。

观察指标为 ESD 术前及术后第 1 天患者的外周血 C 反应蛋白（C-reactive protein，CRP）、白细胞（white blood cell，WBC）计数及体温。

（4）统计分析及结果。

本研究共纳入胃部 ESD 的患者 200 例，随机分为清洁组和常规组，各 100 例。清洁组术前使用生理盐水灌洗胃部，常规组未做胃部灌洗处理。两组患者术前一般情况比较差异无统计学意义，如表 12-45 所示。

表 12-45　两组患者术前一般情况比较

指　标	清　洁　组	常　规　组	*P*
年龄/岁	72.3±9.3	71.4±6.8	0.44
性别（男/女）	3/1	17/8	0.27
手术时间/min	123.7±42.8	119.9±62.7	0.62
切除病变大小/mm	43.1±17.3	46.4±13.1	0.13
外周血 WBC 计数/（个/μL）	5249±1160	5168±1551	0.68
体温/℃	36.3±3.49	36.1±2.78	0.65
胃液细菌计数（log 值）	6.77±0.92	6.57±0.86	0.11
CRP/（mg/dL）	0.69±1.18	0.67±1.33	0.91

两组患者 ESD 术后第一天的炎症相关指标相比，清洁组患者的胃液细菌计数（log 值）、外周血 WBC 计数、CRP 及体温明显低于常规组，差异有统计学意义，如表 12-46 所示。

表 12-46 两组患者术后炎症指标比较

指标	清洁组	常规组	P
外周血 WBC 计数/（个/μL）	6549±1471	9332±1681	0.001
体温/℃	36.8±2.13	37.4±2.01	0.04
胃液细菌计数（log 值）	1.92±0.85	5.16±0.71	0.0001
CRP/（mg/dL）	1.47±0.88	3.16±1.65	0.001

（5）结论。

ESD 术前使用生理盐水对胃部进行灌洗能够减少术后胃液细菌量，各项炎症相关指标如 WBC 计数、体温、CRP 也明显降低。因此，ESD 术前胃部生理盐水灌洗能有效地降低术后炎性反应及感染的风险，具有很好的临床应用价值。

本章小结

完全随机化设计是指将研究对象按完全随机分组的方法进行分组，通过各组间的比较，找出处理因素各水平间的差异。完全随机区组设计是将研究对象按区组分层进行分组的方法，控制了一个已知来源的变异，从而提高设计效率。重复测量设计是同一观测对象的某一观察指标的多次重复测量。析因设计是多因素各水平组合的完全设计，可以分析处理因素的主效应和处理因素间的交互效应。交叉设计是指将自身对照和成组对照结合起来的一种设计方法，常用于临床上尚无特殊治疗，且病情缓慢的慢性病患者的对症治疗，不适用于有自愈倾向，或病程较短的疾病治疗研究。拉丁方设计是 3 因素（不考虑交互效应）的设计方法，要求各因素的水平数相同。正交设计是多因素各水平组合的完全设计或部分组合的平衡不完全设计，主要用于试验方案的优选。均匀设计是基于数据理论推导出来的一种试验设计方法，其试验点在空间具有"均匀分散性"。与正交设计相比，均匀设计保留并进一步增强了试验点在空间的均匀分散性，但在一定程度上牺牲了正交性，以此来达到减少试验次数的目的。系统分组试验设计时，将被试对象先按照因素 A 分为若干大组，每个大组再按照因素 B 分为若干亚组，每个亚组再按因素 C 分为若干小组，按照这种分组方式进行分组的试验设计就是系统分组试验设计。裂区试验设计时，首先要分清主要因素和次要因素，主要因素是想要获得较高精确度的因素，次要因素是精确度可以低些的因素。其基本原理为先将受试对象作为一级试验单位，接受主要因素的处理；再分为二级试验单位，接受次要因素的处理。临床试验与临床治疗不同，需要按照统一的临床试验方案进行。临床试验中除了要遵循对照、随机、重复的设计原则，还要符合伦理，并且尽可能地进行盲法试验，以避免主观偏性的影响。

思考与练习

1. 随机区组设计与完全随机化设计资料在设计和分析方面有何不同？
2. 对于两因素的析因设计资料和随机区组设计资料，假定两个因素分别用 A 和 B 表示，可否先单独分析 A 因素，再单独分析 B 因素？为什么？

3. 某研究者欲比较 A、B、C 和 D 四种饲料对小鼠体重的影响，选择窝小鼠（每窝 4 只），应采用何种试验设计方法？

4. 若研究者欲研究四种饲料中脂肪和蛋白质两种成分对小鼠体重的影响，两种成分各有高、低两种含量，应选用何种试验设计方法？请简述分析方法。

第13章 诊断和筛选试验的评价

诊断试验（diagnostic test）是临床工作和科研必不可少的方法。临床诊断技术不断地创新和发展，但这些新的技术必须经过科学评价，才能正确应用于临床医疗实践，并使诊断效率和水平不断提高。筛选试验（screening test）是疾病二级预防的重要措施，它通过简便易行的方法从人群中筛选出可疑病例，从而达到早诊早治的目的。本章主要介绍诊断试验和筛选试验的基本概念、应用和评价。

13.1 诊断和筛选试验的基本概念和应用

13.1.1 诊断试验的概念和应用

1. 诊断试验的概念

诊断试验是指应用各种实验、医疗仪器设备等对就诊者进行检查，从而对疾病做出诊断的一切检测方法，包括各种实验室检查（生物化学、免疫学、微生物学、寄生虫学、病理学等）、影像诊断（超声、CT、X线、磁共振成像等）、仪器检查（心电图、脑电图、核素扫描、内镜等），以及病史询问、体格检查等。诊断试验的目的是将患者与可疑患病但实际无病的人区分开来，以便对确诊的患者给予相应的治疗。

2. 诊断试验的应用

诊断试验在临床上应用广泛，许多新的诊断技术在开始应用于临床时，由于缺乏科学设计和评价，以至于不恰当地夸大了其临床价值。例如，癌胚抗原（CEA）在开始应用于临床时，被认为对结肠癌有很高的诊断价值，但后来发现其他恶性肿瘤也有该抗原，并且在非肿瘤吸烟者中也有近20%的人该抗原呈阳性。因此，只有掌握诊断试验评价知识，才能科学地选择诊断试验，合理地解释诊断结果，提高诊断水平。

13.1.2 筛选试验的概念和应用

1. 筛选试验的概念

筛选试验是指应用简便快速的试验或其他检测方法，从人群中将表面健康但可能患某病或具有某缺陷的人筛检出来。与诊断试验类似，筛选试验可以是实验室检查，也可以是物理学检查，还可以是问卷、常规体格检查等。但筛选试验不等价于诊断试验，它只是一个初步检查，主要目的是早期发现疾病。因此，大多数情况下筛选试验不具有临床诊断价值，对筛选试验呈阳性的可疑患者，必须用更完善的诊断试验进行诊断，将可疑患某病但实际未患该病的人与实际患病的人区别开来，最后对确诊患者进行治疗。筛检、诊断与治疗的关系如图 13-1 所示。

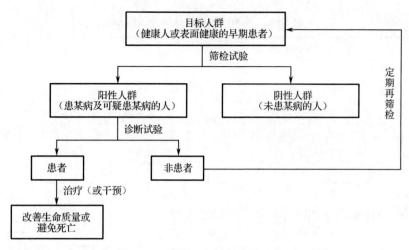

图 13-1　筛检、诊断与治疗的关系

2．筛选试验的应用

筛选试验的主要用途就是早期发现那些处于临床前期或临床初期的患者，以便使他们得到进一步确诊和及时治疗。例如，先通过尿糖检查来筛检阳性者，阳性者再通过血糖检测等来进行确诊，最后对确诊患者进行治疗。因此，筛选试验是早期发现和治疗疾病、达到疾病二级预防的重要措施。筛检还用于发现某些疾病的高危个体，开展疾病监测，从病因的角度采取措施，从而减少发病，达到一级预防的目的。例如，筛选高血脂、高血压人群，通过消除危险因素来预防心脑血管疾病的发生。

3．筛选试验的应用原则

（1）筛检的疾病关乎当前重大的公共卫生问题，即发生频率较高且后果严重的疾病。

（2）筛检的疾病应该是具备有效治疗方法并且早期治疗效果好的疾病。

（3）应对筛检出来的可疑病例提供诊断与治疗上的方便。

（4）筛检的疾病应有可识别的潜伏期和早期症状。

（5）筛检的疾病其自然病程（包括潜伏期、临床症状期、恢复期等）应该是清楚的，以便准确判断筛检措施的效果。

（6）筛检的方法应具有快速、简便、经济、安全、真实可靠的特点，应易于让检查者和被检查者接受。

（7）筛检取得的效益应明显大于消耗的成本。好的筛检方案应符合高效益、低成本原则。

（8）筛检计划应该是一个连续的过程，它不仅包括筛检可疑或早期患者，还应包括进一步的诊断和治疗。

13.1.3　诊断试验与筛选试验的区别

虽然诊断试验与筛选试验同样是应用一些实验、检查手段来确定受检者的健康情况，但实际上两者存在许多区别，如表 13-1 所示。

表 13-1　诊断试验与筛选试验的区别

项　目	诊 断 试 验	筛 检 试 验
对象	患者，可疑患者或筛检结果呈阳性者	健康人或无症状患者
目的	进一步把患者与可疑患病但实际无病的人区分开来	把可能患病的个体与可能无病者区分开来
处理	对阳性者要加以严密观察及及时治疗	阳性者需进一步诊断试验以确诊
要求	技术要求较复杂、特异度高，尽可能排除所有非患者，结果相对更具有权威性	快速、简便、灵敏度高，尽可能发现所有可能的患者
费用	相对复杂，一般花费较高	简单、廉价

13.2　诊断和筛选试验的评价体系

精确、可靠的检测方法常以实施复杂，费用高昂，以创伤、痛苦或危险作为代价，故有必要寻找简便易行、经济廉价、无伤害的检测方法作为替代。通过将目标方法与公认的标准方法进行对比研究，确定其能否用于临床诊断或人群筛检，这就是诊断和筛选试验评价的设计过程。诊断试验与筛选试验在试验设计、评价指标和方法上基本相似，只是目的和用途不同，要求不一样，诊断试验用于确诊，更强调真实性和可靠性，而筛选试验是在人群中寻找早期患者，更注重可行性和效益。此外，某些试验有时既可作为诊断试验，又可作为筛选试验，空腹血糖试验便是如此。本章将以诊断试验为例，介绍有关设计、评价的指标和方法，筛选试验可参照这些内容进行设计和评价。

13.2.1　评价的设计程序

评价的设计程序具体包括确定公认的标准方法——金标准（gold standard），选择适当的研究对象，将该项新的诊断试验与金标准进行盲法和同步比较，对资料进行整理。

1．确定金标准

金标准是指目前医学界公认的最可靠、最准确、最好的诊断疾病的方法，也称标准诊断方法。常用的金标准有组织病理学检查（活检、尸检）、外科手术发现、特殊的影像学检查，以及因缺乏特异性诊断方法而采用的医学权威机构颁发的或临床医学相关人员共同制定的公认诊断标准。显然，如果金标准选择不当或缺乏好的金标准，就不能正确区分研究对象是否患病，这将会影响对诊断试验的正确评价。

2．选择研究对象

研究对象应包括两组：一组是用金标准确定患有某疾病的人群，作为病例组，另一组是用金标准确定无该疾病的患者或人群，作为对照组。病例组应包括各种病例，如症状典型和非典型的，病程早、中、晚期的，病情轻、中、重型的，不同年龄层次的等，以便能反映该疾病的全部特征。对照组应选择确实无本疾病但患有易与本疾病相混淆的其他疾病病例，这样的对照才具有临床鉴别诊断价值。

3．同步盲法测试

经金标准确定的病例组和对照组中的受试者同步接受新的诊断试验方法的测定，将测定结果与金标准判定的结果进行比较，计算新诊断试验与金标准符合和差异程度的统计学指标，再根据这些指标对新诊断试验进行评价。在试验操作的全过程和判定试验结果时，采用盲法是保证试验结果真实可靠的关键，即观察者（和受试者）不能预先知道何为金标准确定的病例和对照，以免发生主观偏倚，过高估计新诊断试验与金标准的符合程度。

4．资料整理

将新诊断试验的测定结果和金标准判定的结果列成四格表（见表 13-2），通过该四格表可以清楚地看出新诊断试验与金标准两种试验方法对某疾病诊断结果的异同，利用四格表中的数据可以很方便地推算出诊断试验的各项评价指标。

表 13-2　评价诊断试验的四格表

诊断试验		金　标　准		合　　计
		患病+	未患病-	
诊断试验	阳性+	a（真阳性）	b（假阳性）	$a+b$
	阴性-	c（假阴性）	d（真阴性）	$c+d$
合计		$a+c$	$b+d$	$a+b+c+d=N$

从表 13-2 中可见，诊断试验与金标准比较的结果有 4 种情况。其中，a 和 d 两种是正确的。a 是指金标准确诊的患者中，诊断试验判断为阳性的例数，称为真阳性（true positive）；d 是指金标准确定的非患者中，诊断试验判断为阴性的例数，称为真阴性（true negative）。另外两种情况 b 和 c 是错误的。b 是指金标准确定的非患者中，诊断试验判断为阳性的例数，称为假阳性（false positive）；c 是指金标准确诊的患者中，诊断试验判断为阴性的例数，称为假阴性（false negative）。4 种结果的组合情况是：$a+c$ 是金标准确诊的患病的例数；$b+d$ 是金标准确定的未患病的例数；$a+b$ 是诊断试验诊断为阳性的例数；$c+d$ 是诊断试验诊断为阴性的例数；$a+b+c+d$ 为全部受试对象数（N）。此外，$a+d$ 是诊断试验结果与金标准相符合的部分，该比例越大真实性越好；$b+c$ 是诊断试验与金标准有差异的部分，该比例越大真实性越差。

13.2.2　常用的评价指标

对诊断和筛选试验进行评价，主要是评价其所用检测方法的科学性、可行性和实用性。理想的试验应该是科学性、可行性和实用性的完美结合，即应同时符合简便、易行、经济、安全有效和真实可靠的标准。在实际工作中，应在保证可行性和有应用价值的前提下，尽可能选择科学性高的试验方法。对诊断和筛选试验的具体评价，一般从真实性、可靠性和收益三个方面进行。

1．真实性

真实性（validity）也称准确性，是指检测结果与真实情况符合的程度。评价指标主要有灵敏度、特异度，此外还有一些其他指标，如假阴性率、假阳性率、似然比、诊断指数、Youden 指数、粗符合率等。灵敏度、特异度、Youden 指数、似然比和粗符合率越高，假阳性率和假阴性率越低，说明检测方法的真实性越好，应用价值越高。灵敏度和特异度是反映真实性最重要和不可缺少的指标，这两个指标合用基本上能反映出真实性的情况。似然比、Youden 指数和粗符合率则是概括灵敏度和特异度的综合指标，但它们和假阳性率、假阴性率都是由灵敏度和特异度派生或推算出来的辅助性指标，不能脱离灵敏度和特异度单独用于评价试验的真实性。

（1）灵敏度（sensitivity，Sen）是诊断试验将实际患病的人正确诊断为患者的百分率。灵敏度也称敏感度或真阳性率。

$$灵敏度（Sen）= \frac{a}{a+c} \times 100\% \tag{13-1}$$

（2）特异度（specificity，Spe）是诊断试验将实际无病的人正确判定为非患者的百分率。特异度也称真阴性率。

$$特异度（Spe）= \frac{d}{b+d} \times 100\% \tag{13-2}$$

（3）假阴性率（false negative rate）是诊断试验将实际患病的人错误判定为非患者的百分率。假阴性率也称漏诊率。假阴性率=1-灵敏度，灵敏度越高，假阴性率越低。

（4）假阳性率（false positive rate）是诊断试验将实际无病的人错误诊断为患者的百分率。假阳性率也称误诊率。假阳性率=1-特异度，特异度越高，假阳性率越低。

（5）阳性似然比（positive likelihood ratio，LR+）是诊断试验中真阳性率与假阳性率的比值，即正确诊断患者的概率与错误诊断患者的概率之比，它反映诊断试验判断正确的程度，其值越大，该诊断试验确诊疾病的价值越高。

$$阳性似然比（LR）= \frac{真阳性率}{假阳性率} = \frac{a/(a+c)}{b/(b+d)} \tag{13-3}$$

（6）阴性似然比（negative likelihood ratio，LR-）是诊断试验中假阴性率与真阴性率的比值，即错误判定非患者的概率与正确判定非患者的概率之比，它反映诊断试验漏诊的程度，其值越小，该诊断试验排除疾病的价值越高。

$$阴性似然比（LR-）= \frac{假阴性率}{真阴性率} = \frac{c/(a+c)}{d/(b+d)} \tag{13-4}$$

（7）诊断指数（diagnostic index，DI）是灵敏度与特异度之和，其值越大，诊断试验的诊断效能越好。一般认为 DI 小于 170%的诊断试验，效能较差，不宜采用。

$$诊断指数（DI）= Sen + Spe = \frac{a}{a+c} + \frac{d}{b+d} \tag{13-5}$$

（8）Youden 指数（Youden's index，γ）是诊断试验中灵敏度和特异度之和减去基数（1或 100%），表示诊断试验发现真正的患者和非患者的总的能力。Youden 指数也称正确诊断指数。

$$Youden 指数（\gamma）= 灵敏度 + 特异度 - 1 = \frac{a}{a+c} + \frac{d}{b+d} - 1 \tag{13-6}$$

（9）粗符合率（crude accuracy，CA）是诊断试验正确判断的患者数与非患者数之和占全部受检人数的比例。粗符合率也称总一致性。它较直观地反映了诊断试验正确判断患者与非患者的能力，其值越大，真实性越高。

$$粗符合率（CA）= \frac{a+d}{a+b+c+d} \times 100\% \tag{13-7}$$

对总一致性进行技术调整得到调整一致性（adjusted agreement，AA），采用调整一致性评价的真实性更高。

$$\text{调整一致性（AA）} = \frac{1}{4}\left(\frac{a}{a+b} + \frac{a}{a+c} + \frac{d}{c+d} + \frac{d}{b+d}\right) \times 100\% \qquad (13\text{-}8)$$

【例 13-1】某医院心血管内科病房，收治了急性心前区疼痛疑似急性心肌梗死患者共 395 例，为了研究肌酸激酶对急性心肌梗死的诊断价值，将冠脉造影诊断作为金标准，同时检测患者血清肌酸激酶水平，设定血清肌酸激酶含量≥80U/L 为阳性，否则为阴性，试验结束后获得了相应结果，如表 13-3 所示。

表 13-3　血清肌酸激酶测定诊断急性心肌梗死

血清肌酸激酶		急性心肌梗死（金标准判定）		合　　计
		有	无	
血清肌酸激酶	+	225（a）	24（b）	249（$a+b$）
	−	25（c）	121（d）	146（$c+d$）
合计		250（$a+c$）	145（$b+d$）	395（$a+b+c+d$）

其中：

灵敏度（Sen）$= \dfrac{225}{250} \times 100\% = 90.00\%$；

特异度（Spe）$= \dfrac{121}{145} \times 100\% = 83.45\%$；

假阴性率 $= \dfrac{25}{250} \times 100\% = 10.00\%$；

假阳性率 $= \dfrac{24}{145} \times 100\% = 16.55\%$；

阳性似然比 LR+ $= \dfrac{225/250}{24/145} = 5.44$；

阴性似然比 LR− $= \dfrac{25/250}{121/145} = 0.12$；

诊断指数 DI $= 90.00\% + 83.45\% = 173.45\%$；

Youden 指数 $\gamma = 90.00\% + 83.45\% - 100\% = 73.45\%$；

粗符合率 CA $= \dfrac{225+121}{395} \times 100\% = 87.59\%$；

调整一致性 AA $= \dfrac{1}{4}\left(\dfrac{225}{249} + \dfrac{225}{250} + \dfrac{121}{146} + \dfrac{121}{145}\right) \times 100\% = 86.67\%$。

2. 可靠性

可靠性（reliability）也称重复性、稳定性或精密度，是指在相同条件下，同一观察者用同一种检测方法重复检测同一批或同一位受试者，或者不同观察者用同一种检测方法分别检测同一批同一位受试者，各次结果之间的一致程度。结果的一致程度越高，表明诊断试验或筛选试验所用检测方法的稳定程度越好，可靠性越高。

（1）可靠性评价指标。

对于诊断试验可靠性高低的评定，有许多评价指标，较常用的有组内相关系数（intra-class correlation coefficient，ICC）和 Kappa 系数（Kappa index）。具体评价方式：在相同条件下，用所评价的检测方法对同一批受试者做两次相同的检测，对两次检测的数据做评价分析。检测结果是定量资料的用 ICC 进行可靠性评价，检测结果是分类资料和等级资料的用 Kappa 系数做可靠性评价。ICC 与 Kappa 系数的计算和检验可通过统计软件如 SAS 或 SPSS 直接得到结果。

① 组内相关系数 ICC 表示测量对象个体差异的方差占总方差的比例。$0 \leqslant ICC \leqslant 1$，ICC 越接近 1，个体差异对总方差的影响越大，测量误差对总方差的影响越小；反之，ICC 越接近 0，个体差异对总方差的影响越小，测量误差对总方差的影响越大。因此，方差分析的结果可以用来计算 ICC 和进行假设检验。ICC 的计算公式如下：

$$ICC = \frac{MS_A - MS_2}{MS_A + (n-1)MS_e} \tag{13-9}$$

式中，MS_A 为组间均方，MS_e 为组内均方，n 为重复测量次数。一般认为 $ICC \geqslant 0.75$ 时，说明测量结果的可重复性较好。

ICC 的假设检验：按式（13-9）求得的 ICC 是样本相关系数，它是总体相关系数 $\rho_{ICC} = 0$ 的估计值。因此，要检验样本相关系数 ρ_{ICC} 的总体，可以做 $\rho_{ICC} = 0$ 的假设检验，$H_0: \rho_{ICC} = 0$，$H_1: \rho_{ICC} > 0$。

② Kappa 系数作为评价分类变量结果一致性和可信度的一种重要指标，比较稳定，不易受发病率的影响。Kappa 系数 K 的取值范围为 $-1 \sim 1$。其中，$K = -1$ 时表明两次观察结果完全不一致；$0 < K < 1$ 时表明观察一致性低于机遇一致性；$K = 0$ 时表明一致性完全由机遇造成；$K = 1$ 时两次观察结果完全一致。一般认为 $0.4 < K < 0.75$ 为中度一致，$K \geqslant 0.75$ 为一致性极佳，$K \leqslant 0.4$ 为一致性差。两次观察结果如表 13-4 所示。

表 13-4　两次观察结果

		医师 B		合　　计
		+	−	
医师 A	+	a	b	r_1
	−	c	d	r_2
合计		c_1	c_2	N

Kappa 系数的计算公式如下：

$$K = \frac{P_0 - P_e}{1 - P_e} \tag{13-10}$$

式中，P_0 为观察一致率，P_e 为机遇一致率，可分别由式（13-11）和式（13-12）求出。

$$P_0 = \frac{a+d}{N} \tag{13-11}$$

$$P_e = \frac{\dfrac{r_1 c_1}{N} + \dfrac{r_2 c_2}{N}}{N} \tag{13-12}$$

（2）可靠性评价实例。

【例 13-2】欲评价某方法检测黄曲霉毒素 B_1（AFB_1）血清白蛋白加成物的一致性，某研究者用该方法检测了 10 名研究对象的血清样本，每份样本重复检测两次，所得数据如表 13-5 所示。试评价该检测方法的可靠性。

表 13-5 10 名研究对象 AFB$_1$ 血清白蛋白加成物重复检测结果 （单位：pmol/mg）

测 次	研究对象编号									
	1	**2**	**3**	**4**	**5**	**6**	**7**	**8**	**9**	**10**
第一次	1.24	1.18	2.01	1.05	1.23	1.02	1.12	1.73	1.25	0.92
第二次	1.15	1.02	1.91	1.15	1.35	1.02	1.05	1.062	1.21	0.83

本例方差分析结果如表 13-6 所示。

表 13-6 方差分析结果

变 异 来 源	**SS**	自 由 度	**MS**	**F**	**P**
对象（组间）	1.911	9	0.212	42.400	<0.001
误差（组内）	0.047	10	0.005		
总变异	1.958	19			

由此可以计算

$$\text{ICC} = \frac{\text{MS}_A - \text{MS}_e}{\text{MS}_A + (n-1)\text{MS}_\alpha} = \frac{0.212 - 0.005}{0.212 + (2-1) \times 0.005} = 0.95$$

对所得 ICC 值进行假设检验：

H_0: $\rho_{\text{ICC}} = 0$，重复测量间无一致性；

H_1: $\rho_{\text{ICC}} > 0$，重复测量间有一致性；

单侧 $\alpha = 0.05$。

因对 ICC 的假设检验等同于方差分析的假设检验，由结果可知该假设检验 $P<0.001$，故可以拒绝 ρ_{ICC} 为零的无效假设。结合 ICC 达到 0.95，说明该检测方法的重复测量的一致性较好。

【例 13-3】两位医师用胸部 X 线摄影诊断的方法分别诊断 100 名肺结核可疑患者患病与否，各次诊断的结果如表 13-7 所示，"+"表示患肺结核，"−"表示未患肺结核，试分析两位医师摄影诊断的一致性。

表 13-7 两位医师用胸部 X 线摄影诊断肺结核的观察结果

		医师 B 诊断		合 计
		+	−	
医师 A 诊断	+	69	11	80
	−	1	19	20
合计		70	30	100

$$P_0 = \frac{a+d}{N} = \frac{69+19}{100} = 0.88$$

$$P_e = \frac{\dfrac{r_1 c_1}{N} + \dfrac{r_2 c_2}{N}}{N} = \frac{(70 \times 80)/100 + (20 \times 30)/100}{100} = 0.62$$

$$K = \frac{P_0 - P_e}{1 - P_e} = \frac{0.88 - 0.62}{1 - 0.62} = 0.68$$

根据上述规则，K 值为 0.4～0.75，认为两位医师读片诊断中度一致，即一致性较好。

（3）影响可靠性的主要因素。

① 试验条件造成的误差：由试验环境、仪器设备、试剂质量等试验条件造成的误差，如仪器质量差和老化，电压不稳定，试剂批号或存放时间不一致，温度、湿度不同等都能引起检测结果不一致。因此，对各次试验的环境、仪器、试剂等要有严格的规定。

② 测量误差：包括两个方面。一是不同的观察者检测同一批样品时，常因观察者之间技术水平、操作能力和工作态度的差异，使检测结果不一致；二是同一个观察者在不同时间检测同个样品时，由于技术不精或情绪波动等自身不稳定因素，也会使检测结果出现误差。要减少或消除这两方面的误差，应在试验之前严格培训观察者，要求方法、操作规范、标准统一。

③ 个体变异：受试者自身的生物学变异造成用同一试验方法重复检测同一受试者时检测结果不一致。例如，人的血压值在一天当中会随着时间、情绪和生理状态的变化发生波动，血糖值也会因餐后时间不同高低不一，在不同时间多次测量同一个人的血压或血糖，结果可能会有较大的差别。因此，各次检测的时间、部位等观察条件一定要统一。

3. 收益

收益（yield）是指通过诊断或筛选试验使原来未被发现的患者得到早期发现、正确诊断和治疗，从而改善预后、延长寿命和工作时间，提高生活质量，以及由此产生的经济效益和社会效益。收益的评价指标主要包括预测值与效果两方面，一般而言，针对某次试验某个受检者个体的结果，侧重于用预测值（predictive value，PV）来分析，而对于某项试验运用于人群所取得的结果，侧重于用效果来判断。

（1）预测值也称预告值或诊断价值，是应用诊断和筛选试验的结果来估计受检者患病和不患病可能性大小的指标，包括阳性预测值和阴性预测值。

① 阳性预测值（positive predictive value，PV+）是诊断试验检出的阳性例数中真正患病者所占的比例。它反映了诊断试验结果呈阳性时，阳性者真正患病的概率。

$$阳性预测值（PV+）=\frac{a}{a+b}\times100\% \tag{13-13}$$

② 阴性预测值（negative predictive value，PV-）是诊断试验检出的阴性例数中真正的阴性非患者所占的比例。它反映了诊断试验结果呈阴性时，阴性者真正不患病的概率。

$$阴性预测值（PV-）=\frac{d}{c+d}\times100\% \tag{13-14}$$

以上述血清肌酸激酶诊断急性心肌梗死的试验为例，计算阳性预测值和阴性预测值。

$$阳性预测值（PV+）=\frac{225}{249}\times100\%=90.36\%$$

$$阴性预测值（PV-）=\frac{121}{146}\times100\%=82.88\%$$

评价诊断和筛选试验的指标可分为两类：一类是先验患病概率指标，如灵敏度、特异度、Youden 指数和粗符合率等；另一类是后验患病概率指标，如阳性预测值和阴性预测值等。先验患病概率指标是在已知诊断试验结果是阳性或阴性的情况下，推断受试者是否真正患病的概率。总的来讲，诊断试验的灵敏度越高，阴性预测值越高；特异度越高，阳性预测值越高。通常高灵敏度和高阴性预测值检验的阴性结果说明是患病的可能性不大，而高特异度和高阳性预测值的阳性结果说明是患病的可能性较大。

预测值不仅是评价某一次诊断或筛选试验阳性、阴性结果患病可能性大小的指标，还是评价在人群中开展诊断和筛选试验收益的重要指标。预测值的高低亦受人群中所研究的疾病率的影响。在患病率不变的情况下，阳性预测值主要随着试验特异度的提高而增加，阴性预测值则主要随着试验灵敏度的提高而增加。在试验的灵敏度和特异度不变时，受检人群中所研究疾病的患病率越高，阳性预测值越高；反之，患病率越低，阳性预测值越低，而且患病率对阳预测值的影响比特异度更大。相对来说，患病率对阴性预测值影响较小。因此，在判断试验的诊断或筛检价值时，应考虑试验的灵敏度、特异度和受检人群中所研究疾病的患病率，结合专业知识和临床经验进行综合判断，避免出现过多的假阳性和假阴性结果。

（2）一项诊断或筛选试验最终要运用到特定的人群中，特别是筛选试验，从长远考虑，应关心其开展后在人群中所取得的效果。其评价可从生物学效果和社会经济学效果等进行。

① 从人群的角度对筛检的生物学效果进行评价时，可用病死率、死亡率和生存率作为评价的指标。

病死率可对经筛检的患者与未经筛检患者死于该病的百分率进行比较。使用此指标时，应考虑时间因素，否则比较的意义不大。

死亡率可对经筛检的人群与未经筛检人群之间死于该病的频率进行比较。但该指标不是很理想的评价指标，受观察时间长短的影响，观察时间越长，经筛检的患者中存活者越少，其年死亡率就会减少。此外，由于不能控制筛检阴性者中新病例的发生和死亡，这部分死亡病例与筛检作用无关，用总死亡率进行分析时，会降低筛检的效果。

生存率是评价人群筛检效果比较理想的指标。例如，常用 1 年、3 年、5 年生存率评价癌症的筛检计划。

② 筛检往往耗资巨大，因此，在做诊断和筛选试验前除进行真实性、可靠性和应用价值评价外，必须做社会经济学评价，可从成本效果、成本效益、成本效用三方面进行评价，其中最重要的是成本效益。成本是指筛选试验所花费的全部费用（包括检测费用、人力消耗和设备折旧等）。效益包括经济效益和社会效益，前者主要是指通过早期发现和治疗患者，节省的医疗费用和减少消耗的卫生资源等，还应包括延长生命及工作年限等多方面产生的效益；后者是指由于早期发现和治疗，提高患者生命质量，给患者家庭、人群和社会带来的各种好处。

（3）提高收益的方法。

① 选择患病率高的人群（高危人群）为研究对象。有些疾病在某些年龄、性别、种族和职业暴露特征人群中有较高的患病率，在这些人群中开展诊断和筛选试验，所取得的收益比在一般人群要高得多。

② 选用高灵敏度的试验。一项诊断或筛选试验计划必须能确诊或筛出相当数量的病例，若灵敏度低，则只能找出少量患者，收益仍然是低的。

③ 采用联合试验方法。为了提高试验的效率，可以将现有的试验联合起来，用于诊断或筛检疾病，称为联合试验，它主要有如下两种方式。

平行试验（parallel test）也称并联试验，多个试验同时进行。只要有一个阳性就可判为平行试验阳性。其优点是灵敏度提高，不易漏诊；缺点是特异度降低，误诊增多。

系列试验（series test）也称串联试验，多个试验相继进行。前一个试验结果阳性就接着做下一个试验，一旦出现阴性结果就可判为系列试验阴性，作为无病处理，从而终止试验。只有各试验结果全部阳性才能判为系列试验阳性。该方法的优点是特异度提高，误诊减少；但灵敏度下降，漏诊增加。

13.3　ROC 曲线及其应用

13.3.1　临界点的意义

灵敏度和特异度、假阳性率和假阴性率常是两对矛盾的指标，在同一诊断或筛选试验中，常表现为灵敏度提高、特异度降低，假阳性率（误诊率）降低、假阴性率（漏诊率）增加，反之亦然。

理想的诊断和筛选试验，其检测方法的灵敏度、特异度、Youden 指数和粗符合率均应接近 100%，假阳性率（误诊率）和假阴性率（漏诊率）应接近 0，即患者和非患者的检测值之间没有重叠。但在实际工作中这种情况很少，大多数医学检查的正常值和异常值在分布上有重叠，因此在诊断和筛选试验开展之前，应该先确定一个判定正常与异常、阴性与阳性的临界点（critical point）以区分患者和非者。如图 13-2 所示，患者和正常人的检测值常围绕各自的均值形成两条分布曲线，两条曲线交点下有一重叠部分，既有患者，又有非患者。无论临界点定在两条分布曲线的何处，都会出现假阳性和假阴性。如果将临界点右移，则特异度提高、灵敏度降低，假阴性率（漏诊率）增加；反之，将临界点左移，特异度降低、灵敏度增高，假阳性率（误诊率）增加。显然，对同一种疾病应用不同的临界点进行诊断会得到不同的结果。因此，要结合临床实际选择符合专业要求并且假阳性率（误诊率）和假阴性率（漏诊率）都能达到最低的临界点。

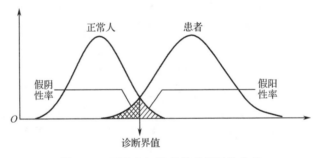

图 13-2　正常人与患者某项指标的分布

13.3.2　临界点的确定

确定临界点的主要方法有正态分布法、百分位数法和 ROC 曲线法。

（1）正态分布法适用于呈正态分布、样本量较大的资料。一般用均值加减 2 倍标准差作为临界点。

（2）百分位数法适用于呈偏态分布、样本量较小的资料。通常以第 95 个百分位数或第 90 个百分位数的数值作为临界点。

（3）ROC 曲线即受试者操作特征曲线（receiver operator characteristic curve），ROC 曲线法是确定临界点较为理想的一种方法。它根据检验指标测定值范围从低到高取若干截断点（至少 5 组）逐个计算相应的灵敏度和特异度，以灵敏度为纵坐标，1-特异度为横坐标，在坐标区域标出各工作点后连接各点绘制而成。

【例 13-4】某医院为评价某血清激酶对急性心肌梗死患者的诊断价值，对 40 例可疑急性心肌梗死患者进行检测。同时应用预先确定的金标准确诊急性心肌梗死患者 24 例，非急性心肌梗死患者 16 例，绘制 ROC 曲线（见表 13-8）。

表 13-8　某血清激酶检测结果

心梗患者	某血清激酶检测结果								
是	104	108	110	110	112	119	120	120	121
	121	123	124	126	128	129	130	130	131
	131	134	137	138	139	140			
否	77	83	86	93	94	94	97	97	98
	99	99	101	102	104	108	108		

在以灵敏度为纵坐标，1-特异度为横坐标的图中标记并连接各点及(0,0)和(1,1)点，绘制成某血清激酶筛选急性心肌梗死患者的 ROC 曲线（见图 13-3）。

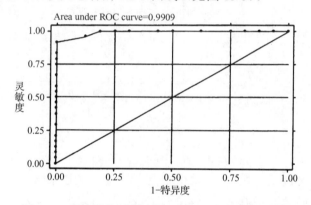

图 13-3　某血清酶试验诊断心肌梗死患者 ROC 曲线

ROC 曲线被用来直观地确定临界点，最简单的方法是取灵敏度和特异度之和最大的截断点，通常为曲线上尽量靠近左上方的点。在实际过程中，对临界点的确定还应综合考虑筛检目的及受试者的患病率，如在普通人群中进行癌症的筛查时，应取灵敏度相对较高的点，以保证尽可能找到所有的患者，由此产生的较多的假阳性者可进一步通过确诊试验排除。

ROC 曲线还用于对同一级别两种及以上的试验方法进行粗略的比较评价，具体方法是将各个试验的 ROC 曲线绘制在同一坐标系中，越向左上偏的曲线，曲线下的面积越大，该筛选试验的能力越强，准确比较和评价必须做 ROC 曲线下面积计算及其假设检验。

13.3.3　ROC 曲线下面积计算及其假设检验

1. 计算公式及其含义

ROC 曲线下面积（记为 A_Z）可反映某个诊断试验价值的大小，还可以比较两个诊断试验的价值高低。A_Z 的取值范围为(0.5,1)。一般认为：$A_Z \leqslant 0.7$ 时诊断价值较低；$0.7 < A_Z \leqslant 0.9$ 时诊断价值中等；$A_Z > 0.9$ 时诊断价值较高。在 A_Z 及其标准误的计算方法中，Hanley 和 McNeil 非参数法计算简单，容易理解，下面用实例介绍此方法的计算公式和计算过程。

假设正常组有 n_n 个观测值，记为 x_{n_j} $(j = 1, 2, \cdots, n_n)$；异常组有 n_a 个观测值，记为 x_{a_i} $(i = 1, 2, \cdots, n_a)$。如果观测值较大为异常，则可以证明 A_Z 就是异常组观测值大于正常组观测值的概率，可按公式计算：

$$A_Z = \frac{1}{n_n n_a} \sum_{j=1}^{n_n} \sum_{j=1}^{n_a} \varphi(x_{n_j}, x_{a_i}) \tag{13-15}$$

$$\varphi(x_{n_j}, x_{a_i}) = \begin{cases} 1 & x_{a_i} > x_{n_j} \\ 0.5 & x_{a_i} = x_{n_j} \\ 0 & x_{a_i} < x_{n_j} \end{cases} \tag{13-16}$$

如果观测值较小为异常，则改变公式中的大于与小于符号即可。

A_Z 的标准误 $SE(A_Z)$ 可按式（13-17）计算

$$SE(A_Z) = \sqrt{\frac{A_Z(1 - A_Z) + (n_a - 1)(Q_1 - A_Z^2) + (n_n - 1)(Q_2 - A_Z^2)}{n_n n_a}} \tag{13-17}$$

式中，Q_1 表示两个随机选择的异常组观测值比一个随机选择的正常组观测值有更大可能分类为异常的概率，Q_2 表示一个随机选择的异常组观测值比两个随机选择的正常组观测值有更大可能分类为异常的概率。

要想知道以上计算所得的 A_Z 是否与随机情况下获得的 $A_Z = 0.5$ 一样有统计学意义，需要做 $A_Z = 0.5$ 的假设检验，检验统计量 z 可按式（13-18）计算：

$$z = \frac{A_Z - 0.5}{SE(A_Z)} \tag{13-18}$$

【例 13-5】为研究 X 线对纵隔淋巴结肿大的实际诊断效果，将 X 线平片资料的异常程度分为 5 级，追踪胸部 X 线平片检查过的 200 例就诊患者，经临床病理证实患有纵隔淋巴结肿大的有 110 人，资料如表 13-9 所示，试计算 ROC 曲线下面积。

表 13-9　纵隔淋巴结肿大的 X 线平片诊断

分　组	例　数	检 查 结 果				
		--	-	±	+	++
D+	110	6	10	15	35	44
D-	90	46	20	14	8	2

A_Z 和 $SE(A_Z)$ 的计算过程如下：

（1）首选根据诊断试验的数据制作计算表，结果如表 13-10 所示。表中第 1 行和第 2 行为原始数据；第 3 行中的 $\sum_{i=j+1}^{k} n_i^+$ 为患病组诊断分级大于 j 的所有观察例数之和，如第 3 行第 1 个数字为 $10 + 15 + 35 + 44 = 104$；第 4 行中的 $\sum_{i=j+1}^{k} n_i^-$ 为非患病组诊断分级小于 j 的所有观察例数之和，如第 4 行第 3 个数字为 $46 + 20 = 66$；最后 3 行根据前 4 行的数字算出，如第 5 行第一个数字为 $46 \times 104 + 6 \times 46 / 2 = 4922.0$，第 6 行第 1 个数字为 $6 \times (0 + 0 \times 2 + 46^2 / 3) = 4232.0$，第 7 行第 1 个数字为 $46 \times (104^2 + 104 \times 6 + 6^2 / 3) = 526792$。

表 13-10　ROC 曲线下面积及标准误的计算表

行　号	计算符号	诊断分级（j）					合　计
		1	2	3	4	5	
1	D+	6	10	15	35	44	110（n_a）
2	D−	46	20	14	8	2	90（n_n）
3	$\sum_{i=j+1}^{k} n_i^+$	104	94	79	44	0	
4	$\sum_{i=j+1}^{k} n_i^-$	0	46	66	80	88	
5	(2)(3)+(1)(2)/2	4922.0	1980.0	1211.0	492.0	44.08	8649.0（T_1）
6	(1)[(4)²+(4)(2)+(2)²/3]	4232.0	31693.3	80180.0	247146.7	348538.7	711790.7（T_2）
7	(2)[(3)²+(3)(1)+(1)²/3]	526792	96186.7	105014.0	31074.7	1290.7	860358.1（T_3）

（2）计算 A_Z 和 $\mathrm{SE}(A_Z)$。

$$A_Z = \frac{T_1}{n_a n_n} = \frac{8649.0}{90 \times 110} = 0.874$$

$$Q_1 = \frac{T_3}{n_a^2 n_n} = \frac{860358.1}{90 \times 110^2} = 0.7900$$

$$Q_2 = \frac{T_2}{n_a n_n^2} = \frac{711790.7}{90^2 \times 110} = 0.7989$$

$$\mathrm{SE}(A_Z) = \sqrt{\frac{0.874(1-0.874) + (110-1)(0.7900-0.874^2) + (90-1)(0.7989-0.874^2)}{90 \times 110}}$$

$$= 0.025$$

ROC 曲线下面积的 95%可信区间如下。

下限：$A_Z - u_{\alpha/2}\mathrm{SE}(A_Z) = 0.874 - 1.96 \times 0.025 = 0.825$。

上限：$A_Z + u_{\alpha/2}\mathrm{SE}(A_Z) = 0.874 + 1.96 \times 0.025 = 0.923$。

对 A_Z 值进行假设检验。

H_0: $A_Z = 0.5$，ROC 曲线下面积是在完全随机情况下获得的；

H_1: $A_Z \neq 0.5$，ROC 曲线下面积不是在完全随机情况下获得的；

$\alpha = 0.05$。

$$Z = \frac{A_Z - 0.5}{SE(A_Z)} = \frac{0.874 - 0.5}{0.025} = 14.96$$

查 t 界值表，$v \to \infty$，得 $P < 0.001$，按 $\alpha = 0.05$ 水准，拒绝 H_0，接受 H_1，可认为 ROC 曲线下面积不是在完全随机情况下获得的，根据所求得的 A_z 值 0.874，知 $0.7 < A_Z < 0.9$，可得用胸部 X 线平片诊断纵隔淋巴结肿大的价值为中等的结论。

2. 两种诊断试验 ROC 曲线下面积的比较

要想比较两种临床诊断方法的效果可以对 ROC 曲线下面积检验。假设两种诊断的 ROC 曲线下面积分别为 A_1 和 A_2，则检验假设如下。

H_0: $A_1 = A_2$，H_1: $A_1 \neq A_2$，根据诊断试验的不同设计类型分别采用不同的检验方法，按资料的类型可分为独立样本的比较与相关样本的比较。

独立样本比较的方法较简单，检验公式为

$$Z = \frac{A_{Z_1} - A_{Z_2}}{\sqrt{SE_1^2 + SE_2^2}}$$

（13-19）

式中，Z 为正态离差值，A_{Z_1} 和 A_{Z_2} 为两诊断试验 ROC 曲线下的面积，SE_1 和 SE_2 是其对应的标准误。

相关样本的比较，需要考虑两个面积间的相关性，计算较复杂，可参阅其他相关书籍。

本章小结

1. 本章在介绍诊断和筛选试验的概念、应用和区别的基础上，重点介绍了诊断和筛选试验的评价体系，包括评价的设计程序、常用的评价指标和评价的统计推断等，同时亦对 ROC 曲线及其应用进行了讨论。

2. 常用的评价指标包括真实性、可靠性和收益三个方面。评价真实性的指标包括灵敏度、特异度、假阴性率、假阳性率、阳性似然比、阴性似然比、诊断指数、Youden 指数、粗符合率；评价可靠性的指标包括组内相关系数和 Kappa 系数；评价收益的指标主要有阳性预测值和阴性预测值等。同时，本章还介绍了提高收益的方法。

思考与练习

1. 诊断试验中有哪些重要的评价指标，不同指标之间有何关系？
2. 说明阳性预测值和阴性预测值在临床实践中的意义。
3. Youden 指数的使用条件是什么？
4. Kappa 系数一致性评价方法是否也可以用于两种诊断方法的评价？
5. 何谓 ROC 曲线，它有什么用途？

第 14 章　试验报告的撰写

试验报告是在试验完成之后由研究人员撰写的一种总结性文档，包括摘要、前言、方法、结果、讨论、参考文献等主要内容。报告是对整个试验的全面展示和阐述。

14.1　试验报告的撰写规范

14.1.1　撰写步骤

报告按照一定步骤撰写才会有条不紊，大致可分为以下 5 个步骤。

第一步：确立主题。主题是整篇报告的灵魂，是试验的中心问题。只有明确了报告的主题，才能顺利地撰写整个报告。报告主题通常与研究课题的主题一致。对于大型试验，报告也可以只反映试验某部分的内容。

第二步：拟定题目。报告的题目一般与课题题目相关或由课题题目直接改编而成。例如，可以将研究的核心结论或所探讨的主题等整理成题目。在形式上，题目可以是单标题，也可以有小标题。题目不宜过长，应做到文字精练，表达准确。

第三步：拟定提纲。提纲是报告的骨架，需根据报告所涉及的主要内容及其逻辑关系、层级关系等从全局角度拟定。

第四步：收集素材。试验过程中产生的大量结果资料成为撰写报告的素材，如测量数据、图片、音频、视频、文字表格、模型、算法等。素材是报告的血肉，需根据报告的主题进行收集和整理，纳入与主题相关的素材。收集素材时要求做到客观、准确、完整。

第五步：撰写报告。围绕主题，根据提纲和素材逐一撰写报告的各部分内容。撰写报告应尽量一气呵成，不宜间隔太久以破坏整体思路。多人合作撰写时，应保持行文风格一致。一般需要经过多次审查、修订才能最终形成完善的报告。

14.1.2　报告结构

报告主要包括 6 部分的内容：摘要、前言、方法、结果、讨论和参考文献。在撰写过程中需注意各部分内容应围绕主题展开。报告各部分的关系可用图 14-1 粗略表达，即摘要、方法及结果紧紧围绕主题撰写，不进行延伸；撰写前言部分时应从宽泛的研究背景逐渐过渡到具体的研究问题；撰写讨论部分时则从具体的研究结果逐渐过渡到更宽泛的研究内涵及一般意义。

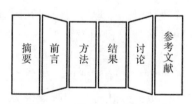

图 14-1　报告各部分的关系

1. 摘要（abstract）

摘要是不加解释和评述的报告梗概提要，反映试验的核心内容，通常包括研究背景、研究目的、研究方法、研究结果和结论几个部分，可视为一篇独立的完整短文。摘要中应包含重要的研究结果，如样本量、平均数、标准差、阳性率、检验统计量、P 值等。摘要为报告的第一部分内容，其作用是提供试验的核心信息，使读者了解研究的整体概貌。一般而言，读者在浏览摘要之后就可以决定是否进一步阅读报告全文。

2. 前言（introduction）

前言是整个报告的第二部分内容。从前言开始进入报告的正文。前言的作用是让读者了解开展本研究的背景及原因。在前言中，需要阐述三方面的内容：研究背景，研究现状（文献综述），本研究欲解决的问题及意义。撰写前言时应做到从宽泛的研究背景入手，逐渐收缩过渡到具体的研究问题。

在研究背景方面，从大背景或领域出发，引出并阐述该领域需要解决的重要问题。主要目的是为读者介绍本研究的背景知识。

在研究现状方面，总结及评论国内外其他研究者在该研究上的情况及获得的进展。尽量引用近三年与本研究相关的重要文献，在仔细阅读文献的基础上，用简洁、准确的文字对重要成果、观点、理论等进行合理甄选和全面总结评述。切忌对文献进行简单罗列堆砌。研究现状的重要性在于，进一步为读者展示本研究的背景知识，并向读者表明研究者熟悉本领域已经开展的重要研究。

最后，在研究现状的基础之上，对目前尚存在的问题进行梳理，从而聚焦到本研究拟解决的具体问题上，即本报告所处理的主要问题。同时需要明确说明本研究的目的、价值和意义等。

3. 方法（method）

方法是报告的重要内容，用于介绍试验的详细步骤及每一步骤所使用的材料、方法、条件等，阐述试验是如何开展的，也常称为"材料与方法"。根据阐述的方法学，读者可以评价该研究结果的科学性、可靠性及可能影响因素，其他研究者也可据此开展类似研究和扩展研究。方法通常包括以下三方面内容。

第一，研究材料：主要描述试验对象及所使用的试验材料、仪器等，如研究对象的来源、主要特征、选择方法、纳入和剔除标准；试验材料和仪器等说明及使用要求等。如果研究材料为该领域内的常规材料或仪器，则进行简要说明即可，若研究材料为不常用试验材料或特殊的仪器，则需要详细描述使用理由、主要特征或原理、作用或功能等。

第二，试验设计：详细说明本试验所采用的设计方案，阐述研究的理论依据与技术依据，并概括研究原理，明确研究因素和研究评价指标，介绍本研究采用的试验设计类型，如完全随机设计、析因设计、交叉设计等，描述样本量估算依据及研究对象抽取或随机化分组方法等。

第三，统计处理：简要介绍本研究实际使用的统计分析方法及软件，包括数据预处理方法、数据描述方法、假设检验方法、多因素分析方法等，切勿为了"修饰"报告而列出报告中没有使用的统计方法，不要滥用统计学方法。常用的统计方法有 t 检验、方差分析等，只需简单引用即可；对于高级统计方法或未广泛使用的新统计方法，可适当介绍方法的基本原理和思想，并给出参考文献。

4. 结果（result）

结果是整个报告的主体和核心，用数据、图形、表格及文字等方式展示。结果部分通常只描述和呈现具体的研究结果，对统计分析结果进行适当评论，不进行扩展性评述和讨论。在表达结果时应按一定的顺序结构进行，确保逻辑清晰、层次分明。例如，可先给出总体性、一般性的研究结果，再逐个展开、分别陈述。

试验结果应根据具体情况选取恰当的表达和展示方式，以正确传达研究结果信息为前提。对于数值型数据，需要标注度量单位，保持规定的精度和小数位数等；对于表格，应简单清晰，尽量采用三线表；对于图形，注意图形的自明性，即读者可通过图形、图题、图例及图注等理解图意，了解其传达的信息。

5. 讨论（discussion）

讨论是针对重要研究结果和发现进行的深入评述，将本研究具体的研究结果拓展延伸到整个研究问题层面进行分析评论。通常在讨论部分需要给出试验的结论。因而此部分也称为"结论与讨论"。研究结论并不是简单地重复研究结果或者合并研究结果，而是在深入理解理论知识的基础上，以研究结果为依据，经过分析归纳、演绎推理得出的一般性规律。

讨论应围绕研究的重要结果进行深入分析，探讨试验结果的合理解释及一般性意义。讨论时要从实际出发，避免引用无关的资料与数据，切勿空洞地只谈理论。需要注意，讨论不是重复结果部分的观点，而是要进行推论，以获得更普遍性的结论。讨论部分通常包含以下内容：试验获得的科学结论；研究结果的理论意义和实践意义；研究中的注意事项；经验总结与体会；研究的局限性与不足；进一步研究设想及建议。

6. 参考文献（reference）

在前言和讨论部分，需要标注所引用的重要数据、观点或研究结论的文献来源。文献常采用温哥华体系（vancovour system）和哈佛体系（harvard system）进行标注。前者根据文献出现的先后顺序采用阿拉伯数字标注，将序号标注在引用处右上角的方括号内，参考文献列表按引文序号从小到大排列；后者常采用作者姓名和出版年份进行标注，并用圆括号括起来，参考文献列表按姓名字母顺序排列。

每一条参考文献应包含一定的要素，并按顺序排列。例如，专著类参考文献包含的主要要素及其顺序为**主要责任者.文献题名.出版地:出版者,出版年:起止页码.**（示例：李康，贺佳. 医学统计学[M]. 北京:人民卫生出版社，2013:36-47.）；期刊类参考文献包含的主要要素及其顺序为**主要责任者.文献题名.刊名,年,卷（期）:起止页码.**（示例：文雯，文小焱，胡珊，等. 贝叶斯层次模型在嵌套结构调查数据中的应用研究[J]. 中国卫生统计，2014，32(2):190-193.）。

不同刊物或出版社对参考文献要素的要求略有不同，但同一报告应保持相同的格式且符合相关要求。

14.1.3　基本原则

1. 客观原则

整个报告应恪守实事求是准则，不管是观察和记录研究现象还是撰写报告结果，都应完整、真实地反映实际情况，不随意更改结果，不主观挑选结果，不主观臆测。

2. 科学原则

在陈述研究原理、方法时，要求语言表述科学严谨，数据与结论准确无误，经得起推敲，符合科学研究规范。研究结果须经过重复验证，保证结果的科学性。

3. 公正原则

在文字表述时，尽量采用第三人称，不能带有偏见或采用偏激的语言，也不能过于主观。

4. 可读原则

报告要尽可能用规范和通用术语及表达方式，简洁易懂，使读者能清楚地了解整个试验的原理与过程，以及获得的结果及结论。

14.2　试验结果的表达与解释

14.2.1　统计指标的表达

研究结果需要通过统计指标表达，且应按处理因素的不同水平（分组）给出统计结果，即统计量。描述性统计量应根据数据类型、数据特征、适用条件等因素合理选择。例如，定量变量数据若服从正态分布，则采用平均数和标准差描述其集中水平与离散程度，若不服从正态分布，则常采用中位数和四分位数间距（下四分位数、上四分位数）描述；分类变量数据常采用频数、百分数或其他相对数来描述。

定量变量数据的描述性统计量，如平均数、中位数、标准差等，一般保留的小数位数与原始数据一致；定性变量数据的描述性统计量，如百分数、发生率等，根据需要保留适宜的小数位数，同时应注意比例基数；主要研究指标，在给出点估计值的同时，还应给出其95%的可信区间。

为了更清晰、直观地展示和对比上述统计结果，广泛使用统计表和统计图等工具对结果进行组织呈现。

14.2.2　统计表的使用

统计表（statistical table）是将有关联的统计结果按照一定方式用表格表达，从而清晰、简明地展示数据的基本特征和数据项之间的关系，省去冗长的文字描述，便于对比分析和阅读理解。但当呈现的数据过于简单时不宜用统计表，直接用文字叙述即可。

构造统计表的原则如下。①内容明确，简单明了。一张表只表达一个中心内容和主题，切不可面面俱到，失去重点。②表达规范，清晰易懂。表格应具有自明性，即仅仅通过阅读表格所呈现的内容就能初步了解其传达的信息。对象、指标、结果表述规范简洁，层次清楚，符合逻辑，文字和线条尽量从简。

统计表一般由标题、标目（包括横标目、纵标目）、线条、数字和备注5部分构成，如图14-2所示。

（1）标题位于表格上方，概括地说明表格中的主要内容，一般包括时间、地点和研究内容。若有多张表格，则标题前应加上编号（称表号），以方便引用，如"表14-1"。

标题

	纵	标	目
横			
标		数字	
目			

*备注

图 14-2　统计表示意图

（2）标目是用来说明表中纵、横方向上数据含义的提示性文字，分为横标目和纵标目。横标目位于表的左侧，说明行数据的含义；纵标目位于表顶端，说明对应列数据的含义。通常，横、纵标目分别安排试验因素（分组）和结果指标，但根据表格大小及版面限制，可颠倒位置。标目可嵌套，为了防止表格过于复杂，嵌套层级不宜超过两层。

（3）线条统计表一般只使用横线，不使用竖线和斜线，常称为"三线表"，即顶线、底线和纵标目下的分隔线，三条横线贯穿表格，不可缺少，其他横线取决于表格内容和形式。

（4）数字一律用阿拉伯数字。同一指标小数位数应一致。表格中一般不留空格，缺省数据用"…"表示，无数据用"—"表示，数值零用"0"表示。

（5）备注在表格下方，需要列出注释的内容，被注释之处用"*"或其他符号标出。

例如，表 14-1 展示了试验药与对照药的疗效，表中数据为频数和频率。表 14-2 展示了 A、B 两组受试对象的基线情况，包括 5 个指标和 1 个分组因素，表中数据既有频数和频率（性别、病情），也有平均数和标准差（年龄、体重、身高），将分组置于纵标目，将对比指标置于横标目，该表不仅呈现了不同性质指标的结果，而且较好地做到了简洁可读。

表 14-1　试验药与对照药治疗偏头痛的疗效比较

组别		例　　数	有　　效	无　　效	有效率/%
组别	试验药	335	273	62	81.5
	对照药	112	72	40	64.3
合计		447	345	102	77.2

表 14-2　A、B 两组受试对象基线情况比较

指　　标		A 组（65）	B 组（63）
性别	男	31（47.7%）	30（47.6%）
	女	34（52.3%）	33（52.4%）
年龄/岁	$\bar{x}\pm SD$	39.52±12.46	40.28±13.36
体重/kg	$\bar{x}\pm SD$	62.12±9.63	63.27±9.59
身高/cm	$\bar{x}\pm SD$	166.28±6.73	166.60±6.89
病情	轻	22（33.8%）	18（28.6%）
	中	26（40.0%）	29（46.0%）
	重	17（26.2%）	16（25.4%）

14.2.3 统计图的使用

统计图用点的位置、线段的升降、矩形条的长短及面积的大小等表达统计指标的大小、对比关系及变化趋势。统计图直观形象，使人印象深刻。统计图一般包括标题、刻度、标目、图域和图例几个部分。标题要求与统计表中的一致；刻度标在横坐标轴和纵坐标轴上，间隔适宜，方便阅读；标目为横、纵坐标轴上对应的指标名称及计量单位；图域为横、纵坐标轴围成的绘图区域，显示具体图形；图例表示不同图元素的含义，对于简单图形，常省略图例。

统计图种类繁多，需根据绘图目的、数据类型、变量关系等进行选择。下面介绍几种常用的统计图。

1. 条形图（bar chart）

条形图是用等宽矩形条的长度（或高度）表示统计指标数值大小的一种图形。每一个矩形条代表一个类别（分组），不同矩形条之间有一定的间隔，矩形条起点必须为 0。条形图常用于对比不同类别间某指标的数值大小。若为一个类别因素，则可绘制单式条形图，如图 14-3 所示，有一个类别因素为年级，一个对比指标为献血人数；若为多个类别因素，则可绘制复式条形图，如图 14-4 所示，有两个类别因素，分别为年级和性别。

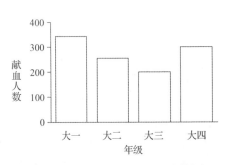

图 14-3 不同年级参与献血人数图

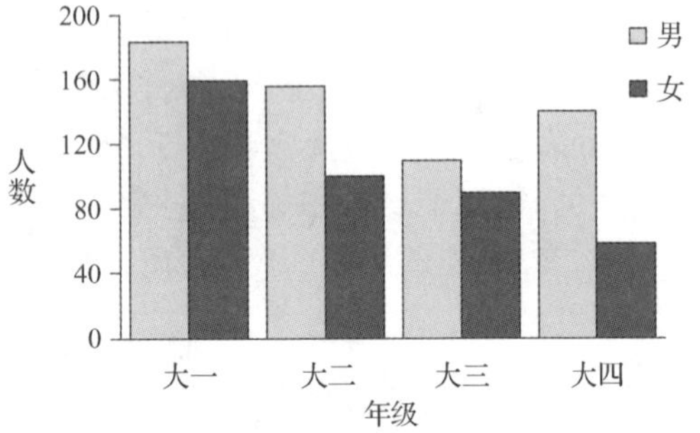

图 14-4 不同年级、不同性别参与献血人数图

若对比指标为均值，并在图中展示误差大小（标准差或标准误），则可绘制误差条形图，即用平均数作为矩形条长度，以矩形条顶端为起点，向上绘制一条与矩形条顶端相连且距离为相应误差大小的短横线。如图 14-5 所示为三种小檗碱浓度下 IL-1 的平均光密度对比图，矩形条长度代表甲、乙、丙三种浓度下 IL-1 的平均光密度，误差为对应的标准差。

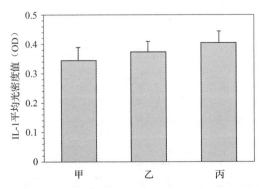

图 14-5 三种小檗碱浓度下 IL-1 的平均光密度值对比图（均值和标准差）

2．折线图（line chart）

将数值型变量随另一变量变化的取值用线段按一定顺序连接起来即形成折线图，反映数据变化的趋势，通常用于反映某事物随时间等变量有连续性状态（如年份、年龄、浓度）变化的趋势。横坐标表示状态，纵坐标表示统计指标。如图 14-6 所示表达了两种情况下 IL-1 光密度值随不同小檗碱浓度变化的趋势。

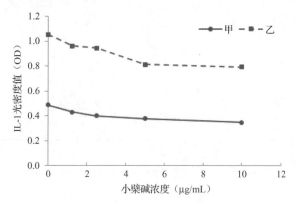

图 14-6　甲、乙两组不同小檗碱浓度的 IL-1 光密度值

3．饼状图（pie chart）

饼状图以圆的总面积作为 100%，表示事物的全部，圆内各扇形面积的大小表示各部分所占百分比，适用于反映事物构成比。扇形一般从 12 点或 9 点位置开始顺时针排列，以不同颜色或图案填充表示，并在图中标明各部分名称及百分比。如图 14-7 所示为饼状图表示的大学各年级献血人数。

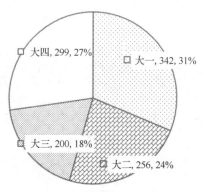

图 14-7　大学各年级献血人数

4．箱形图（box plot）

箱形图是根据连续型变量的 5 个重要特征值（最小值、最大值、下四分位数 P_{25}、上四分位数 P_{75}、中位数）绘制的一种图形，表达数据的分布特征，如图 14-8 所示。矩形"箱体"部分由上、下四分位数确定，箱体中的横线代表中位数；下四分位数与去异常群值以后的最小值之间、上四分位数与去除异常值以后的最大值之间构成"箱体"的"触须"。离群值（outlier）通常定义为大于 $P_{75}+1.5IQR$ 或小于 $P_{25}-1.5IQR$ 的数值，IQR 为四分位数间距，在箱形图中

常用圆圈"○"表示；大于 $P_{75}+3IQR$ 或小于 $P_{25}-3IQR$ 的数值称为极端值（extreme），常用星号"*"表示。图 14-8 显示男女调查对象血肌酐检测值的分布特征，男性组有一个离群值，女性组有一个极端值。

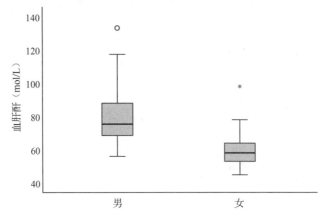

图 14-8　男女调查对象血肌酐检测值的分布特征

5. 散点图（scatter plot）

散点图用直角坐标系上点的位置表示两个连续变量的数量关系、密集程度和变化趋势，如图 14-9 所示表达了 2016 年某地区调查人口身高与体重的关系。

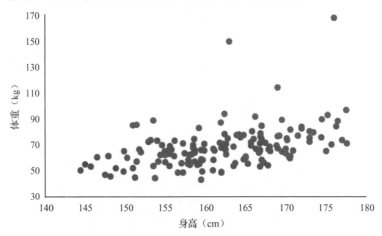

图 14-9　2016 年某地区调查人口身高与体重的关系

本章小结

1. 试验报告撰写大致可分为 5 个步骤：确立主题、拟定题目、拟定提纲、收集素材、撰写报告。

2. 试验报告主要包括 6 部分内容：摘要、前言、方法、结果、讨论和参考文献。在撰写过程中需注意各部分内容应围绕研究主题展开。摘要、方法及结果紧紧围绕主题撰写，不进行延伸；前言部分撰写时应从宽泛的研究背景逐渐过渡到具体的研究问题；结果是整个报告的主体和核心，用数据、图形、表格及文字等方式进行展示；讨论部分则从具体的研究结果逐渐过渡到更宽泛的研究内涵及一般意义。

3．报告撰写的基本原则包括：客观原则、科学原则、公正原则、可读原则。

4．统计表主要用于呈现研究的数量型结果，展现数据的基本特征和数据项之间的关系。统计表一般由标题、标目（包括横标目、纵标目）、线条、数字和备注构成。统计学上多采用三线表。

5．统计图用点的位置、线段的升降、矩形条的长短及面积的大小等表达统计指标的大小、对比关系及变化趋势。统计图直观形象，使人印象深刻。常用的统计图有条形图、折线图、饼状图、箱形图、散点图。

思考与练习

1．撰写试验报告主要包括哪些步骤？

2．试验报告主要包括哪几部分内容？

3．撰写试验报告的基本原则有哪些？

第 15 章　常用统计软件及数据库

随着互联网、电子商务、物流管理、移动通信、云计算等新兴服务的快速兴起，海量的数据随之席卷而来。大数据离我们并不遥远，正以润物细无声的方式改变着我们的传统观念、生产方式和生活方式。在金融保险、生物制药、医学、环境保护、气象观测、超级计算机及航天航空等领域，每时每刻都在不断产生大量的数据。这些数据不同于传统的结构化数据，往往是半结构或无结构化数据，如文本、图像、音频及视频等多媒体数据。因此，如何利用统计软件及数据库有效管理分析这些数据，并从中获取有价值的信息变得尤为重要。当然这是一个系统、复杂的多学科任务，远非一章内容所能阐明，因此本章仅对常用的统计软件及数据库进行概述。

15.1　常用统计软件介绍

学习和运用统计学，除了了解与统计学有关的基本概念和方法，最艰巨的任务就是借助统计软件方便、快捷地实现试验设计、资料的可视化和各种统计分析。然而，现在计算机统计软件的种类非常多，如 SAS、SPSS、STAT、R、MATLAB、MLwiN 等。其中，有些属于综合性统计软件，功能强大、适用面极宽，这类统计软件中比较有代表性的是 SPSS、SAS、Stata 和 R。下面对这几个统计软件进行简单介绍。

15.1.1　SPSS 软件简介

SPSS（statistical product and service solutions）名为"统计产品与服务解决方案"软件。它是世界上最早的统计分析软件，由美国斯坦福大学的 3 位研究生于 1968 年研制，同时成立了 SPSS 公司，并于 1975 年在芝加哥组建了 SPSS 总部。最初该软件全称为"社会科学统计软件包"（statistical package for the social sciences），但是随着 SPSS 产品服务领域的扩大和服务深度的增加，SPSS 公司已于 2000 年正式将全称更改，标志着 SPSS 在战略上的重大调整。2009 年 7 月 28 日，IBM 公司宣布收购统计分析软件提供商 SPSS 公司。迄今，SPSS 在全球约有 25 万家产品用户，它们分布于通信、医疗、银行、证券、保险、制造、商业、市场研究、科研教育等多个领域和行业，是世界上应用最广泛的专业统计软件之一。

1. SPSS 软件特点

（1）操作简便，界面友好。

SPSS 最突出的特点就是操作简便且界面极为友好。SPSS 是第一个采用人机交互界面的统计软件，非常容易学习和使用。SPSS Statistics for Windows 界面完全是菜单式，用户使用下拉菜单来选择所需要执行的复杂的统计命令；软件使用 Windows 的窗口方式来展示各种管理和分析数据的方法，并用对话框展示出各种功能选择项。用户只要掌握一定的 Windows 操作技能，粗通统计分析原理，就可以使用该软件为特定的科研工作服务。

（2）编程方便。

SPSS 最初是一个基于命令的交互式程序，随着各种统计算法和实用工具的逐年加入，现在已成为一个强大的统计和数据挖掘工具。SPSS 为所有的功能设计了相应的命令，这个命令集就构成了 SPSS 的语法，称为 syntax，在图形界面诞生之前，SPSS 的早期版本就是基于 syntax 运行的。当然，现在也是如此，SPSS 的后台内核和最初版本一样，通过解释 syntax 命令，执行各项功能。

同时，用户通过 SPSS 开放式的语法编辑窗口，可以使用复制和粘贴的方法来学习和使用其"统计程序"的句法语言，这同样适合数据分析专家和研究员使用。

（3）功能全面强大。

SPSS 非常全面地涵盖了数据分析的整个流程，提供了数据输入、数据管理、数据分析、结果报告的完整过程功能。SPSS 提供了从简单的统计描述到复杂的多因素统计分析方法，如数据的探索性分析、统计描述、列联表分析、二维相关、秩相关、偏相关、方差分析、非参数检验、多元回归、生存分析、协方差分析、判别分析、因子分析、聚类分析、非线性回归、Logistic 回归等。同时，高分辨率、色彩丰富的饼状图、条形图、直方图、散点图、三维图等图表都是 SPSS 中的标准功能。SPSS 提供了一个全新的演示图形系统，能够产生更加专业的图片。它包括以前版本软件中提供的所有图形，并且提供了新功能，使图形定制化生成更为容易，产生的图表结果更具有可读性。同时以 PDF 格式输出的功能，能够让用户更好地同其他人员进行信息共享。

（4）数据接口全面通用。

SPSS 采用类似 Excel 表格的方式输入与管理数据，数据接口较为通用。SPSS 可以同时打开多个数据集，方便研究时对不同数据库进行比较分析和进行数据库转换处理。软件提供了强大的数据管理功能帮助用户通过使用其他的应用程序和数据库。支持 Excel、文本、dBase、Access、SAS 等格式的数据文件，通过使用 ODBC（open database capture）的数据接口，可以直接访问以结构化查询语言（SQL）为数据访问标准的数据库管理系统，通过数据库导出向导功能可以方便地将数据写入其他数据库。

2．SPSS 的模块

SPSS 的所有功能，包括基本的统计分析功能和图表绘制功能，主要通过它的模块来实现。用户可以根据数据分析中可能用到的数据处理和统计分析方法，选择适当的模块进行购买，而不必购买所有的模块。SPSS 的模块数量随版本的不同而有所变化，在 18.0 以前的版本中，SPSS Base 是必须的，它是软件的整个框架，基本的数据获取及数据清洗准备等基本功能都集中在这个模块上，其他模块必须在这个模块的基础上运行。而从 18.0 版本起，软件的其余模块也可以脱离 Base 模块单独存在并运行。SPSS 常见的模块有 Statistic Base、Advanced Statistic、Regression、Categories、Complex samples 和 Bootstrap 等。

3．SPSS 的主要窗口及其功能

SPSS 是多窗口软件，运行时最多使用 4 种窗口：数据编辑窗口、输出窗口、语法编辑窗口和脚本窗口，其中最常用的窗口为数据编辑窗口和输出窗口。

（1）数据编辑窗口（data editor）：如图 15-1 所示，此窗口类似于 Excel 窗口，SPSS 处理数据等主要工作全在这个窗口中进行。该窗口由数据视图（data view）和变量视图（variable view）组成，两个窗口可以切换单独显示。数据视图主要显示具体的数据，一行代表一个观

测，一列代表一个变量；变量视图则专门显示有关变量的信息，如变量名称、类型、标签、值等。

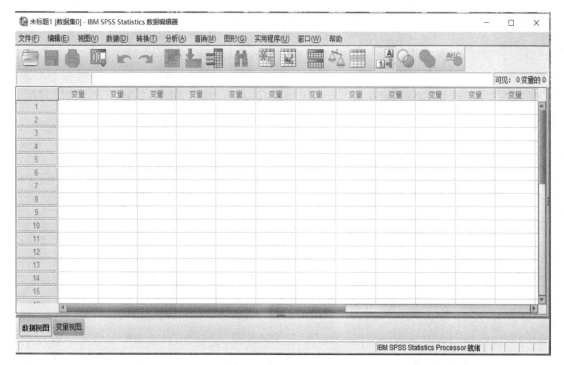

图 15-1　SPSS 20.0 版数据编辑窗口

（2）输出窗口（output viewer）：所有统计分析结果均显示在输出窗口中。在此窗口进行操作类似于资源管理器。此窗口分为两个区：左边为目录窗口区，是 SPSS 统计分析结果的一个目录；右边是内容区，是 SPSS 统计分析的具体输出结果，包括文字说明、统计图和统计表。在第一次产生分析结果后，输出窗口被打开。此后，所有 SPSS 过程的分析结果陆续写在输出窗口中，直至新的输出窗口被打开。

（3）语法编辑窗口（syntax editor）：SPSS 可以通过在语法编辑窗口中编写程序和命令来实现数据分析，该方法是对菜单功能的一种补充，也可以使大型或复杂工作得以简化，尤其适合高级技术人员使用。

（4）脚本窗口（script editor）：SPSS 的脚本是用 Sax Basic 语言编写的程序。在脚本中可以像 SPSS 的宏一样构建和运行 SPSS 命令，可以在命令中利用当前数据文件的变量信息，还可以对结果进行编辑，或者构建一些自定义的对话框。

启动 SPSS 时，默认打开数据编辑窗口。其他窗口可通过单击菜单栏"文件"菜单中的"新建"命令来打开。

4．数据文件的建立、调用和存储

SPSS 处理的数据文件有两种来源：一是通过在数据编辑窗口输入来新建数据文件，二是从 SPSS 外部调用已存在的数据文件。

（1）新建数据文件：启动 SPSS 后，软件直接显示如图 15-1 所示的数据编辑窗口。在该窗口的"数据视图"窗口输入数据即形成数据文件。在此之前，必须先在"变量视图"窗口中定义变量，包括变量名、变量类型、变量宽度、小数位、变量标签、变量值标签、缺失值、数据列宽、对齐方式和度量类型。同时可以在该窗口中对新建和调用的数据文件进行修改，包括数据的补录、变量值的修改、变量的重编码等基本操作。

（2）调用外部数据文件：SPSS 可以通过单击"文件"菜单中的"打开"→"数据"命令或者单击工具栏的第一个图标"打开数据文档"来导入已有的数据文件。SPSS 20.0 可以直接调用 Excel（*.xls）、SPSS（*.sav）、SAS（*.sas7bdat）、Stata（*.dta）等各类数据或数据库文件。

SPSS 20.0 可以将数据存储为 Excel（*.xls）、SPSS（*.sav）、SAS（*.sas7bdat）、Stata（*.dta）等数据文件形式。

15.1.2　SAS 软件简介

SAS（statistical analysis system），是由美国北卡罗来纳州立大学的两位生物统计学研究生于 1966 年开发的统计分析软件。1976 年 SAS 软件研究所成立，开始进行 SAS 系统的维护、开发和销售工作。SAS 是用于决策支持的大型集成信息系统，但该软件系统的最初功能仅限于统计分析。至今，SAS 软件已涵盖了包括客户机与服务器间的信息交换和计算、数据访问、数据管理、数据分析和报告、质量控制、项目管理、试验设计及应用开发等在内的多项功能。经过多年的发展，SAS 已被全世界 120 多个国家和地区的近 3 万家机构采用，直接用户超过300 万人，广泛应用于政府行政管理、科研、教育、医药卫生、通信和金融等不同领域，并且发挥着愈来愈重要的作用。在数据处理和统计分析领域，SAS 被誉为国际上的标准软件系统。

1. SAS 软件特点

（1）程序简单，标准规范。

SAS 以一个通用的数据步（DATA）产生数据集，然后以不同的过程调用完成各种数据分析。其编程语句简洁、短小，通常只需很少的语句即可完成一些复杂的运算，得到满意的结果。结果输出以简明的英文给出提示，统计术语规范易懂，具有初步英语知识和统计基础即可。

（2）功能齐全丰富。

统计分析方法丰富，SAS 提供了从基本统计指标的计算到各种试验设计的方差分析，以及相关回归分析和多元统计分析的多种统计分析过程，几乎囊括了所有最新分析方法，分析技术先进、可靠，并且每个过程均含有极丰富的任选项，灵活可调，适用性广。SAS 有一个智能型绘图系统，不仅能绘制统计图，还能绘制地图，其强大的报表输出功能适用于各种计算机（PC、工作站和大型计算机）和操作系统（Windows、UNIX），应用条件不受限制。

2. SAS 软件结构和模块

SAS 主要完成以数据为中心的四大任务：数据访问、数据管理、数据呈现、数据分析。SAS 采取模块式结构，每个模块可被称为一个 SAS 产品。模块按功能可分为 4 类，分别为SAS 数据库部分、SAS 分析核心、SAS 开发呈现工具、SAS 对分布处理模式的支持及其数据仓库设计。SAS 数据库部分的模块是 BASE SAS 模块，BASE SAS 模块是 SAS 系统的核心，承担着主要的数据管理任务，并管理用户使用环境，进行用户语言的处理，调用其他 SAS 模块或产品。SAS 分析核心的模块有 SAS/STAT（统计分析模块）、SAS/QC（质量控制模块）、SAS/ETS（经济计量学和时间序列分析模块）、SAS/OR（运筹学模块）、SAS/INSIGHT（可视化探索工具模块)、SAS/IML (交互式矩阵程序设计语言模块)。SAS 开发呈现工具的模块主要有 SAS/GRAPH (绘图模块)、SAS/AF (交互式全屏幕软件应用系统模块)、SAS/EIS (决策支持系统模块)、SAS/GIS (地理信息系统模块)。SAS 对分布处理模式的支持及其数据仓库设计的模块有 SAS/ACCESS (外部数据库模块), SAS/CONNECT (分布式数据处理模块)、SAS/SHARE (实行 SAS 系统中数据库的并发控制的模块)。在 BASE SAS 的基础上,用户可选择需要的模块与 BASE SAS 一起构成一个用户化的 SAS 系统。

3. SAS 的显示管理系统

启动 SAS 后,就进入了 SAS 的显示管理系统 (display management system),在显示管理系统中进行 SAS 程序的编辑、运行、存储和结果输出等。如图 15-2 所示,SAS 界面主要包括菜单栏、工具栏、命令行、功能窗口及 SAS 窗口条。

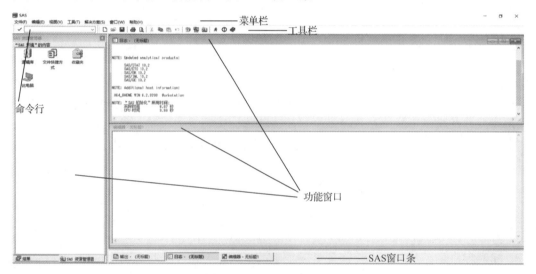

图 15-2　SAS 9.4 版界面

功能窗口有以下几种。

(1) SAS 资源管理器窗口:如图 15-2 所示,左边的窗口为 SAS 的资源管理器,包括逻辑库、文件快捷方式、收藏夹和此电脑。其中,逻辑库存放 SAS 文件,文件快捷方式标识外部文件。逻辑库主要有 Maps、Sashelp、Sasuser 和 Work,Work 库是临时逻辑库,在退出 SAS 时临时逻辑库中的文件会自动删除。用户可以通过单击"视图"菜单中的"SAS 资源管理器"选项或工具栏中的图标来访问该功能窗口。

(2) 结果窗口:单击 SAS 窗口条的"结果"选项就会展现 SAS 的结果窗口,结果窗口可以查看和管理 SAS 程序的输出结果。用户也可以通过单击"视图"菜单中的"结果"选项显示和访问该窗口。

(3) 增强型编辑器窗口:如图 15-2 所示,左下方为增强型编辑器窗口,主要功能是编辑 SAS 程序语句。增强型编辑器窗口可以对 SAS 语言的彩色编码和语法进行检查,可展开或折叠程序片段,支持键盘快捷方式 (Alt 或 Shift) 及多层撤销和恢复。

(4) 日志窗口:如图 15-2 的左上方所示,其主要功能是显示 SAS 程序运行后的有关信息。其中包含:程序行,字体为黑色,以语句标号开始;系统提示,字体为蓝色,以 NOTE 开始;系统警告,字体为绿色,以 WARNING 开始;程序错误,字体为红色,以 ERROR 开始。

（5）输出窗口：该窗口默认隐藏，主要功能是显示程序运行的结果。

4．SAS 过程和 SAS 程序

SAS 过程是 SAS 软件中经过编译的程序，这些程序解决问题所依赖的理论和方法是被公认的，因此，可以做到标准化、程序化和系统化。然而，用户要解决的问题却是千变万化的：用户的数据是什么、存放在何处，都是无法预知的。用户在调用某个具体的 SAS 过程之前，必须将上述信息传递给 SAS 系统，这些信息必须依据 SAS 语言规则来组织，它们被称为 SAS 引导程序，简称为 SAS 程序。不同的 SAS 过程被放置在 SAS 软件包的不同模块中，只要 SAS 软件被正确安装，它们就存在了，用户只需按规定的方式去调用它们即可。而 SAS 程序需要用户结合自己要解决的问题和已有的数据，利用 SAS 语言去编写。SAS 程序可以直接在前面提及的"增强型编辑器窗口"中输入，也可以将存储在其他地方的 SAS 程序直接读入。

（1）SAS 程序结构。

SAS 程序由数据步（DATA step）和过程步（PROC step）构成，数据步的设计灵活多样，过程步的设计比较规范。数据步是将需要分析处理的数据组织成 SAS 能够接受的 SAS 数据集，由 DATA 关键字引出，大小写均可。SAS 所提供的强大的统计功能，都可以通过相应的 SAS 过程步实现，由 PROC 关键字引出。但是 SAS 程序只能对 SAS 数据集进行操作，所以在进行数据处理之前必须先应用数据步建立 SAS 数据集/导入外部数据生成 SAS 数据集/使用 Viewtable 窗口建立数据集。对于 SAS 程序的数据步和过程步，每一步都可以作为一段完整的程序单独运行，数据步用于生成数据集，过程步用于完成各种数据分析并生成分析报告。

（2）SAS 程序的基本语法规定。

SAS 程序中除赋值、表达式、注释和空语句之外，其他语句都以 SAS 关键字引导（作为起始单词），且不分大小写。程序中使用的所有计算对象（变量、数据集、逻辑库）都必须按 SAS 标识符定义规定命名。其中，SAS 标识符命名规则为由字母、数字、下画线构成，以字母或下画线开头且英文字母不区分大小写。为了提高程序的可读性，在程序书写格式上应遵循如下规则。每个程序语句占一行，以";"作为结束符号。如果必须占多行，则从第二行起使用缩进格式，中间不能有分号。所有数据步和过程步均加上"run ;"语句作为结束标志。

（3）SAS 程序的运行。

最基本的方式单击工具栏的按钮 ★，或者按功能键 F8，提交程序运行。单击菜单栏的"运行"按钮选择"提交"选项，系统就会依次执行提交的全部程序，并在日志窗口中给出程序执行状态的信息，在输出窗口中显示计算分析的结果。如果需要只执行程序中的某一部分，则可以先选中要执行的程序段，然后按前面两种方式调用即可。

15.1.3　Stata 软件简介

Stata 是由 StataCorp 在 1985 年创建的通用统计软件包。经历了 30 多年的发展，Stata 已经升级到 15.0 版。每个版本的 Stata 根据处理数据集的大小，又可分为 Stata/MP（多核版）、Stata/SE（特别版）、Stata/IC（标准版）和 Small Stata（学生版）4 个型号。Stata/MP（多核版）是 Stata 软件中运行最快的软件包，MP 代表 multiprocessor，适合多处理器计算机（包括双核和多核处理器），它在 SE 版本上对多核处理器做了特别的优化；Stata/SE（特别版）适合大型数据集，SE 代表 special edition；Stata/IC（标准版）适合中等规模的数据，IC 代表 intercooled；Small Stata（学生版）适合小规模的数据，仅提供给教育机构使用。Stata 的大多数使用者都

从事研究工作，特别是在经济学、社会学、政治学、生物医学和流行病学领域应用广泛。有超过 200 个国家众多研究领域的几十万名专业人士在使用 Stata，其授权经销商提供基本的技术支持和培训服务。

1. Stata 的软件特点

Stata 是一款完整的、集成的统计软件包，可满足数据管理、数据分析和图形制作的一切需求。Stata 不是分模块出售的，这意味着用户购买一个软件包就可以获得其全部功能。用户可以选择永久授权，也可以选择年度授权。

（1）简单易用。

凭借鼠标操作界面、简单的命令语法及 Stata 在线帮助，使 Stata 的学习非常简单，而且使用非常方便。所有的分析均可以重现及证明，以便出版或审阅。

（2）跨平台兼容。

Stata 有 Windows、Mac 和 UNIX（包括 Linux）3 个版本。Stata 的数据格式、程序及其他数据在各个平台间无须转化即可使用。用户可以快速且方便地从其他统计软件包、电子表格和数据库中导入数据。

（3）便于扩展和交流。

Stata 非常容易编程，因此每天都有开发者和使用者为 Stata 增加新功能以应对当今研究者不断增长的需求。凭借 Stata 的互联网功能，新功能和官方的更新只要轻轻单击鼠标即可安装使用。Stata 期刊每季会发布许多新功能和高质量的文章。另一个很棒的资源是 Stata 邮件列表（Statalist，现已升级为 Stata Forum），它位于一个独立的邮件列表服务器上，每月有超过 5100 位 Stata 使用者参与交流。

2. Stata 的主要功能

（1）Stata 的数据访问功能。

除了直接读取自身格式的数据集，Stata 支持导入/导出很多其他格式的数据集，如常用的 Excel、XML、SAS XPORT、文本及 ODBC 接口。如果数据很少，可以直接将数据手工录入 Stata 软件。

（2）Stata 的数据管理功能。

Stata 为用户提供了完善的数据管理功能。例如：①Stata 支持最多达 32 个字符的变量名，字符变量值支持 20 亿字节（Stata 区分字符大小写）；②利用数值函数或字符函数产生新变量；③自动由分组变量生成虚拟变量，自动将字符变量映射成数字代码；④对数据文件进行横向和纵向链接、行列变换等；⑤重复测量数据的长型格式和宽型格式相互转换；⑥数值变量和字符变量相互转换。Stata 还有相应的高级工具来管理专门的数据，如生存数据/持续时间数据、时间序列数据、面板数据/纵向数据、分类数据、多重填充数据及调查数据。

（3）Stata 的绘图功能。

使用 Stata 可以很容易地生成可供发表的高质量、清晰的图（如散点图、折线图、面积图、条形图、方向图等）。借助集成的图形编辑器，Stata 可以随意改变图形或添加标题、注释、线条、箭头和文字。用户可以从现有的选项中选择图形风格，也可以创建自己的图形风格。

（4）Stata 的统计分析功能。

Stata 的统计分析功能很强，除传统的统计分析方法外，如线性和一般线性模型（GLM）、ANOVA/MANOVA、自回归移动平均模型（ARIMA）、聚类分析，还收集了近年来发展起来的新方法，如广义估计方程（GEE）、多水平混合模型、样本选择模型、多重填充、ARCH 模型、抽样估计等，其分析功能紧跟国际上数理统计方法学的最新进展。更为令人称赞的是，Stata 在统计分析命令的设置上结构极为清晰，它将相同类型的统计模型均归在同一个命令族下，而不同命令族又可以使用相同功能的选项，这使得用户学习时极易上手。

（5）Stata 的矩阵运算功能。

矩阵代数是多元统计分析的重要工具，Stata 不但提供了多元统计分析中所需的基本矩阵运算功能，如矩阵的加、积、逆、Cholesky 分解、Kronecker 内积等，还提供了一些高级运算功能，如特征根、特征向量、奇异值分解等。在执行完某些统计分析命令后，Stata 还提供了一些系统矩阵，如估计系数向量、估计系数的协方差矩阵等。Stata 9.0 以后版本完美地整合了执行矩阵计算的矩阵编程语言 Mata，可进行强大的矩阵运算。

（6）Stata 的程序设计功能

Stata 是一个统计分析软件，但它也具有很强的程序语言功能，给用户提供了一个广阔的开发应用天地。和矩阵运算功能相结合，用户就能够充分发挥自己的聪明才智，熟练运用各种技巧，对 Stata 的功能进行扩展。例如，Stata 自身并无 Meta 分析命令，但是用户开发了一整套优秀的 Meta 分析命令集，对 Stata 的功能进行了进一步扩展，使之成为当前最优秀的 Meta 分析软件之一。

3．Stata 的界面和操作方式

（1）Stata 的使用界面。

双击快捷方式启动 Stata 后，工作界面如图 15-3 所示，最上方的菜单栏和工具栏与绝大部分程序类似。工作界面主要包括 4 个窗口：命令记录窗口（Review，左侧）、命令窗口（Command，下侧）、变量窗口（Variables，右侧）和结果窗口（Results，中间）。

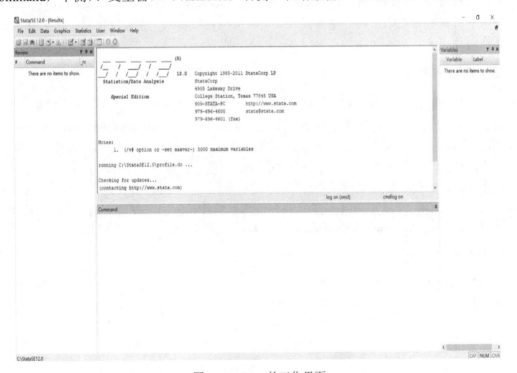

图 15-3　Stata 的工作界面

① 命令记录窗口：Stata 在命令记录窗口中记录了用户最近在命令窗口输入的命令，#代表的是命令序号，用户可在此窗口查看已经提交的命令。单击里面的命令项，该命令会重新显示在命令窗口中，便于用户在此基础上修改，重新运行命令。

② 命令窗口：在此窗口中输入命令并按回车键后即向 Stata 提交了命令，结果会在结果窗口显示。

③ 变量窗口：变量窗口显示变量名、变量属性和数据集属性，可以很方便地修改。通过单击变量名，可将此变量输入命令窗口。

④ 结果窗口：Stata 在运行过程中的所有信息都显示在结果窗口中，包括提交的命令和运行结果（或错误信息）。Stata 用不同的颜色区分这些信息：默认黑色代表正常，红色代表错误，蓝色代表链接。

（2）Stata 的操作方式。

Stata 有 3 种操作方式：菜单操作、命令操作和批量操作。

① 菜单操作：该操作方式类似于 SPSS 软件，很直观，用户只需要用鼠标单击就可以完成。在不熟悉 Stata 命令的时候，这种方式可以帮助用户实现各种任务。

② 命令操作：每次在 Stata 的命令窗口中输入一行命令，按回车键后 Stata 就会在窗口显示运行结果，以便用户根据结果对命令进行调整。这种方式比较适合探索性的数据管理和统计分析工作。

③ 批量操作：把命令编写到 Stata 的 do 编辑器里，然后选择运行全部或部分命令（类似于 SAS 软件），Stata 会根据 do 文件的指令依次完成对应的命令，并在窗口显示结果。

对于 Stata 新手而言，菜单操作非常有吸引力，尤其是有 SPSS 使用经验的用户。但是在简单熟悉了 Stata 的命令后就会发现命令操作更加方便和高效，尤其是对于重复性的操作，只需要对以前的命令稍加修改就可以，或者更简单，在 do 编辑器里写个循环语句，与一遍又一遍地逐个单击菜单选项相比较，这种方式既高效又不容易出错，也可被保存、记录及修改，更容易被同行审议。

15.1.4　R 软件简介

R 是一个自由有效的用于统计计算和绘图的语言和环境。R 语言是从 S 语言演变而来的，而 S 语言在 20 世纪 70 年代诞生于贝尔实验室，由 Rick Becker、John Chambers、Allan Wilks 开发。1995 年，新西兰奥克兰大学统计系的 Robert Gentleman 和 Ross Ihaka 编写了一种能执行 S 语言的软件，并将该软件的源代码全部公开，这就是 R 软件。目前该软件由 R 语言开发核心团队开发。R 语言在 GNU 通用公共许可证下免费提供，并为各种操作系统（如 Linux，Windows 和 Mac OS X）提供预编译的二进制版本。其中，R 的软件核心是解释计算机语言，通过与以 C、C++、Python 或 FORTRAN 语言为基础编写的程序集成来提高效率。

1. R 的软件特点

（1）R 是免费的开源软件：多数的商业统计软件价格不菲，而 R 是免费的，用户可以在它的网站及其镜像中下载任何有关的安装程序、源代码和程序包。

（2）R 具有极强的灵活性：R 可以轻松地从各种类型的数据源导入数据，包括文本文件、数据库管理系统、统计软件，乃至专门的数据仓库。它同样可以将数据输出并写入这些系统。R 还可以直接从网页、社交媒体网站和各种类型的在线数据服务中获取数据。

（3）R 具有很强的互动性。除了图形输出是在另外的窗口处，它的输入、输出都是在同一个窗口进行的，输入中如果出现语法错误就会马上在窗口中得到提示，对以前输入过的命令有记忆功能，可以随时再现、编辑修改以满足用户的需要。输出的图形可以直接保存为 JPG、BMP、PNG 等格式，还可以直接保存为 PDF 文件。

2．R 的功能

（1）强大的数据分析功能：R 的安装文件自身就带有许多模块和内嵌统计函数，安装好后可以直接实现许多常用的统计功能。除此之外，R 还提供了各式各样的数据分析技术，几乎任何类型的数据分析工作都可以在 R 中完成。

（2）顶尖水准的制图功能：R 能够以简单而直接的方式创建优雅、信息丰富、高度定制化的图形。使用其他统计语言创建类似的图形不仅费时费力，而且可能根本无法做到。

（3）可编程的语言扩展功能：作为一个开放的统计编程环境，R 语言的语法通俗易懂，而且用户可以编制新的函数和统计方法来扩展现有的语言。正因为如此，R 具有极强的扩展和开发能力。

3．R 的下载和安装

R 可以在 CRAN 网站上免费下载。根据所选的操作系统（如 Linux、Windows 和 Mac OS X）的安装说明安装即可。

4．R 的工作界面

安装完成后启动 R，看到如图 15-4 所示的工作界面，主要由三部分组成：菜单栏、工具条、R Console（R 的控制台）。

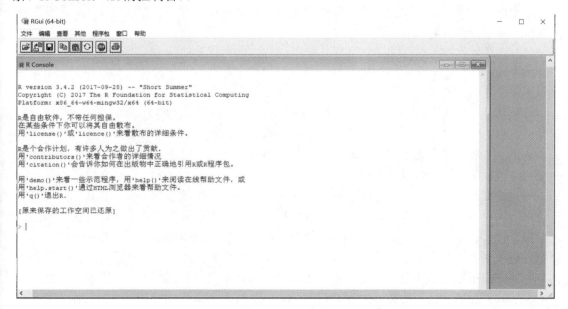

图 15-4　R 的工作界面

（1）菜单栏：菜单栏在工作界面的上方，主要包括文件、编辑、查看、其他、程序包、窗口和帮助菜单选项。其中"文件"菜单主要包括有关程序的新建、运行及工作空间和工作目录的一些功能；"程序包"菜单主要包括程序包的加载、安装和更新等功能；而"帮助"菜单则提供了大量的帮助功能，学会如何使用帮助文档可以在一定程度上助力编程工作。

（2）工具条：工具条在菜单栏下方，一共有 8 个快捷图标，分别为"打开程序脚本""加载已有的工作空间""保存当前的工作空间""复制""粘贴""复制并粘贴""中断当前运算""打印"。

（3）R Console：名为"R 软件运行环境中与用户交流信息的控制台"，即 R 的运行窗口，简称控制台。主要工作是通过编写命令来完成包括数据集的建立、数据的分析、制图等在内的各项任务。在此窗口的最下面可以录入信息或命令，以红色">"为标志，它被称为提示符。

5．R 的模块包（package）

R 提供的大部分功能是通过很多被称为"包"（package）的用户贡献的模块来实现的。这些包提供了横跨各个领域、数量惊人的新功能，包括分析地理数据、处理蛋白质质谱，甚至心理测验分析。包是 R 函数、数据、预编译代码以一种定义完善的格式组成的集合。计算机上存储包的目录称为库（library）。R 自带了一系列默认包（包括 base、datasets、methods、graphics、stats、foreign 及 survival 等），它们提供了种类繁多的默认函数和数据集。其他包可以通过命令 install.packages（"XXX"）来下载和安装，XXX 为用户要安装的包名称。在 R 会话中使用它，还需要使用 library()命令来载入这个包才行。

15.2　数据库基本原理及常用数据库

15.2.1　数据库起源及发展

计算机数据管理主要经历了 4 个阶段的发展：人工管理阶段、文件系统阶段、数据库系统阶段和高级数据库阶段。

（1）人工管理阶段：20 世纪 50 年代中期以前，数据管理处在人工管理阶段，计算机性能并不发达，而且存储技术相对落后，没有专门的数据管理软件。因此，数据在存储数量和共享方面存在很大的局限。

（2）文件系统阶段：20 世纪 50 年代后期到 20 世纪 60 年代中期，出现了专门管理数据的软件，称为文件系统，此时计算机可以联机处理，也可以对文件进行修改、插入和删除等操作。虽然较之前的管理方式有了较大的进步，但是一些根本问题没有彻底解决，如数据冗余度大、数据的独立性差及数据的一致性差等。

（3）数据库系统阶段：20 世纪 60 年代，需要管理的数据量急剧上升，与此同时计算机性能进一步提升，出现了大容量的磁盘，这使得数据管理系统的出现成为可能。数据库系统是专门用来管理数据的软件系统，它可以解决多用户、多个应用程序共享数据的诉求，其主要特点是按照某种数据模型将各种数据组织到一个结构化数据库中，使之成为一个有机的整体。此外，应用数据库系统可以提高数据的共享性，减少冗余，提高可扩充性和独立性，而且增加了数据控制功能，如数据的安全性（security）控制、数据的完整性（integrity）控制、并发（concurrency）控制和数据恢复（recovery）。在文件系统阶段，人们关注的是系统功能的设计，而数据居于次要的位置，而在数据库系统阶段人们将数据的结构设计放在了最主要的位置。从文件系统到数据库系统，标志着数据管理技术的飞跃。

（4）高级数据库阶段：20 世纪 70 年代，层次、网络、关系三大数据库系统奠定了数据库技术的概念、原理和方法，20 世纪 80 年代以来，数据库技术在商业领域的巨大成功刺激了其他领域数据需求的增长。这使得数据库在应用驱动下得到了长足的发展，甚至出现了面向应用的数据库技术，如数据仓库、工程数据库、统计数据库、科学数据库、空间数据库及地理数据库等。另外，数据库技术不断与计算机分支技术结合，如数据库技术与分布处理技术相结合，出现了分布式数据库系统；与并行处理技术相结合出现了并行数据库系统。同时，为了适应多媒体数据、多维表格数据、CAD 数据等，面向对象数据库技术得以发展。

15.2.2 数据库基本术语

1. 数据库（database，DB）

DB 是长期存储在计算机内有组织的、可共享的数据集合。数据库中的数据按一定的数据模型组织、描述和存储。它可以供用户共享，具有尽可能小的冗余度和较高的数据独立性，使得数据存储最优、最容易操作，并且具有完善的自我保护能力和数据恢复能力。

2. 数据库管理系统（database management system，DBMS）

DBMS 是位于用户与操作系统之间的数据管理软件，它是数据库系统核心组成部分，用户在数据库系统中的一切操作，包括数据定义、查询、更新及各种控制，都是通过 DBMS 进行的。DBMS 就是把用户意义上的抽象逻辑数据转换成计算机中数据的处理软件，这给用户带来了很大的方便。其主要的功能有数据定义、数据操作、数据库运行管理、数据库的建立和维护及数据通信。

3. 数据库系统（database system，DBS）

DBS 是指在计算机操作系统引入数据库后的系统，一般由数据库、数据库管理系统、应用系统、数据库管理员及用户组成。其结构如图 15-5 所示。

4. 数据模型（data model）

数据模型是数据库系统的核心和基础，具体来讲是对现实世界中数据和信息之间的相互关系进行抽象表示的工具。这种对现实世界的抽象是为了将事物间的复杂关系转化为计算机能够识别和处理的对象。一个好的数据模型应该能准确地描述现实世界中事物的联系、有简洁易懂的表达形式并且容易在计算机上实现。根据模型层次数据模型可分为两类：概念模型和逻辑模型。概念模型是一种独立于计算机系统的数据模型，其按照用户的观点对数据和

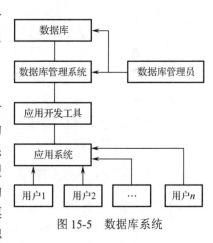

图 15-5　数据库系统

信息建模，是用户和设计人员之间进行交流的工具。概念模型是对现实世界的第一层抽象。其最常用的表现形式为"实体联系模型"，简称 E-R 模型。逻辑模型按计算机系统的观点对数据建模，这类模型有严格的形式化定义，是直接与数据库管理系统有关的模型，主要包括网状模型、层次模型和关系模型。逻辑模型是对现实世界的第二层抽象。

5. 结构化查询语言（structured query language，SQL）

SQL 是一种结构化查询语言，在 20 世纪 70 年代由 IBM 开发，其主要功能有查询、操

作、定义及控制等。SQL 自从问世以来，就因其功能强大、语法简洁及使用灵活而备受关注。1987 年 6 月，SQL 被 ISO 纳入国际标准。目前 SQL 已经得到了广泛的应用，Oracle、SQL Server、DB2、Sybase 及 Informix 等都支持 SQL。SQL 主要由 4 部分构成：数据定义语言，主要用来定义 SQL 模式、基本表、视图及索引；数据操作语言，用于插入、删除及更新数据；数据控制语言，用于分配、撤销权限；数据查询语言，用于查询数据。

15.2.3 关系型数据库基本术语

在关系模型中，概念模型中实体及实体之间的各种联系均用关系来表示。通俗来讲，关系模型中的逻辑结构是一张由行和列组成的二维表。

（1）关系：每一个关系用一张二维表来表示，常称为表，通过图 15-6 的学生基本信息数据表可看到基本术语与表的对应情况，表名即为关系名。

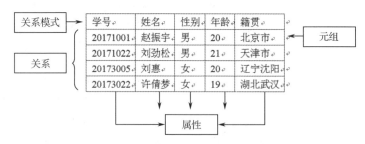

图 15-6　基本术语与表的对应情况

（2）元组：每一行称为一个元组或记录，表示一个实体的所有属性值的总称。图 15-6 中共有 4 行数据即有 4 个元组。需要注意的是，一个关系中不能有两个完全一样的元组。

（3）属性：每一列称为一个属性，每个属性都有位于列首行的属性名。图 15-6 中总共有 5 列数据即有 5 个属性。在一个关系中不能有两个同名的属性。

（4）域：关系中每个属性值的变化称为域，如性别这个属性的域为"男"或"女"。

（5）分量：一个元组在一个属性域上的取值称为该元组在此属性上的分量。

（6）关系模式：表的第一行称为关系模式，即关系的关系名+全部属性名的集合。可以表示为关系名(属性名 1,属性名 2,…,属性名 n)。图 15-6 中的关系模式可表示为学生基本信息(学号,性别,年龄,籍贯)。

15.2.4 常见的关系型数据库

20 世纪 70 年代以来，关系型数据库进入快速发展期，许多公司开始将大量的精力投放在关系型数据库产品上，因此市场竞争颇为激烈。到目前为止，典型的关系型数据库产品有：Oracle、MySQL、SQL Server、DB2 等。图 15-7 展示了 DB-ENGINE 网站对部分数据库按综合评分进行排名的情况。

1. Oracle

（1）起源及发展。

Oracle 前身叫 SDL，由 Larry Ellison 和另两位编程人员在 1977 年创办，他们开发了自己的拳头产品，在市场上大量销售。1979 年，Oracle 公司引入了第一个商用 SQL 关系型数据库管理系统。Oracle 公司是最早开发关系型数据库的厂商之一，其产品支持最广泛的操作系统平台。目前 Oracle 关系型数据库产品的市场占有率名列前茅。Oracle 主要应用在传统行业的数据业务中，如银行、金融这样的对可用性、稳健性、安全性、实用性要求极高的业务，以及零售、物流这样对海量数据存储分析要求高的业务。此外，高新制造业如芯片厂也基本离不开 Oracle；而且由于 Oracle 对复杂计算、统计分析的强大支持，在互联网数据分析、数据挖掘方面的应用也越来越多。

Rank			DBMS	Database Model	Score		
Jun 2018	May 2018	Jun 2017			Jun 2018	May 2018	Jun 2017
1.	1.	1.	Oracle ⊞	Relational DBMS	1311.25	+20.84	-40.51
2.	2.	2.	MySQL ⊞	Relational DBMS	1233.69	+10.35	-111.62
3.	3.	3.	Microsoft SQL Server ⊞	Relational DBMS	1087.73	+1.89	-111.23
4.	4.	4.	PostgreSQL ⊞	Relational DBMS	410.67	+9.77	+42.13
5.	5.	5.	MongoDB ⊞	Document store	343.79	+1.67	+8.79
6.	6.	6.	DB2 ⊞	Relational DBMS	185.64	+0.03	-1.86
7.	7.	↑9.	Redis ⊞	Key-value store	136.30	+0.95	+17.42
8.	↑9.	↑11.	Elasticsearch ⊞	Search engine	131.04	+0.60	+19.48
9.	↓8.	↓7.	Microsoft Access	Relational DBMS	130.99	-2.12	+4.44
10.	10.	↓8.	Cassandra ⊞	Wide column store	119.21	+1.38	-4.91

图 15-7　DB-ENGINE 网站对数据库的排名

（2）功能特点。

Oracle 具有强大的功能、良好的稳定性及安全性，因此在功能配置和市场占有率上有不可撼动的地位。Oracle 主要有如下优点。

支持大数据库、多用户、高性能的事务处理。支持并发用户达 20000 个，支持的数据量达 512PB（1PB = 1024 × 1024GB）；支持大量用户同时在同一数据上执行多个数据应用，并使数据争用降为最低；具有高性能的系统维护，Oracle 连续工作 24 小时，正常的系统操作不会中断数据库的使用。

实施安全性控制和完整性控制。Oracle 通过权限设置用户对数据库的使用及存取。Oracle 实施数据审计、追踪、监控数据存取，提供可靠的安全性。数据完整性是指保证数据的一致性和正确性。Oracle 在数据发生变化的过程中进行锁定，通过 Oracle 约束或触发器等机制实施数据完整性控制。

支持分布式数据库和分布处理。Oracle 可以将物理上分布在不同地点的数据库或不同地点的计算机上的数据看作一个逻辑数据库。锁定、完整性控制等都由系统自动完成。数据可被全部网络用户存取，就好像所有数据都是物理地存储在本地数据库中一样。

Oracle 是面向对象的关系型数据库。一方面，它可以存储传统的字符、数字、日期、文本和图像数据，具备数据库的所有基本特征；另一方面，它在支持原有关系型数据库的基础上，引入了对象类型，实现了对面向对象的支持，可以用来存储多媒体、空间、时间序列及地理信息等数据。

J2EE 运算平台——Oracle 应用服务器。Oracle 不仅完全整合了本地 Java 运行环境的数据库，用 Java 可以编写 Oracle 的存储过程和 EJB 组件，而且可以使用 PL/SQL 和 Java 开发的 Web 应用。

具有可移植性、可兼容性和可连接性。Oracle 系统可以运行在 100 多种不同硬件平台和软件平台上。由于 Oracle 软件可在许多不同的操作系统上运行，因此在 Oracle 上所开发的应用系统可移植到任何操作系统上，只需做很少修改甚至不做修改。Oracle 软件同工业标准相兼容，包括许多工业标准的操作系统，其所开发的应用系统可在任何操作系统上运行。可连接性是指 Oracle 允许不同类型的计算机和操作系统通过网络共享信息。

2. MySQL

（1）起源及发展。

MySQL 由瑞典公司 MySQL AB 创建，该公司由 David Axmark、Allan Larsson 和 Michael Widenius(Monty)创立。MySQL 是由 Widenius 和 Axmark 在 1994 年最初开发的。第一个版本的 MySQL 诞生于 1995 年 5 月 23 日。MySQL 最初是基于 ISAM 语言为个人使用而创建的，创建者认为它太慢且不灵活。因此，他们创建了一个新的 SQL 接口，同时保留了与 MySQL 相同的 API。通过保持与 MySQL 系统一致的 API，方便许多开发人员使用 MySQL。2008 年 1 月 16 日，Sun 公司以 10 亿美元的价格收购了 MySQL AB 公司。2009 年 4 月，Sun 公司被 Oracle 以 74 亿美元的价格收购。目前 MySQL 被广泛应用在 Internet 的中小型网站中。由于其体积小、速度快、总体成本低，尤其是开放源代码的特点，许多中小型网站为了降低网站总体成本而选择了 MySQL 作为网站数据库。

（2）功能特点。

MySQL 可以在不同的工作平台上运行，支持 C、C++、Java、Perl 及 PHP 等多种开发语言。同时 MySQL 使用的核心线程是完全多线程，支持多处理器。MySQL 同时访问数据库的用户数量不受限制，可以保存 5000 万条记录。MySQL 是目前市场上现有产品中运行速度最快的数据库系统。此外，MySQL 用户权限设置简单、有效。但是与其他大型数据库如 Oracle、DB2、SQL Server 等相比，MySQL 也存在不足之处。MySQL 最大的缺点是其安全系统复杂且非标准、规模小、功能有限。

3. SQL Server

（1）起源及发展。

Microsoft 的第一款 SQL Server 产品——SQL Server 1.0，源于 1989 年 Sybase、Ashton-Tate 和 Microsoft 将 Sybase SQL Server 移植到 OS/2 上的一个项目。1993 年，基于 Windows NT 的 SQL Server 4.2 版本发布。1995 年，6.0 版本发布，这标志着与 Sybase 合作的终结。Sybase 也因此继续开发自己的 SQL Server，并独立于微软。SQL Server 7.0 在 1998 年发布，标志着源代码从 C 到 C++的转换。2005 年发布的 SQL Server 完成了旧 Sybase 代码的完整修订。2017 年发布 SQL Server 2017，为 Linux 平台添加了 Linux 支持。

（2）功能特点。

微软公司在 SQL Server 2000 之后加入了许多新的功能，如联合服务器、视图索引、XML 支持等，在图形管理、数据转换服务、数据复制、文档等功能方面的功能也都得到了大大增强。

与 Internet 高度集成。SQL Server 数据库提供完整的 XML 支持，允许使用 XML 来配置系统，以灵活地交换数据，Web 开发人员和数据库程序员可以使用 XML 进行插入、更新和删除等操作，这一特性大大提升了开发的灵活性。此外，用户可以通过 Web 实现对数据轻松安全的访问，这使得不同规模的公司在 Web 上与客户和供应商进行商业贸易都变得更容易。

易用。SQL Server 为开发人员提供了简单快捷的编程模型，并且为复杂操作提供了先进的工具，如"企业管理器""查询分析器""SQL Server 代理程序"等，使得数据库系统的设计、开发部署及管理变得容易。

（3）可伸缩和可靠。SQL Server 2000 引入了分布式数据库视图，目的是将一个大的工作负荷分配到多个独立的 SQL Server 服务器上，并且支持系统区域网络技术和对 Web 数据集的高速分析，允许对数以亿计成员进行多维查询，从而提高系统的可扩展性和可靠性。

（4）SQL Server 可以提供多种附加服务。虽然这对于数据库系统的操作并不重要，但它们在核心数据库管理系统之上提供增值服务。这些服务要么作为 SQL Server 组件的一部分运行，要么作为 Windows 服务运行，并提供它们自己的 API 来控制和交互。目前支持的附加服务主要有机器学习服务、服务代理、复制服务（交易复制、合并复制、快照复制）、分析服务、报表服务、通知服务、整合服务、全文本搜索服务等，大大拓展了数据库的业务能力。

4. DB2

（1）起源及发展。

DB2 的历史可以追溯到 20 世纪 70 年代初，当时 IBM 的研究人员 Edgar F. Codd 阐述了关系型数据库的理论，并在 1970 年 6 月发布了数据处理模型。从历史上看，与其他数据库供应商不同，IBM 为每个主要的操作系统生成了特定于平台的 DB2 产品。然而，在 20 世纪 90年代，IBM 改变了发展轨道，并生成了一个 DB2 通用产品，该产品使用通用的代码库运行在不同的平台上。IBM DB2 包含 IBM 开发的数据库服务器产品。这些产品都支持关系模型，但近年来，一些产品已经扩展到支持对象-关系特性和 JSON 和 XML 等非关系结构。DB2 支持的工作平台包括 Linux、UNIX、Windows、z/OS、i（之前的 OS/400）、VSE&VM。

IBM 提供了如下 8 个版本：高级企业服务器版、企业服务器版、高级工作组服务器版、工作组服务器版、直接高级版、直接标准版、开发版和 Express-C 版。工作组服务器版用于部门、工作组或中型企业环境，它包含了高效处理事务性工作负载所需的所有功能。该版本限制了处理器和内存，使它成为中等大小工作负载的理想选择。这个版本包括数据服务器管理器库，它需要独立安装。企业服务器版可用于事务性和混合工作负载，没有处理器、内存或数据库限制，这使得它对于任何大小的工作负载都是理想的。该版本包含工作组服务器版和物化查询表中的所有功能。高级工作组服务器版类似于高级企业服务器版，只不过它限制了处理器和内存，是在部门、工作组或中型企业环境中部署的数据服务器。高级企业服务器版可用于事务、仓库和混合工作负载，没有处理器、内存或数据库大小限制，这使得它适合任何大小的工作负载。该版本包含了企业服务器版的所有功能及组织列表、内存数据库、数据压缩、工作负载管理、复制和分布式分区能力。直接高级版为企业提供了一个全面的数据库解决方案，以支持混合云部署。直接标准版是针对小型或中型企业的高性能数据库，具有混合云部署的许可选项。开发版为单个应用程序开发人员提供了一个用于设计、构建和原型应用的程序包，以便在任何 IBM 信息管理客户端或服务器平台上进行部署。Express-C 是一个免费下载、使用和重新发布 IBM DB2 数据服务器的版本，它具有 XML 数据库和关系型数据库管理系统的特性。但是它被限制为两个 CPU 核心，16 GB 的 RAM，数据库大小为 15 TB，没有企业支持和补丁包。Express-C 版对用户数量没有限制。

（2）功能特点。

① 操作便捷性。可以从编写代码或通过图形用户界面（GUI）管理 DB2。编写代码需要

更多关于产品的知识，但是可以更容易实现脚本编写和自动化。GUI 是一个多平台 Java 客户端，它包含适合新用户的各种向导。DB2 同时支持 SQL 和 XQuery。DB2 具有 XML 数据存储的本地实现，其中 XML 数据以 XML（而不是关系数据或 CLOB 数据）存储，以便更快地使用 XQuery 访问。

② 错误处理。DB2 计算机程序的一个重要特性是错误处理。SQL 通信区域（SQLCA）结构曾经只在 DB2 程序中使用，在执行每条 SQL 语句之后，错误信息将返回给应用程序。在 SQLCA 区块内的 SQLCODE 字段中保存了主要的错误诊断，然而这些错误诊断并不是特别有用。DB2 在后续的版本中增加了对 SQL 执行的功能和复杂性。多个错误或警告可以通过 SQL 语句的执行返回。与原始的 SQLCA 不同，现在可以通过执行 GET DIAGNOSTICS 语句来检索错误信息。

15.2.5　未来数据库的发展方向

近年来，数据领域发展呈现出两个主要的特点：一是数据量的激增，二是数据形式的多样化。即便是目前占据主流的关系型数据库在处理超大规模及纯动态网站数据时也会力不从心。因此，一些新兴技术如光纤和高速传输网、大规模并行处理技术、人工智能、面向对象的程序设计等与数据库结合成为数据库的新发展方向。典型的代表有分布式数据库、并行数据库、主动数据库、空间数据库、Web 数据库、工程数据库、图像数据库等。此外，一些非关系型数据库，如 NoSQL，因其易扩展、大数据量及灵活的数据模型而逐渐受到人们的关注。随着大数据时代的到来，相信数据库技术会不断适应新的需求，发挥更加重要的作用。

本章小结

1. 学习和运用统计学，除了了解与统计学有关的基本概念和方法，最艰巨的任务就是借助统计软件方便、快捷地实现试验设计、资料的可视化和各种统计分析。

2. 熟练掌握代表性统计软件，对于不同的数据采用不同的软件进行统计分析，为科研提供便利支持。

3. 计算机数据管理主要经历了 4 个阶段的发展：人工管理阶段、文件系统阶段、数据库系统阶段和高级数据库阶段。

思考与练习

1. 常用的统计软件有哪些？
2. 简述 SPSS、SAS、STATA、R 软件的特点。
3. 简述数据库基本原理及常用数据库。